U0300430

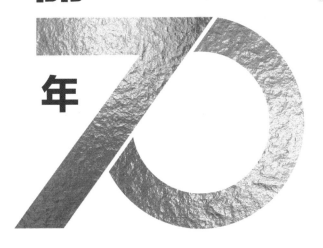

壮丽 70 年

1949 — 2019

新中国
医学
力量

中国医学论坛报社 | 组织编写

人民卫生出版社

人民健康是民族昌盛和国家富强的重要标志。

党的十九大作出了实施健康中国战略的重大决策部署。

我们在回顾新中国 70 年辉煌成就的同时，

要不忘初心，牢记使命，

在人民共建共享健康的征途中，

尽一份绵薄之力。

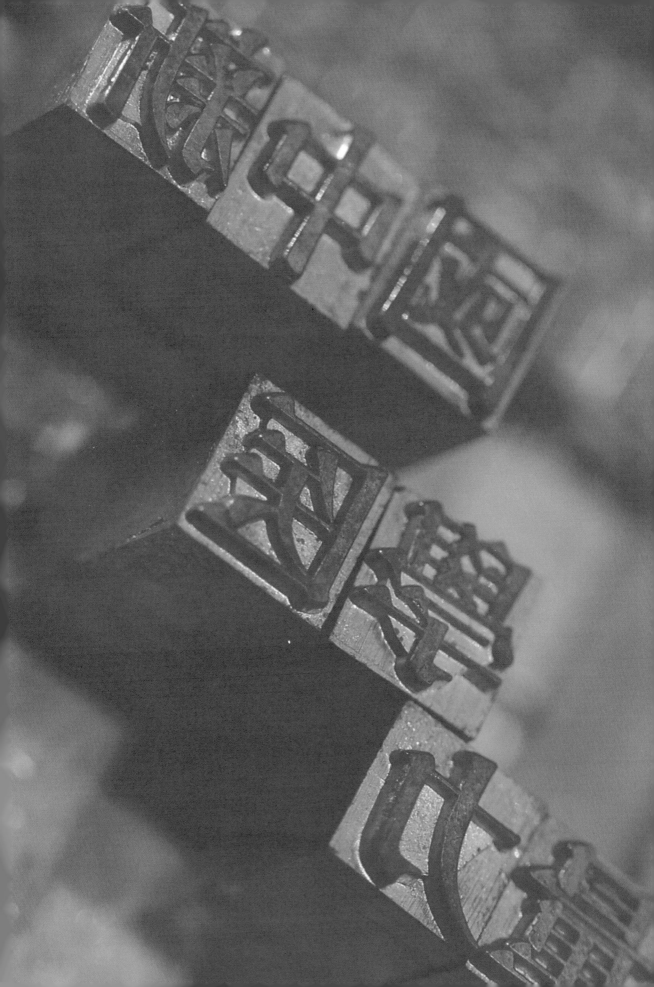

前言

2019 年，新中国迎来了 70 华诞，医药卫生事业也走过了 70 年历程。在这个举国欢庆的日子里，本社与人民卫生出版社继去年联合推出《中国医学进步 40 年》之后，再次推出一部力作——《壮丽 70 年——新中国医学力量》，献给伟大的祖国，献给 70 年来为新中国医学事业付出心血的一代代医务工作者。本书共分三个篇章，通过深入的采访、详实的数据以及真诚的语言，展现了新中国 70 年医药卫生领域创造的一个个奇迹、一项项成就。

回望 70 年医药卫生发展之路，新中国成立之初一穷二白，我国科学工作者闯过了无数异乎寻常的难关，独立自主、自力更生，在生物医学领域取得了数项举世瞩目的重大成果。这些成就彰显了中国人的团结和智慧，挽救了全球成千上万人的生命，改写了中国乃至世界医学史，为世界医学进步作出了重大贡献。"讲好中国故事，传播好中国声音"，习近平总书记为新闻传播指明了方向。在"中国故事"中，我们将向您讲述其中 7 项成果背后的故事，在故事中让全世界感受强大的新中国医学力量！

70 年来，临床医学各学科是如何建立的？经历了哪些艰难险阻？成就了哪些载入史册的经典？有哪些人值得我们铭记？未来又将走向何方？带着这些问题，在"学科发展"中，我们选择了 10 个学科，邀请学科带头人作为讲述者，回顾学科初创之路，里程碑式成就，以及为学科成立和发展作出突出贡献的前辈们，并展望未来 10 年学科发展。我们还特别寻找到几位与新中国同龄的医者，他们情真意切地回顾了与祖国共同走过的70年历程。这些珍贵的记录，将唤起几代医务工作者的集体记忆，也让我们共同见证新中国医学事业的发展。

"援非医疗队""消灭天花""爱国卫生运动""循证医学"，在70年的壮丽画卷中，有许多无法忘记的热词，一个个词语，就是我国卫生健康事业前行的一个个脚印，代表着几代卫生健康工作者的艰辛探索和伟大付出。在"医学热词"中，我们选出了几十个热词，通过对这些热词的复原，让我们一同重温一个个令人难忘的记忆，一同走进奋斗的新时代。

本书从筹划到出版，历时10个月，在此过程中，我们得到了国家卫生健康委国际交流与合作中心、中国医学论坛报社30余位理事以及医学界上百位专家的肯定与支持，在此表示衷心感谢。

人民健康是民族昌盛和国家富强的重要标志。党的十九大作出了实施健康中国战略的重大决策部署。我们在回顾70年辉煌成就的同时，要不忘初心，牢记使命，在人民共建共享健康的征途中，尽一份绵薄之力。

篇幅所限，疏漏和不当之处，敬请批评指正。

中国医学论坛报社　社长、总编辑　侯晓梅

2019年10月

壮丽

1949
—
2019

目录 ………

7

听中国
医学
力量

年

目录

第一章

中国故事

第二章
学科发展

目录

1949 — 2019 新中国医学力量

医学热词

目录

献给伟大的祖国
献给 70 年来
为新中国医学事业付出心血的
一代代医务工作者

壮丽

①

1949
—
2019

新中国
医学
力量

70

年

第一章

中国故事

人类的光明，他们的毕生所求
——汤飞凡、张晓楼和沙眼衣原体的故事

在当代，沙眼并不可怕，使用有效的药物就可以控制及预防。但在半个多世纪前，沙眼曾因其病因不详、致盲率高，被认为是世界范围内的医学棘手难题。中华人民共和国成立后，国内烈性传染病基本控制，防疫重点转向多发、常见传染病。当时我国沙眼流行猖獗，防治问题不能解决，时任卫生部北京生物制品研究所所长的汤飞凡计划重新开展因抗日战争而中断的沙眼病因的研究。1954 年，他与时任北京同仁医院副院长兼眼科主任的张晓楼协商共同研究沙眼病原体，张晓楼负责临床检查、提供典型沙眼病例标本，汤飞凡主持采集标本的实验室研究。在经历了多次探索研究后，他们终于在 1955 年成功分离出沙眼病原体，这也是迄今为止世界上唯一由中国人发现的病原体，大幅度降低了沙眼患病率及致盲率。2015 年，在瑞士举行的世界卫生大会上，我国原国家卫生和计划生育委员会主任李斌在发言中正式宣布：中国政府在 2014 年达到了世界卫生组织消灭致盲性沙眼的要求。

一、悬而未决的"眼科暗区"

沙眼（trachoma），来源于古希腊语"粗糙"，是一种世界性的古老眼疾，公元前 1533—1500 年埃及草纸书已有沙眼并发症和治疗的记载，我国公元前 246—207 年相关书籍中也有记述。20 世纪 50 年代，沙眼流行范围很广，据世界卫生组织估计，当时全球有超过六分之一的人患沙眼，在发病率高的地区，因该病失明的人超过 1%，视力受到严重损害的超过 10%。据当时的调查，我国城市沙眼患病率约 25%~30%；在农村，尤其我国北方偏远的农村地区，卫生条件差，沙眼患病率高达 80%~90%，因此当时有"十人九沙"之说。

沙眼有极强的传染性，通常出现全家人患病的现象，危害极大。自微生物学发端开始，世界各国科学家对沙眼病因的研究从未停止过。1887 年，"细菌学的奠基人"——德国科学家科赫最早提出了沙眼的"细菌病原说"，但很

快被否定了。之后，又有科学家提出沙眼的"病毒病原说"，但也没能得到证实。20 世纪初中期，多个国家的科学家都报道过分离出沙眼病原体，但都未被证实。因此，沙眼的病原体一直是一个"黑暗区"。

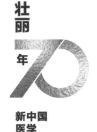

二、历史的选择

汤飞凡是我国微生物学、病毒学领域研究的创始人。1897 年出生于湖南醴陵，从小关心人民疾苦，后弃工从医，立志悬壶济世、医学救国，不满足于临床医生仅能救治小部分患者，抱着想学习一种预防方法，使亿万人避免患上传染性疾病，从源头根除传染病、造福人类健康的信念，他在湘雅医学院获得博士学位后，又先后到北京协和医学院和美国哈佛大学医学院，师从名门，深造细菌学。汤飞凡在微生物研究，尤其是病毒学方面学识渊博，基础深厚，在国外学有所成后，他毅然回国，到上海中央大学医学院工作，报效祖国。

20 世纪 30 年代末，汤飞凡发现沙眼流行的问题在国内非常严重，他时常对周围人说这样一句话，"从给人类带来的危害和造成的经济损失来看，沙眼在全世界，特别是在中国，已经成为一个大问题"。但是那时候，沙眼的病因并不明确。

1928 年，日本细菌学家野口英世在发表的论文中提到，已分离出沙眼致病菌"颗粒杆菌"，这引起了汤飞凡的关注。20 世纪 40 年代初，在上海，汤飞凡与眼科专家周诚浒合作，按照野口报道的方法，先后从 179 例沙眼患者的患眼取材，未分离出颗粒杆菌；他们用野口分离的原始菌种做人体感染试验，接种了包括汤飞凡自己在内的共 12 名志愿者，皆未发病，从而否定了"颗粒杆菌"病原说。1935 年，汤飞凡将这次历时 3 年多的沙眼病因研究论文发表于美国《传染病》杂志。

1937 年，抗日战争爆发后，汤飞凡积极投入到卫国行列，创建了云南昆明中央防疫处，开拓业务，研制了霍乱、鼠疫、狂犬病、斑疹伤寒等抗血清以及牛痘疫苗，并生产出国内第一批临床级青霉素，支援抗战。沙眼防治的相关研究工作也因战乱而被打断。

新中国成立后，汤飞凡任卫生部北京生物制品研究所所长。经过经济恢复期，天花、黄热病、鼠疫、霍乱等烈性传染病基本控制，防疫的重点转向常见、多发的传染病。20 世纪 60 年代，沙眼仍广泛流行，盲目病因中沙眼居首位，病因仍不明。汤飞凡决定再次组织力量继续研究沙眼病因。1954 年 6 月，汤飞凡找到时任北京同仁医院眼科主任的张晓楼。

张晓楼 1914 年出生在河北正定，1940 年毕业于北平协和医学院（现北京协和医学院），获医学博士学位；20 世纪 50 年代，被聘为协和医学院教授；

1946 年，任北京同仁医院眼科主任。张晓楼擅长外眼病的诊治。同仁医院眼科患者多，很多都是贫困的劳动人民，门诊上外眼病患者也非常多，绝大多数都是重沙眼患者，每天需手术治疗的患者就达 20~30 人。因此，当时在受到汤飞凡沙眼病因研究合作邀请的时候，他欣然接受。有着相同夙愿的两位学者志同道合，携手并肩，基础与临床研究相结合，共同向这个世界眼科难题发起挑战。

三、科学研究从不存在一蹴而就

从 1954 年 6 月开始，到同仁眼科就诊的沙眼患者都会转诊给张晓楼，张晓楼逐个严格筛选出具有典型临床体征表现、活动炎症期、无并发症且未经过治疗的沙眼患者 200 多例，结合治疗用于取材研究。汤飞凡携助手每周到医院采集结膜标本，带回生物制品研究所进行实验，与张晓楼定期进行讨论，研究实验进展。

首先，他们把结膜刮片染色后在光学显微镜下识别包涵体（病毒等微生物在宿主上皮细胞内的繁殖集落）形态特征；接着，他们将查到的包涵体标本接种在恒河猴眼内，引发实验性猴滤泡性结膜炎，并从猴病眼结膜刮片中检出同样的包涵体，这提示了包涵体的传染性。

为了验证当时日本科学家荒川、北村接种鼠脑分离出沙眼"病毒"的报道，他们按照报道中的方法，采用不同鼠龄及不同的强化方法，使用小鼠 2 500 只，均未分离培养出沙眼病原体。

后来，汤飞凡凭借多年微生物学的深厚知识，拓宽思路，考虑到沙眼病因可能与鹦鹉热等病毒类似，他决定更换分离方法，使用受精鸡胚的卵黄囊接种分离法，即将结膜标本接种到鸡胚卵黄囊内进行分离培养。

但是，用这种方法也存在很多问题，比如眼结膜暴露在外界环境中多存在细菌，将混有污染细菌的标本接种在营养丰富的鸡胚卵黄囊内，细菌繁殖化脓，很快导致鸡胚死亡，经过研究讨论实验后，最终选出了既能杀死细菌又能保留沙眼病原体的药物——链霉素。同时他们又一遍遍地摸索出了链霉素处理标本的最适作用条件，最终解决了这一

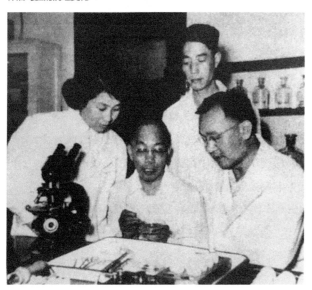

汤飞凡（前排中）与助理李一飞（前排左一）、黄元桐（后排）及张晓楼（前排右一）一起研究接种沙眼衣原体后鸡胚的病理变化

难题。

在经历了无数次尝试和失败、分析影响分离病原体的各种因素、研究合适的染色方法、不断排除错误和总结经验后，终于，沙眼病原体繁殖后出现了鸡胚规律死亡。他们在卵黄囊膜涂片中发现了大量的砂粒样物质，经过猴体接种试验，证明这种砂粒样物质可以造成试验猴典型沙眼感染，这代表着沙眼病原体在世界上首次被成功分离。

在分离出沙眼病原体后，汤飞凡采用分级滤膜证明病原体的"滤过性"，系统地检测了各种物理化学因素对沙眼"病毒"的影响，并测出该"病毒"的大小范围，于1956年10月正式发表了论文。

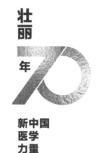
四、中国人的伟业

1956年，沙眼病原体的发现在《微生物学报》发表；1957年，在《中华医学杂志（英文版）》发表，引起世界微生物学界、眼科学界的广泛关注。沙眼病原体的成功分离将长期处于低潮的沙眼研究一下子推上了高潮，这一关键性的突破在国际科学界引起了巨大反响。

1957年，英国医学代表团来华索取了TE8（T代表沙眼，E代表鸡卵，8是第8次实验）和TE55两株"病毒"后，李斯特研究所首先证实了汤飞凡及张晓楼的工作，又用这一分离方法在非洲冈比亚的沙眼患者标本中分离出同样的沙眼病原。随即在美国、沙特阿拉伯、以色列等国家与地区的很多医

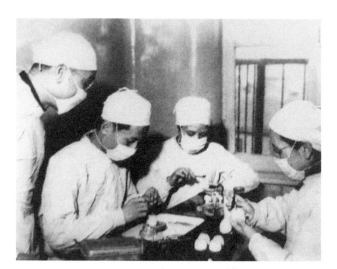

张晓楼（左一）和金秀英（右一）等进行沙眼衣原体鸡胚分离培养

学科学家也相继分离出沙眼病原。至此，沙眼病原体的发现作为非常确凿的科学成果，得到了全世界同行的重视及认可，被评为当年世界医学的"十大事件"之一。TE55株"病毒"被定为沙眼"标准株病毒"或"汤氏株病毒"。

与此同时，国际上最权威的微生物学教科书以及病理学教科书中都提到了汤飞凡，他因沙眼病原体这一发现成为世界医学史上非常重要的中国人。

发现沙眼病原体后，在党和政府的重视下，1956年国家制定"农业发展纲要"60条，将防治沙眼列入其中。1957—1959年，全国开展了全民防治沙眼卫生运动，全国眼科医务人员都投入到了沙眼的宣教、检查、诊治、培训等相关工作中。

1956 年，张晓楼携眼科金秀英医生、一名技术员组成"同仁医院沙眼防治三人小组"，在同仁医院地下室找到一个房间，配备了低温冰箱、暖箱和光学显微镜，依靠这"三大件"建立沙眼研究实验室，开始了沙眼的防治研究。该实验室即为现在的北京市眼科研究所微生物研究室前身。

1960 年，金秀英所在的"同仁医院沙眼防治三人小组"调查了北京市内 40 余所托儿所和幼儿园，数据显示儿童沙眼患病率为 33.43%。"三人小组"从 14 例结膜炎患儿中取材分离出 6 株沙眼"病毒"。在之后的几年时间内，沙眼的治疗和预防取得了前所未有的进展，沙眼发病率从将近 95% 降至不到 10%，使沙眼这种流行多年、危害很大的常见病得以有效控制，彻底终结了这一世界难题，给亿万沙眼患者带来了福音。

沙眼病原体的重大发现，丰富了微生物学的分类内容。后来，对于该病原体系统深入的研究发现，沙眼和鹦鹉热及鼠蹊淋巴肉芽肿的病原体同属于介于细菌与病毒之间的一种过渡型微生物。1973 年，世界微生物学会组织根据沙眼病原体的性质，新设"衣原体目"，将沙眼"病毒"正式更名为"沙眼衣原体"。迄今为止，在全世界范围内，目前已知所有病原微生物中，沙眼衣原体是唯一由中国人发现的病原体。

此后，世界各地不断出现用细胞培养的方法成功分离沙眼衣原体的文献报道。琼斯等人在美国一个患性传播疾病的妇女子宫颈中也分离出沙眼衣原体。现在人们已认识到，沙眼衣原体还可以引起人体其他多个部位的感染，造成多种疾病，如女性宫颈炎、子宫内膜炎、不孕症，男性附睾炎，婴幼儿肺炎等。衣原体病涉及人、禽、畜多种感染，涉及眼科、生殖泌尿科、呼吸科、妇产科、耳鼻喉科、儿科的多种疾病，近年来更是性病的首要病因。

1980 年，沙眼衣原体的分离和培养被授予"北京市科学技术成果奖"。1981 年 5 月，国际防治沙眼组织为表彰汤飞凡、张晓楼首次成功分离沙眼衣原体，在巴黎召开的眼科大会上为他们颁发了金质奖章。1981 年 12 月，亚洲太平洋眼科学会授予汤飞凡和张晓楼卓越工作奖。1982 年国家科学技术委员会召开奖励大会，授予沙眼衣原体分离培养自然科学二等奖。1984 年美国视觉及眼科研究协会授予张晓楼荣誉会员，表彰他的科研成就。

虽然这两位中国眼界的巨擘已经逝去，但是历史没有忘记他们，中国人民没有忘记他们，国际医学界也没有忘记他们。世界著名的中国科学技术史权威专家李约瑟爵士在汤飞凡去世后，给北京生物制品研究所致信中说道："回顾能结识你们国家的这样一位杰出的科学公仆，感到荣幸。"他盛赞汤飞凡是 19 世纪英国谚语里的"人类的朋友"，是"预防医学领域里的一位顽强的战士"。为了纪念中国现代科学家，1992 年 11 月 20 日，我国邮电部发行纪念邮票第三组，其中汤飞凡是邮票上唯一的微生物学家。

2012 年，卫生部在北京启动"2016 年前在中国根治致盲性沙眼"项目，2014 年项目已提前完成。2015 年，在瑞士举行的世界卫生大会上，时任国家卫生和计划生育委员会主任的李斌在发言中正式宣布：中国政府在 2014 年达到了世界卫生组织消灭致盲性沙眼的要求。

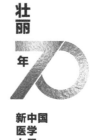

壮丽
70
年
新中国
医学
力量

五、为了理想，更为了祖国

沙眼病原体的发现是对医学研究领域的重要贡献，是微生物学家和眼科学家密切合作与共同努力而创造的中国医学史上的重要成就之一。汤飞凡和张晓楼严谨的治学态度，献身科学的牺牲精神，谦虚谨慎的高贵品质，学以致用、报效祖国的热情，值得当代生活在幸福生活中的人们学习并铭记于心。他们在极端困难的条件下，为我国微生物学、生物制品和眼科学的发展奠定了坚实基础，实现了自己的理想，也造福了世人。

值得一提的是，当年按照国际微生物学家规定的 Koch 定律，要证明分离的病原体是人类疾病的病原，必须满足以下条件：从相应的患者中分离出这种微生物；分离出的微生物在体外纯培养；微生物接种健康人引发典型病变和症状；从接种的患者身上再次分离出同样的微生物。

汤飞凡、张晓楼志愿在自己身上做人体试验。1958 年初，金秀英先将同仁沙眼小组分离的 TJ16 株"病毒"接种在汤飞凡的左眼，而后将生物制品研究所分离的 TE106 株"病毒"接种在张晓楼的左眼。两人皆发生急性滤泡性结膜炎、上皮性点状角膜炎伴患眼侧耳前淋巴结肿大。从两人高度红肿的结膜分别刮取结膜标本 5 次（汤）、13 次（张），进行包涵体镜检；分别取材 9 次（汤）、8 次（张）分离沙眼病原。临床典型发病和实验室检查多次发现包涵体，同时多次鸡胚卵黄囊接种培养出"病毒"，确凿地证实了鸡胚分离培养的"病毒"是沙眼病因。两人鞠躬尽瘁，为科学献身的公仆精神至今仍感动着无数世人。

汤飞凡一生成绩斐然，对国家贡献巨大，除发现沙眼衣原体外，他还领导研制了预防多种传染性疾病的疫苗，应该是最有希望获诺贝尔奖的中国人，但英年早逝，令人遗憾。

张晓楼在从事防盲和科研事业的半个世纪里兢兢业业，古稀之年仍坚持教学和临床工作。汤飞凡去世后，他带领团队继续沙眼衣原体发病机制、防治等工作的基础与临床研究。他倡导成立了中国第一个眼科研究所和同仁眼库，同时也是我国第一位眼角膜捐献者。张晓楼对我国医疗、科研、教学以及防盲、治盲事业作出了卓越的贡献，他的一生也彰显了共产党人无私奉献、不计得失的可贵品质。

汤飞凡、张晓楼两位教授在科学研究中沉下去、锲而不舍的精神，坚持理想、报效祖国的信念，永远值得当代人学习、铭记和传承。在历史的长河中，他们的光辉永存。

注：文中部分内容来自北京同仁眼科研究所金秀英教授口述。金秀英教授是当年张晓楼教授创建的"同仁医院沙眼防治三人小组"成员之一，亲身参与沙眼的实验和防治研究。

（作者：中国医学论坛报　刘莉丽，审阅：北京同仁眼科研究所　金秀英）

改写"生死簿"，
他们让绒癌患者绝处逢生

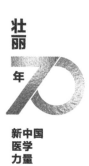

一、绒毛膜癌，曾令女性挥之不去的梦魇

20 世纪 40 年代，北京协和医院妇产科里住着这样一群患者，她们被诊断为绒毛膜癌（以下简称"绒癌"）——一种原发于子宫的妇科恶性肿瘤，在那时，除了手术切除子宫和放射治疗，她们无药可医。更加不幸的是，即使接受了手术和放疗，疗效依然不容乐观，死亡率高达 90% 以上，仅有少数未发生转移的患者可以生存，而有转移者则无一幸免。毫不夸张地说，在当时的医疗条件和认识水平下，一纸绒癌诊断书犹如"死亡通知单"，带给所有罹患此病的女性及其家人无尽的痛苦与绝望。

绒癌为何如此可怕？我们不妨先来认识一下它。在妇科疾病中，有一组来源于胎盘滋养细胞的增生性疾病，称为妊娠滋养细胞疾病。根据组织学分类可分为妊娠滋养细胞肿瘤（GTN）、葡萄胎妊娠、非肿瘤病变和异常（非葡萄胎）绒毛病变。绒癌属于 GTN 的一种，多发生于葡萄胎、流产或足月产后，其恶性程度极高，以阴道不规则流血、子宫复旧不全或不均匀性增大、卵巢黄素化囊肿等为主要临床表现；绒癌在早期阶段即可通过血行转移而扩散发展为全身性疾病，最常见的是肺转移、阴道转移、盆腔转移、肝转移和脑转移等，各转移部位易发生局部出血。

常有患者因转移灶症状就医时才发现自己已患绒癌，在 2018 年推出的《中华当代名医：宋鸿钊》纪录片中就曾提及这样的案例：一位患者因突发昏迷而入院，结果检查发现是绒癌伴发脑转移；另一位患者则是因血胸被送至北京协和医院内科，初诊时考虑是肺结核，时任大内科主任的张孝骞教授认为不应排除妇科疾病，于是邀请妇产科宋鸿钊教授前去会诊，在对患者尿液样本进行实验室检查后（注：当时不会查血）才证实为绒癌。

二、千百次试炼，大剂量化疗敲开"重生"之门

面对绒癌这样冷酷无情的"女性杀手"，难道我们真的束手无策了吗？不，决不能坐以待毙！1949年，时年34岁的宋鸿钊医生在北京协和医院开启了他与绒癌对抗的序幕。

宋鸿钊何许人也？他出生于书香门第，因其父早年病逝，家道中落，学习极为勤奋刻苦，1938年在东吴大学获得理学学士学位后，考入北京协和医学院。1942年，因日军占领导致协和医学院被迫关闭，宋鸿钊与同学们不得不辗转至上海医学院完成临床实习，直至1948年才重返北京协和医院工作。

或许是受其父曾行医济世的耳濡目染，面对着那些无辜殒命于绒癌的患者，宋鸿钊满腔的悲痛与怜悯难以自抑，通过悉心研究与观察，他带领的研究团队初步了解了绒癌的临床病理特点，建立了一套行之有效的检查方法和诊断标准。然而，由于沿用国外的手术切除子宫和放疗的传统治疗方法，患者疗效依然是破解绒癌难题的最大拦路虎。纪录片中宋鸿钊曾提到："连续看到这么多病人死，我觉得不能等，应当自己想一点办法，不能依靠外国有办法了我们再来用。"联想到绒癌极易经血行转移至全身，而手术和放疗均为局部治疗手段，只有药物能随血液到达肿瘤细胞所及之处，于是，1953年，宋鸿钊开始尝试药物治疗绒癌。

由于当时我国可试用的抗癌药物（氮芥、甲氧氮芥）本就寥寥无几，况且效果也很差，因此，宋鸿钊最初将目光聚焦在了传统中药上。紫草，以根入药，有凉血活血、解毒透疹之效。宋鸿钊将其用于绒癌肺转移患者，发现患者症状有了明显的缓解，比较恼人的是，紫草气味特异，时间一久，即便是熬药的医生也会因此而食欲减退，更不用说那些必须服药的患者了，可一旦停药患者病情又很快进展到死亡，在中药方面的尝试以失败告终。1955年，一项关于避孕药的研究结果打破了僵局，研究发现，一种用于白血病的化疗药物6-巯基嘌呤（6-MP）对胚胎滋养细胞具有强烈的破坏作用。参照白血病的用药方法，宋鸿钊将6-MP以小剂量、长疗程的方案应用于绒癌患者，但第一个疗程还未结束便传来患者离世的消息，这场突如其来的"瓢泼大雨"一下将他淋了个透心凉。痛定思痛，冷静之余，尸体解剖发现的细节又再次点燃了他心中的希望之火——患者体内的肿瘤已全部坏死，这说明药物的确起作用了，之所以没有看到疗效，或许与剂量小而病情进展快有关，不如加大剂量、缩短疗程试试看？这次宋鸿钊的放手一搏换来了令人惊异的结果，1958年，第一例获得痊愈的绒癌肺转移患者从北京协和医院走出来。

此后，宋鸿钊及其团队不断探索和调整药物剂量和用法，使得化疗药物治疗绒癌的疗效越来越好，治疗类似于绒癌的侵蚀性葡萄胎也取得同样效果。北

京协和医院的统计数据显示，1958—1962 年间采用 6-MP 治疗的 93 例患者中，总体死亡率已降低近一半（由 90% 以上降至 48%）。

三、从"活着"到"活得更好"，他们一步一个脚印

历经千辛万苦才越过了"让患者活着"的难关，而一系列"让患者活得更好"的新问题很快又接踵而至，在一次次的"升级打怪"中，宋鸿钊与他的队友们踏上了攻克绒癌的漫漫长征路。

加大化疗药物剂量，不仅带来了疗效的显著提升，毒副作用的发生率也明显增加，例如，一些患者会因化疗期间感染而出现败血症，最终导致死亡。通过对比分析化疗期间每一例患者的血常规结果，绘制变化曲线，宋鸿钊与同事们发现了化疗后白细胞和血小板均会明显下降、但停药后又会自然恢复的规律，只要化疗期间积极预防和应对感染，便可帮助患者躲避败血症的风险，提高化疗的安全性。有些患者在应用几个疗程的 6-MP 后出现了耐药情况，宋鸿钊又领导着团队成员马不停蹄地寻找新的适合的化疗药物，先后将 5- 氟尿嘧啶（5-FU）、放线菌素 D（KSM）、溶癌呤（AT-1483）、消瘤芥（AT-1258）等有效药物引入到绒癌治疗中，通过交替或联合用药，进一步提高了疗效。对于全身广泛转移的晚期患者，他们又提出了多种途径给药的新思路，例如，静脉注射让药物通过右心到达肺内，口服或肝动脉插管让药物直达肝脏，颈内动脉插管或鞘内注射针对脑转移，试验结果均取得成功。1976—1985 年，北京协和医院收治绒癌患者的死亡率仅为 20% 左右，侵蚀性葡萄胎基本无死亡。

随着死亡率的逐渐降低，对于一些年轻的、特别是未生育的绒癌患者而言，先手术切除子宫再进行药物治疗的方案已不是最佳选项，有可能实现既治愈绒癌又保留生育功能吗？抱着无论如何都要试一试的想法，宋鸿钊循序渐进地开展了一系列临床试验。他首先观察了切除子宫但保留卵巢的患者，发现用药时卵巢停止排卵、但停药后当月或三个月时排卵功能恢复，证明治疗后卵巢功能依然正常；随后对已生育的患者采用先药物治疗后手术切除子宫的方法，发现子宫内肿瘤均已消失，提示保留子宫是有可能实现的——基于此，他大胆地提出了单纯药物化疗保留子宫的方案。事实证明，为绒癌患者保留子宫绝不是天方夜谭。1959—1980 年，265 位罹患绒癌的青年女性单纯用药不切除子宫而获得治愈，至 1985 年底，其中 205 位患者在治愈后生儿育女（共计 355 次妊娠）。与 1979—1981 年进行的 303 万全国妇女生育情况调查结果相比，废胎率、先天畸形率、双胎率、早产率以及新生儿和婴儿死亡率等方面均未见增加；

American Journal of Obstetrics and Gynecology

Volume 158, Issue 3, Part 1, March 1988, Pages 538-545

Pregnancy outcomes after successful chemotherapy for choriocarcinoma and invasive mole: Long-term follow-up

Hong-zhao Song MD ☇, Pao-chen Wu MD, Yuan-e Wang MD, Xiu-yu Yang MD, Shu-ying Dong MD

宋鸿钊院士团队长期随访发现，绒癌患者接受单纯化疗是安全可行的，治愈后其生育功能未受明显影响

与全国五大地区重点调查的 5 万余名正常儿童身高和体重增长曲线相比，所有存活的孩子生长均正常；细胞遗传学染色体检查第二代和第三代也未见异常；最重要的是，母亲生育并未增加绒癌复发的机会。

诸多随访证据的积累，相互印证了单纯化疗药物治疗绒癌的安全性和可行性，自此，手术不再是绒癌患者的首选治疗方式，即使是有转移的患者，在无大出血等危急情况时也可应用单纯药物治疗，保持了患者机体器官的完整性。

在宋鸿钊教授的办公室里有一本厚厚的相册，这是他最珍爱的物品，每一位绒癌患者患病时及治愈后的情况、生育的孩子在不同年龄段的检查结果和照片，都被仔仔细细地整理记录在这本相册之中。翻开每一页，都是一段医生珍视患者、患者信赖医生的佳话，这其中有曲折、有坚守、有泪水、更有希望，宋鸿钊教授以仁爱之心帮助患者渡过难关、重获新生，而他自己也在患者的信任与支持下敢于创新、勇攀高峰。

四、深耕数十载，中国绒癌研究成果震撼世界

先后克服了绒癌的几大难题，从"不治"到"可根治"，从"一刀切"到"保留生育"，宋鸿钊教授并没有因眼前的胜利而停止脚步，他深知，在恶性肿瘤的世界，仍然有许多未知的领域等待着人们去探索发现。他组织了全国 23 个省市自治区的 202 万育龄期女性生育情况调查，统计葡萄胎的发生率，为其后的深入研究奠定了流行病学基础。他与团队成员回顾了 870 例绒癌患者的 3 915 张 X 线胸片，观察各种肺转移类型的病理变化，阐明了肺转移的发生发

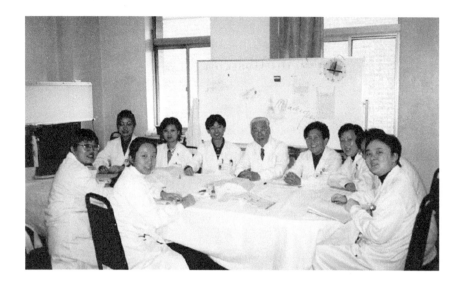

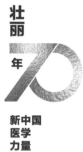

20 世纪 90 年代，宋鸿钊院士（右五）带领团队查房

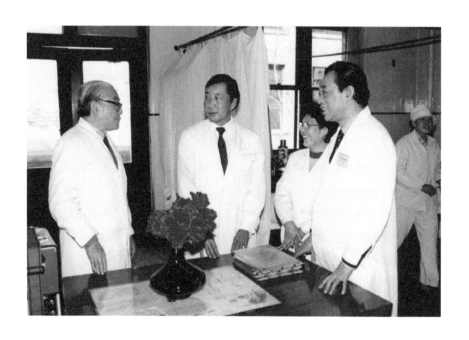

宋鸿钊院士（左一）与团队吴葆桢教授（左二）等人讨论绒癌诊治

展和消退规律。他们将脑转移的发生发展分为瘤栓期（始发期）、脑瘤期（进展期）和脑疝期（终末期），提出了"全身 - 局部 - 应急"脑转移三联治疗方案，使脑转移患者的死亡率由过去的 100% 逐渐下降至 30% 左右。

　　1962 年，根据绒癌及其转移的发展过程，宋鸿钊教授提出了一套协和标准的临床分期方法，即：病变限于子宫为Ⅰ期，病变超出子宫但局限于生殖器官（宫旁组织或附件、阴道）为Ⅱ期，病变转移至肺伴或不伴有生殖道转移为Ⅲ期，病变转移至脑、肝、肠、肾等其他器官为Ⅳ期。世界卫生组织（WHO）经过多次讨论，于 1982 年决定将此分期方法推荐给国际妇产科联盟（FIGO），

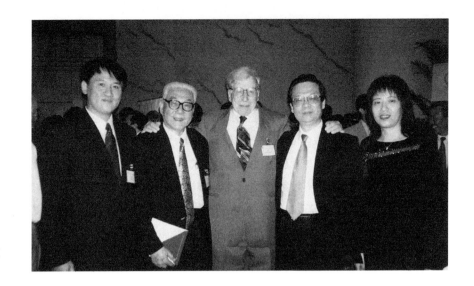

宋鸿钊院士、郎景和院士在
国际会议上与外国专家交流

并于 1985 年正式采用为国际统一临床分期标准。由于其科学简便、国内外皆可适用，"宋氏分期"得到了全球同行的广泛认可，并在国际上一直沿用至今。

一系列突破性绒癌研究成果的发表，让"宋鸿钊"这个名字响彻中外大地，各项荣誉表彰、各地学术交流的邀请纷至沓来——宋鸿钊教授领衔的研究团队先后将 1978 年全国科学大会集体成果奖、1981 年卫生部科研成果一等奖、1985 年国家科学技术进步一等奖、1989 年陈嘉庚医药科学奖收入囊中，而他们所代表的北京协和医院，其"中国最顶尖医院"的金字招牌也更加深入人心。1980 年，宋鸿钊教授出任国际滋养细胞肿瘤学会（ISSTD）执行委员；1994 年，他当选为中国工程院医药卫生部首批院士；1996 年，他成为第一位被英国皇家妇产科医师学院（RCOG）授予院士的亚洲人。

五、站在前辈的肩膀上，再创辉煌

在宋鸿钊院士的引领下，一批批国内学者持之以恒地挖掘着绒癌这座大山，其中，以杨秀玉教授、向阳教授等为代表的北京协和医院研究者，以查漏补缺为核心战略，针对临床诊疗不规范、误诊漏诊以及化疗耐药等问题，有的放矢地进行了一系列探索与实践。

他们在总结近 20 年来大量临床病例经验的基础上，指出了内镜和病理检查在恶性滋养细胞肿瘤鉴别诊断中的重要性，并结合现有临床技术，提出对绒癌诊断与鉴别诊断的流程和临床注意事项，有效避免了误诊误治。他们对耐药机制展开了深入研究，阐释了细胞耐药与细胞内药物代谢机制、细胞凋亡、细胞自噬等方面的关系，寻找逆转绒癌耐药的新方法，从基础医学的层面试图帮助耐药患者获得治愈的可能。

　　为解决患者因治疗不规范而导致化疗耐药、疾病复发等问题，向阳教授提出了初始规范治疗的管理理念，他强调，绒癌患者的治疗原则应以化疗为主，辅以手术、放疗等其他治疗手段。在制定治疗方案时，需要根据疾病的分期、评分和患者的年龄、经济等情况实施个体化治疗，低危患者可首选单一药物化疗，高危患者应选择以联合化疗为主、结合其他治疗手段的综合治疗。治疗期间应随时监测患者的血人绒毛膜促性腺激素（hCG）水平，及时预防和治疗化疗引起的严重毒副反应与并发症，严格遵照停药指征决定患者停止化疗的时机。在规范化治疗理念的指导下，初治患者的完全缓解率达到 98.1％，其中低危和高危患者的缓解率分别为 99.4％ 和 92.9％，耐药患者综合治疗后完全缓解率达 70％ 以上，治疗效果均处于国际领先水平。

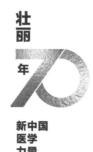

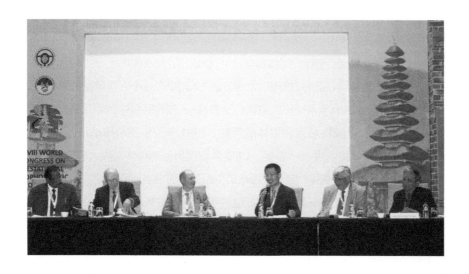

向阳教授（右三）作为第19 届国际滋养细胞肿瘤学会（ISSTD）主席主持会议

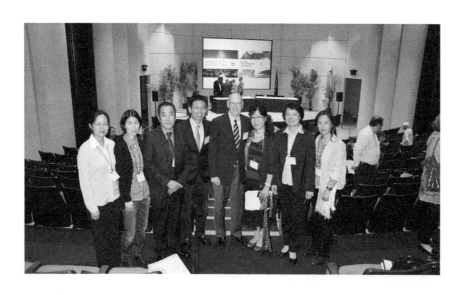

北京协和医院参会代表在第19 届 ISSTD 会议现场

在 2015 年、2018 年 FIGO 两次修订更新妇科肿瘤诊治指南滋养细胞肿瘤章节时，向阳教授均作为中国专家代表参与其中，并首次将北京协和医院制订的具有中国特色的滋养细胞肿瘤化疗方案写入国际指南。

正是以宋鸿钊院士为首的一代又一代妇产科专家的不懈努力，潜心钻研，让全中国乃至全世界的女性，可以不必恐惧会被绒癌夺去生命，不必担忧会因手术而丧失做母亲的机会，更不会再遭遇无药可医的艰难处境。在与绒癌的对抗中，他们与死神赛跑，与命运角力，最终，他们赢得了患者的尊重，也迎来了世界钦佩的目光。

（作者：中国医学论坛报　黄蕾蕾、孙悦，审阅：北京协和医院妇产科　向阳）

"癌王"狙击战
——从预防到治疗，攻克肝癌之路我们奋勇向前

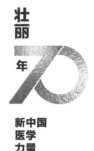

壮丽70年

新中国
医学
力量

　　我国是肝细胞癌高发国家，据统计，我国每年超过 30 万人死于肝癌，占全世界肝癌死亡人数的一半左右。不同于欧美国家，我国肝癌的发生与慢性乙型肝炎病毒（HBV）感染密切相关。20 世纪 90 年代，随着乙肝疫苗免疫策略在全国推广，我国乙肝防控工作取得了显著成果。2012 年，世界卫生组织（WHO）证实我国已达到 WHO 提出的 5 岁以下儿童慢性 HBV 感染流行率 <1% 的目标。

　　在肝癌的治疗方面，自 20 世纪 50 年代，以裘法祖、吴孟超院士等为代表的老一辈专家采用肝切除手术治疗肝癌，开创了我国肝癌外科手术治疗之先河。20 世纪 70 年代，汤钊猷院士等在小肝癌诊断与治疗中作出了杰出贡献。半个世纪以来，经过几代人的共同努力，我国肝癌治疗的理论与临床技术都有了巨大发展，也取得了较好的效果。

一、预防

（一）病因学

　　肝癌是我国最常见的恶性肿瘤之一，2019 年 1 月，国家癌症中心发布的最新一期全国癌症统计数据显示，肝癌在男性、女性的恶性肿瘤发病中分别位居第 3 位和第 7 位，其死亡率分别位于恶性肿瘤死因顺位的第 2 位和第 3 位。

　　在肿瘤发生病因学上，肝癌是人类认识相对比较清楚的恶性肿瘤之一，国际癌症研究中心已明确慢性 HBV 和丙型肝炎病毒（HCV）感染，通过饮食等途径摄入黄曲霉毒素 B1 以及长期酗酒等，均是原发性肝癌最重要的危险因素。

　　不同于欧美国家，我国肝癌的发生与 HBV 感染密切相关，"乙型肝炎 - 肝硬化 - 肝癌"被称为"肝癌三部曲"。

　　研究数据显示，病毒性肝炎患者中约有 10% 会发展成为慢性活动性肝炎，

而慢性活动性肝炎患者中有 50% 可发展成为肝硬化，肝硬化患者发生肝癌的几率约为 9.9%~16.6%。

（二）HBV 疫苗接种

1992 年，我国乙型肝炎流行病学调查显示，乙肝表面抗原（HBsAg）（+）人群数量约为 1.2 亿，占比 9.75%，即当时每 10 个中国人就有 1 个 HBV 携带者。这一严峻形势引起了政府和专家学者们的高度重视，在卫生部陈敏章部长的推动下，成立了卫生部肝炎防治领导小组和病毒性肝炎专家咨询委员会，庄辉院士、赵铠院士、陶其敏教授等学者通力合作，共同推动全国范围内的疫苗接种。

2002 年 1 月 1 日，乙肝疫苗纳入国家免费免疫规划，2009 至 2011 年开展了 15 岁以下儿童乙肝疫苗的查漏补种工作。时至今日，我国乙肝防控取得了显著成效，流行病学调查数据显示，一般人群 HBsAg（+）流行率由 1992 年的 9.75% 降至 2006 年的 7.18%，5 岁以下儿童 HBsAg 流行率由 1992 年的 9.67% 降至 2006 年的 0.32%。

2012 年，为表彰我国在防控儿童乙肝方面所取得的突出成就，WHO 特别为我国颁发证书，证实我国达到 WHO 提出的 5 岁以下儿童慢性 HBV 感染流行率 <1% 的目标。

2018 年《柳叶刀》（The Lancet）报告的估算数据，我国慢性 HBV 感染人数较 1992 年减少约 3 400 万，肝硬化和肝癌死亡人数减少约 850 万例，减少的经济损失约为 10 362 亿元。维尔斯马（Wiersma）博士在《英国医学杂志》发表评论，表示英国要向中国学习病毒性肝炎防控的经验，英国疫苗和免疫专家霍尔（Andrew Hall）也大力赞扬中国 HBV 免疫计划，并指出，这一代中国人的肝癌发病率可能低于英国人。

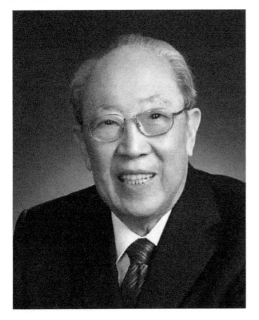

吴孟超院士

二、治疗

（一）从解剖到手术实操——手术成功率震惊世界

尽管我国在 HBV 感染方面取得了长足的进步，面对众多肝癌患者，进行合理有效的治疗一直是肝癌领域专家学者们努力奋斗的目标。在肝癌的治疗中，外科手术有着举足轻重的地位。

20 世纪 50 年代以前，即使在腹部外科发展的黄金时期，肝脏因其表面浑然一体，仍然被列为手术的"禁区"，肝脏外科仅限于对肝外伤的处理。1951 年瑞典学者约特

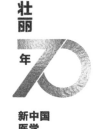

舍通过对肝脏管道铸型腐蚀标本和胆道造影结果的观察，提出了肝脏是个分段的器官，肝癌外科手术治疗从而得以开展。

当时，我国肝脏外科尚属空白，师从"中国外科之父"裘法祖教授的年轻军医吴孟超，在"裘氏刀法"的耳濡目染下，外科手术技术进步很快，也正是老师当时的一番话："肝脏外科薄弱，而且我国肝病高发，你有决心，就可以往这个方向发展"，开启了吴孟超抗击当时的"癌王"——肝癌的坎坷医学之路。

1. "五叶四段"奠定肝脏手术解剖标识

1958 年，吴孟超从上海图书馆找到了一本英文版《肝脏外科入门》，用 1 个月时间将其翻译成中文，随后便开始研究肝脏解剖。

以吴孟超为组长，张晓华和胡宏楷医生组成的"三人肝脏研究小组"开始制作肝脏管道的铸型标本。1959 年 2 月，他们从容国团荣获世界乒乓球锦标赛的喜讯中获得灵感，将买来的乒乓球剪碎了放入丙酮溶液，形成胶状物后，先后加入红、蓝、白、黄色颜料，形成不同颜色的灌注液，分别从肝动脉、肝静脉、门静脉和胆管注入，腐蚀掉肝脏其他组织成分后，内部错综复杂的管道结构就像珊瑚一样呈现出来。历经多月的艰苦努力，第一具结构完整的人体肝脏血管铸模终于定型成功。他们一鼓作气，到 1959 年底，共制作肝脏腐蚀标本 108 个，肝脏固定标本 60 个。

1960 年 6 月，在第七届全国外科学术会议上，吴孟超公布了研究成果，同时正式提出根据中国人肝脏大小数据及规律，肝脏解剖按内部血管走向，可分为"五叶六段"，而在外科临床上分为"五叶四段"最为实用。这一理论，得到与会专家的高度重视和肯定，也为我国肝脏手术奠定了解剖标识。

2. 首创"常温下间歇性肝门阻断切肝法"

当时，世界上通行的肝脏手术止血法是"低温麻醉法"——将患者泡入冰水中，因为肝脏缺血一旦超过 20 分钟就会引起坏死，只有在低温状态下肝细胞才能经受较长时间的缺血下手术，这是当时世界公认的"经典切肝法"。

吴孟超认为，该方法操作复杂，患者痛苦，也易发生感染等并发症，为解决这一难题，他朝思暮想，一天早晨，他在水龙头下洗脸，下意识地将水龙头打开了又关上，再打开，再关上……看着水从水龙头里"哗哗"流出来，吴孟超灵感突发，想到了"间歇性肝门阻断"的止血方法。

反复进行动物实验后，"常温下间歇性肝门阻断切肝法"终于用于临床实践，该方法既控制了出血，又减少了患者的痛苦，缩短手术操作时间的同时，减少了并发症的发生，因此很快在世界范围普及。该方法大大提高了世界肝脏切除术的安全性，至今仍被学界认为是最简单有效且安全的方法。

3. 所向披靡，创造了一个又一个第一

1963 年，吴孟超主刀完成世界上第一例中肝叶切除术，突破了世界性的肝脏手术禁区。此后又提出了"正常和肝硬化肝脏手术后生化代谢规律"的理论，纠正肝癌术后常见的致命性生化代谢紊乱的新思路与策略；对巨大肝癌行"二期切除"；对肝硬化肝癌行局部根治性切除……1975 年，他创造了医学史上一个奇迹——迄今为止世界报道最大的、被切除的肝海绵状血管瘤，瘤体重 18 千克，这标志着"吴氏刀法"已炉火纯青。

1979 年 9 月，第 28 届国际外科学术会议在美国旧金山举行，吴孟超代表中国在大会上作了 181 例肝癌手术治疗的主题报告，总体手术成功率 91.2%，震惊了国际医学界，中国肝脏外科的实力得到了国际认可。

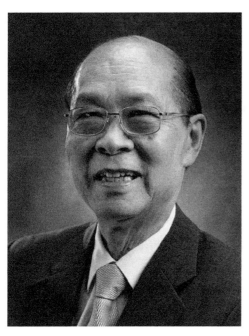

汤钊猷院士

（二）亚临床肝癌——人类对肝癌认识和治疗的重大进展

同样是在 1979 年，另一项中国研究也得到了国际认可。由我国肿瘤外科学家、小肝癌研究奠基人汤钊猷院士团队完成的小肝癌研究，获得了美国纽约癌症研究所"早诊早治"金牌奖。

1. "半路出家"，小肝癌研究被国际认可

20 世纪 60 年代，为响应国家向医疗界发出攻克癌症的号召，38 岁的汤钊猷"半路出家"，从血管外科转而从事肝癌研究。

为研究肝癌病情，汤钊猷等学者组成的"上海市肝癌医疗科研队"轮流在肝癌高发地区之一的江苏启东进行调查研究。这支队伍里有临床医生、基础医学和流行病学研究员。很快，他们发现肝癌与肝炎、肝硬化之间的关联，并找到启东地区肝癌多发的原因——饮用长江末端水、当地玉米与棉花同种，玉米发霉易生出黄曲霉素，随后他们提出了"改水，防霉，防肝炎"的预防措施。

当时我国肝癌患者大多确诊时已是晚期，手术难度大，预后欠佳，汤钊猷认为"早诊早治"才是解决肝癌这一难题的有效方法。

1963 年，苏联学者阿别列夫（Abelev）发现甲胎蛋白（AFP）与肝细胞癌相关，汤钊猷由此得到启发，带领课题组发现 AFP 动态分析检测可诊断未出现症状的小肝癌，首次在国际上提出了"亚临床肝癌"的理论。

这一研究成果的推广应用，在常规体检中就可以发现无症状的小肝癌患者，使得肝癌的诊断提前，肝癌的有效治疗时间也得以提前，最终实现了肝癌的早发现、早诊断和早治疗，肝癌手术切除的 5 年生存率提高了一倍以上。

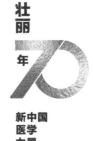

1985 年，汤钊猷主编了英文版《亚临床肝癌》一书，现代肝病学奠基人珀波（Hans Popper）教授为其作序并指出，"亚临床肝癌这一新概念，是人类对肝癌的认识与治疗的重大进展"。

2. "大肝癌"研究再迎突破

在转行肝癌研究的第二个十年，汤钊猷致力于研究临床最常遇到的大肝癌。既然小肝癌手术效果好，那么将大肝癌缩小后手术是否能提高患者的生存率呢？

跟随这一思路，汤钊猷课题组设计并开展了一系列临床实验，尝试在肝癌患者中开展综合治疗，当肿瘤变小后再行二期切除，取得了极好的疗效。这一发现，也让获得二期切除的"大肝癌"患者的 5 年生存率可与小肝癌切除相媲美。

3. 建成国际首例"高转移人肝癌模型系统"

随着现代科学技术的快速发展，20 世纪 90 年代，一些新的治疗技术相继出现，并在临床广泛推广，用于肝癌的手术治疗。

这些技术包括：放射介入治疗技术、射频治疗技术、X 线立体定向治疗技术、冷冻治疗技术、微波治疗技术及无水乙醇瘤内注射治疗技术等。

随着肝癌外科观念的不断更新、影像学的发展、介入治疗的兴起，以手术切除为中心的肝癌综合治疗时代来临，但转移和复发仍然是肝癌治疗中的主要难题。

紧随我国肝癌的研究方向，20 世纪 90 年代起，汤钊猷将研究方向转到肝癌转移复发上来，经过多年的努力，通过三项技术创新，建成国际首例"高转移人肝癌模型系统"，这一模型的建立为肝癌药物的筛选、肿瘤转移的机理研究开辟了全新平台。也是这项研究，让汤钊猷院士第二次以第一完成人的身份，获得了国家科学技术进步一等奖。

"高转移人肝癌模型系统"现在已向全球两百家研究机构推广应用，得到了世界范围的一致好评。美国国立癌症研究所应用此模型后评价："这是目前可供研究肝癌转移和识别抗转移药物的第一个模型，它对学术研究和药物筛选都非常有用"。

（三）更多"中国肝癌"研究和治疗走向世界

在我国肝癌治疗道路上，还有许许多多专家学者们作出了他们的贡献，如夏穗生教授、吴在德教授、陈孝平院士、王红阳院士……历史的车轮继续向前，我国肝癌的研究和治疗均有了长足的进步。

2006 年，吴孟超院士荣获 2005 年度国家最高科学技术奖；同年，由他发起，联合汤钊猷、顾健人、闻玉梅、郑树森、杨胜利、王红阳等六位院士，向国务院提交了"集成式开展肝癌研究"的报告,得到了国家领导人的高度重视。2010年12月,国家发改委正式批复国家肝癌科学中心项目的可行性研究报告,如今,国家肝癌科学中心已屹立于上海安亭。

1. 早诊早治、预测复发、规范诊疗

为进一步提高肝癌早诊早治率,樊嘉院士带领团队致力于对肝癌早期诊断标志物的筛选,寻找早期诊断的分子标志物——基因和蛋白的改变。

历经9年攻关,团队在肝癌患者的血浆中筛选到由7种微小核糖核酸(miRNA)组成的早期肝癌诊断分子标志物,该方法突破了AFP患者检测盲区,有84%的灵敏度、88%的特异性,尤其可以用于AFP阴性肝癌患者的早期诊断。该方法进一步提高了肝癌早诊早治率,改善了肝癌患者的5年生存率。

另一方面,肝癌患者生存率低,复发率高是治疗难点。国内外众多学者认为,外周血中游离的循环肿瘤细胞(CTC)是肿瘤转移复发的"种子"。樊嘉院士团队通过多年研究,在国际上首次检测"外周血中干细胞样循环肝癌细胞",他们发现循环干细胞样肝癌细胞可作为肝癌切除术后预测复发的新指标。

受国家卫生健康委员会委托,充分结合我国临床实践经验,具有中国特色的《原发性肝癌诊疗规范(2017版)》也受到了国际关注,走向世界。

2. 肝移植——终末期肝癌的希望

肝移植是全世界公认的终末期肝癌最有效的治疗手段,世界上约30%的肝移植是用于肝癌的治疗。

我国自20世纪90年代掀起第二次肝移植热潮以来,肝移植事业发展迅猛,呈专业化和规模化发展态势,在移植数量和质量方面已接近或达到西方发达国家水平。

中国肝移植注册中心数据显示,近5年,中国大陆肝癌肝移植例数占肝移植总例数的36.8%。

为规范全国肝移植工作,中国医师协会器官移植医师分会和中华医学会器官移植学分会等行业学会组织专家于2014年制定了《肝癌肝移植临床实践指南》,重点阐述了肝移植受者的选择标准、术前降期治疗、抗病毒治疗、免疫抑制剂应用和术后复发防治五部分内容。

2018年,在郑树森院士的牵头下,由中国医师协会器官移植医师分会和中华医学会器官移植学分会联合,推出了《中国肝癌肝移植临床实践指南(2018版)》。结合国际经验和我国国情,2018版指南对2014年《肝癌肝移植临床实践指南》中重点阐述的五部分内容进行了不同证据级别的建议推荐。

近年来，肝癌领域专家学者们共同努力，积极开展多学科协作（MDT），实施有计划、合理的肝癌综合治疗策略，并提出全程、全方位、个体化的肝癌诊疗管理策略，促进了我国肝癌诊疗水平的进一步提高。

随着影像学、分子生物学、基因组学、腹腔镜、导航系统和外科手术机器人的迅猛发展，在我国肝癌患者的治疗中越来越多地开展全程管理策略，从患者最初就诊开始，根据患者一般身体状况，选择合适的外科手术、介入治疗、放疗、化疗、靶向治疗以及免疫治疗等，肝癌患者的生存时间已经得到较大的延长。相信在广大专家学者们的共同努力下，我国肝癌的诊治水平将迈入新的阶段。

（作者：中国医学论坛报　刘婷）

壮丽70年

新中国医学力量

断续之间，
传承中国显微外科力量
——记世界首例成功断肢再植手术

1963 年 1 月 2 日清晨，行人寥寥的上海马路上突然飞驰而来一辆三轮车。车上躺着一名右手被紧紧包扎着的青年工人。他脸色苍白，神情紧张。这名青年工人叫王存柏，是上海机床钢模厂冲床车间的工人。这天，他因为一时疏忽，右手腕关节以上一寸处被冲床完全切断，工友们立刻将他送到了上海市第六人民医院。陈中伟、钱允庆等组成的医疗团队当机立断为其施行断肢再植手术，并最终获得成功，中国因此成为世界上第一个成功接活断肢的国家。1964 年 9 月，在罗马召开的第二十届国际外科学会大会上，首例断肢再植的荣誉得到了国际公认。

56 年后的今天，让我们一起回到当年的急诊室里，见证这场意外是如何成就 20 世纪诺奖级医学奇迹的。

一、首例断肢再植手术始末

20 世纪 50 年代，一些中小工厂的机器设备比较老旧，缺少安全保护装置，操作工人的事故工伤率较高。一旦发生事故，患者往往将面对永久性残疾的风险。直到 1963 年，历史才翻开新的一页。

1 月 2 日早晨，王存柏连同他的那只断手被送到上海市第六人民医院急诊室。骨科主治医师陈中伟赶到诊室查看患者时，当即决定将断手重新接上。这是一个关键的决定，因为在当时，完全性的断肢再植在国内外临床上都还没有成功的先例。过去由于技术和认知的限制，大多数医生没有想过把断肢接上；有些医生虽然想到，可技术上还只是处于动物试验阶段。因此，遇到断肢病例，医生只能清创缝合关闭残端。

断肢再植是一种非常精细复杂的手术，其中最难的是小血管的吻合。特别是当时没有手术显微镜，只能在肉眼下连接。今天我们已经习惯使用"显微外科"技术，利用光学放大设备和显微外科器材进行精细手术，可是，谁又能想象，第一例成功的"显微外科"手术居然是在肉眼直视下完成的。

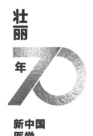

（一）因地制宜的"血管套管"

这次手术的关键在于把断手的 4 根主要血管尽快接通，把手骨、神经和肌腱一一对接。于是陈中伟请来了神经科、血管科的专家们共同会诊。手术过程中，陈中伟等进行远、近肢体的清创和重要血管、神经组织的分离，他们接受了外科医师王智金的建议，对尺、桡骨作适当缩短后用钢板固定，为肌腱、神经和皮肤的无张力缝合留有足够的空间。因为当时医院没有血管吻合用的缝针和缝线，血管外科钱允庆觉得比较可行的是采用套接法吻合血管：将内径和血管外径相当的套管套在近端动脉血管上，像卷袖子一样把血管翻过来套在套管上，再将准备吻合的远端血管套在处理好的近端血管上，保证远近端血管内膜彼此对合，最后用丝线将血管固定在套管上，重建血液通道。

方法确定了，操作技术也清楚了，可哪里找来血管套管呢？当时国内外文献报道的都是使用金属套管，医院没有，更不用说选择不同直径套管。如果不能在一定时间内将断手接上，断离的组织就会缺血坏死，或者不能恢复原有功能。于是，陈中伟等开始考虑其他吻合血管替代品。

此时，手术室护士长宗英提出一个解决办法：把塑料管浸在热水中逐渐拉长，管壁变薄的同时内径也会改变，反复试验一定能够得到内径和血管外径相当的塑料管。果不其然，照此办法制作出了符合手术要求的"血管套管"，通过灭菌消毒后，由钱允庆和陈中伟一起用套接法吻合了患者动脉和静脉，成功重建了断手的血液循环。当右臂近端动脉的血管夹被松开后，这只完全断离已近 4 个小时的苍白断手，又重新呈现出生命的红润。

（二）"你想一个办法，我想一个办法，大家凑起来，就成了！"

然而术后 3 天，又出现了新问题，再植的右手发生肿胀，并逐渐加重，到第三天，整只手肿得像馒头一般，情况十分危急。

多位专家被请到了第六人民医院，群策群力寻找对策。此时，长征医院徐印坎医师给严重肿胀的断手带来了生机。他们分享的动物试验经验是：在再植肢体的皮肤上做一些纵行小切口，让积聚的液体溢出，减少肢体内部压力，能够减轻肿胀。主持会诊的朱瑞镛院长听取了专家的意见，果断决定进行减张手术，结果患者右手的肿胀被有效遏制，断肢的血液循环得以保障，再植的断手成活了。

在度过了"肿胀关"之后，陈中伟等又帮助王存柏成功闯过了感染关和康复关，使这只失而复得的手恢复屈、伸、转、翻等功能，有了正常体温和知觉。经过多项测试，均证明断手已成功接活。术后一年，王存柏返回工厂上班，他那再植成活的手不仅能写字、拎物，而且还能穿针引线、打乒乓球。

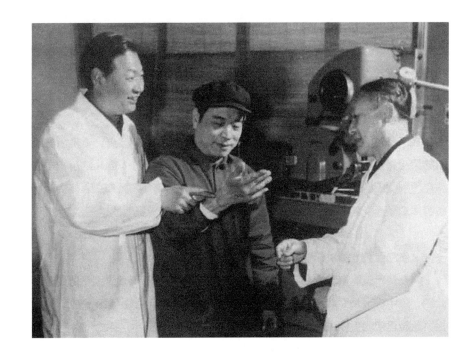

首例断肢再植患者和主治医生（从左到右依次为陈中伟、王存柏、钱允庆）

　　在没有手术显微镜的艰苦条件下，第一例断肢再植为什么会成功？陈中伟教授在 2004 年的一次采访中笑着说道，"主要是靠一部分医生的技术基础和思想基础，这是集体力量，你想一个办法，我想一个办法，大家凑起来，就成了！"对此，曾作为陈中伟教授的学生、上海第六人民医院骨科专家曾炳芳教授进一步解释道，"思想基础就是救死扶伤，对工人劳动者有感情。当时陈中伟教授是社会主义建设青年积极分子，经常去到工厂和农村，他理解双手对于劳动人民是多么重要，毅然决定进行再植手术是他的本能；技术基础就是临床经验的积累，重建骨支架、缝合肌腱和神经等骨科看家本领的娴熟应用，以及研究人员已针对断肢动静脉吻合技术进行过大量探索，积累了一些经验，这些都为断肢再植创造了有利的技术条件。"

二、"世界断肢再植之父"

　　断肢再植手术成功，陈中伟和他的同事们相当于在医学界"爆炸了一颗原子弹"。

　　1963 年 8 月 6 日，《解放日报》头版发表《一个工人完全轧断的右手被接活》的报道。次日，新华社发出《世界首例断肢再植手术在我国获得成功》的电讯。当时正陪同外宾访问上海的周恩来总理和陈毅副总理看到新闻后，特地在上海接见了第一例断手再植的有功人员，赞扬他们在中国外科手术史上完成了一项具有重大意义的创造性工作。消息很快传遍了全中国，并且同人工合成胰岛素、一万二千吨水压机一起，成为当时的中国人民向世界展示自己智慧的象征。

断手再植的成功改变了王存柏和陈中伟的命运，也改写了中国乃至世界医学界的历史。

第一例断肢再植成功的病例报告最早于1963年发表在《中华外科杂志》上，在国内学术界引起很大的反响。

1964年9月，在罗马召开的第二十届国际外科学会大会上，首例断肢再植的荣誉得到了国际医学界的公认。1965年5月，柳叶刀（The Lancet）杂志在特别文章栏目里详细报道了这个病例，文章开篇第一句就写道：不完全断肢的成功救治偶见报道，但完全离断的肢体再植成活并恢复功能这还是第一例。

（一）多吻合静脉解决断肢再植肿胀问题

第一例断肢再植的成功实现了从无到有的突破，同时积累了宝贵的经验。此后，陈中伟带领团队结合临床实践需求，又开展了一系列探索和研究，努力提高断肢再植的手术成功率和生存率。

研究团队通过对王存柏进行严密随访和科学的康复训练，促进再植肢体的功能恢复，为日后断肢再植积累经验。

他们在研究断肢再植术后肢体肿胀的原因时发现，在正常情况下，动脉的血流量和静脉的回流量是相等的，但动脉的数量少、压力高、流速快，而静脉的数量多、压力低、流速慢，两者血流量达到动态平衡。如果把等数量的动脉和静脉接上，静脉则不能把动脉输送体内的血液完全回流，将导致血液淤积，必然造成肢体肿胀，这就是王存柏右手术后出现肿胀的原因。鉴于此，施行再植手术时必须多接静脉，该方法的有效性也在后续为上臂完全断离患者、前臂撕脱离断伤患者行断肢再植时得以验证。

（二）中国标准，走向世界

此后，陈中伟教授和他的团队在断肢再植领域不断耕耘，取得了举世瞩目的成就。

他们报道了世界最大的一组断肢再植病例，不仅断面整齐的断肢能够再植，一些撕脱的断肢也能得到成功再植，还能吻合外径不到1毫米的手指血管，实现断手指再植，再植的成活率居世界先进水平；他们还把断肢再植的技术拓展用于上肢低度恶性肿瘤的治疗，仅保留重要的神经干，完整切除肿瘤段肢体，再把远端肢体连同手部一起再植到肢体近端，最大限度地保留手和上肢的功能，提高患者的生活质量；对没能再植或再植失败的患者，应用再植技术将患者自己的足趾移植到手上再造手指或拇指；对前臂屈肌外伤性缺失的患者进行吻合血管和神经的游离背阔肌移植，重建前臂的动力，重建手指屈曲的功能；对先天性胫骨假关节的患儿实施吻合血管的游离腓骨移植，使患肢恢复负重和行走功能等。陈中伟及其团队接连创造了"腓骨移植"等6项世界第一，他提出的"断肢再植功能恢复评定标准"被国际显微重建外科学术界公认为"陈氏标准"。

1973年，《中华医学杂志》恢复出版后，在第一期开卷用7页的篇幅介绍了陈中伟团队的实践和研究结果。1974年，陈中伟应邀在美国达拉斯城召开的手外科年会上做断肢再植创始者学术报告；1978年在荷兰鹿特丹召开的国际手外科联合会上，陈中伟被大会主席赞誉为"断肢再植之父"；1979年5月，陈中伟在巴西召开的第五届国际显微外科会议上，当选显微外科创始会员……由于陈中伟教授在断肢再植与显微外科领域的突出贡献，1963年被卫生部记大功一次，1981年获国务院国家科学大奖，1994年被李鹏总理授予杰出科学家奖。1980年陈中伟当选中国科学院生物学部委员，时年51岁，是当时我国最年轻的科学院院士。1999年，在美国召开的第13届国际显微重建外科学会上，陈中伟教授被授予"世纪奖"，表彰他为"断肢再植和显微重建外科作出的里程碑式贡献"。

首例断肢再植在我国成功实现，"以前认为不可能的事情，现在可以实现了"，这对当时我国的医生产生了积极的心理影响。我国学者在学术探索道路上，走得越来越自信。对此，我们从曾炳芳教授分享的他和"断肢再植之父"之间的一件小事上可以窥见。

那是在1982年，陈中伟接受北美整形外科临床杂志约稿，撰写"下肢再植"的专论。他将准备文稿的任务交给了当时还是住院医师的曾炳芳。"我当时诚惶诚恐，不敢贸然接受。"曾炳芳教授回忆道，"陈教授一面将文章的构思倾囊相授，一面意味深长地鼓励年轻人，'不要怕，只要好好把我们的经验写出来就行。记住，我们怎么说，世界就认为应该这么说，因为我们走在世界的最前面！'"所谓大国自信，当如是！

三、中国显微外科50年

断肢再植手术的成功开创了中国显微外科技术蓬勃发展的新时代，奠定了中国显微外科技术处于和保持世界领先地位的基础，也为我们学科赢得了中国断肢再植摇篮的美誉。此后，我国显微外科、尤其是四肢显微外科事业在陈中伟教授、顾玉东教授、于仲嘉教授、曾炳芳教授等一大批杰出专家的带领下飞速发展，技术和学术水平一直处于国际前沿地位，并取得了举世瞩目的成就。

（一）再植适应证不断扩大

根据众多文献资料，我国的断肢再植无论在数量上，还是在质量上，都遥遥领先于其他国家。

随着小血管显微外科吻合技术的提高，在处理各种复杂特殊类型的断肢再植中，我们不断有新的突破、新的发展。如突破了年龄界限，从5个月的婴儿到年近七旬的老者；突破血管条件限制，小块组织离断也可再植；突破再植平面限制，从指根到指尖全长，任何部位离断均可再植；突破离断形态界限，不管是斜形、环形，还是不规则离断，都可再植。从普通手指离断到严重的碾压伤或撕裂性离断，再植成活比例均较高，功能恢复较好。

（二）中国"再造"又一次唱响国际

断肢再植一般要求再植肢体有一定完整性，有可修复的血管、神经和肌腱，但当患者断肢严重损毁或缺失时，再植效果受限。半个世纪以来，显微外科取得了许多创新性的进展，断肢再造就是其中耀眼的"明星"。1966年2月，杨东岳和顾玉东等首创游离足趾移植再造手指手术获得成功。此后，足趾移植在拇指与手指的再造和重建方法上，不断改进和创新，手术指征不断扩大和完善。1979年，于仲嘉等为全手缺失的患者设计多个足趾移植进行再造和重建，即"手或全手指缺失再造手"，该技术获得国家技术发明奖一等奖，是迄今为止医疗领域获得的唯一一项一等奖。1982年8月，在法国里昂国际显微外科医学会议上，于仲嘉的"再造手"发言赢得了与会专家学者的热烈掌声。这个被美国专家誉为"中国手"的"足趾移植再造手"技术，又一次开创了肢体再造外科的新时代。

当然，创新并不是能被所有人都接受。1997年曾炳芳教授应邀在保加利亚手外科学会年会上作"中国显微再造外科"特邀报告时，主持会议的学会主席给他提了个棘手的问题，他质疑"为什么要移植足趾来再造手指？"对此，曾教授回答道，"手术是为患者做的，是为了恢复他们的劳动生产能力，并不是为了医生。"该学会主席听后回应道，"我明白了，中国的患者不介意少一只足趾，可我们这里在乎，患者担心少了一只足趾怎么去见上帝。"这无疑是文化和价值观的差异，中国的医生想得更多的是患者没了手指和手将如何劳动和生活。

不过，虽然移植的足趾与手指相近，但毕竟其长度、粗细和形态还是有差别的。为了使再造拇指和手指有更好的外观，近年来，我国显微外科工作者不断深入探索。2009年，程国良等提出了修饰性再造理念，很快得到广泛认可，临床效果良好。

（三）显微外科修复重建

皮瓣移植修复创面是重要的显微外科领域，1973年，杨东岳、顾玉东首创腹股沟游离皮瓣，开启了我国皮瓣外科的研究；1973年陈中伟首创带血管、神经的游离胸大肌移植治疗前臂缺血性肌挛缩；1979年，杨果凡等报道的前臂桡动脉皮瓣，是世界首例主干动脉皮瓣，被誉为"中国皮瓣"，推动了主干动脉皮瓣的研究。这都是皮瓣移植在临床上重大突破性创新和具有里程碑意义的成就。

此外，血管吻合通血也是离断肢体存活的关键，血管吻合技术除经典缝线外，近年来新的血管吻合方法不断出现。于仲嘉等提出的桥式交叉吻合血管技术，有效地解决了受区没有可供吻合血管时游离组织移植的难题；宋开芳等报道的使用化学组织黏合法吻合血管，时间短，效果较好。随着新技术和新设备的应用，血管吻合和组织修复变得更加精准和精细，功能恢复也更好，让患者每一块离断组织都能成活并具备或接近原有的功能成为现实。

曾炳芳教授指出，"再植""再造""修复"，代表着我国显微外科技术的逐步发展和精进。如今，我国显微外科作为一项外科新的技术已趋成熟，并对整个医学的发展起到了极大的推动作用。但医学科学的发展是没有止境的，显微外科领域还有一些问题有待解决，还有很多肢体伤残者渴望得到更加有效和完善的治疗，要想使断肢再植精神发扬光大，还有很多事要做，需要更多年轻一代投身到显微外科事业中，继往开来。

（作者：中国医学论坛报　徐嘉惠，审阅：上海第六人民医院　曾炳芳）

中国人工全合成牛胰岛素，
永被铭记的历史
——我们闯过了许多异乎寻常的难关，做了前人所没有做的事情

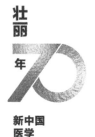

如今人们对胰岛素并不陌生，但在 20 世纪 50 年代，人工合成蛋白质还是一座从未有人攀登上的科学高峰。1958 年，在国民经济基础和科研条件还十分薄弱的情况下，我国的科学工作者敢于大胆设想，提出合成一个结构复杂、具有生物功能的蛋白质——胰岛素。在党和国家的大力支持下，组织国内不同学科、不同单位的研究人员协作，1965 年 9 月 17 日，在历经 6 年 9个月的艰辛之后，中国科学院上海生物化学研究所（生化所）、上海有机化学研究所（有机所）和北京大学化学系的科学家们成功获得人工合成的牛胰岛素结晶。

这不仅开创了人工合成蛋白质的新纪元，对我国随后的生物大分子研究起了积极的推动作用，还充分体现了团队协作的集成优势，展示了老一辈科学家们锐意创新、追求卓越、敢为人先的民族气概，同时也证明了我国在尖端科研领域与西方发达国家可以一决高下，极大地增强了民族自豪感。

今天，让我们共同翻开历史的那一页……

1966 年，中国科学院郭沫若院长接见参加人工合成胰岛素工作的同志

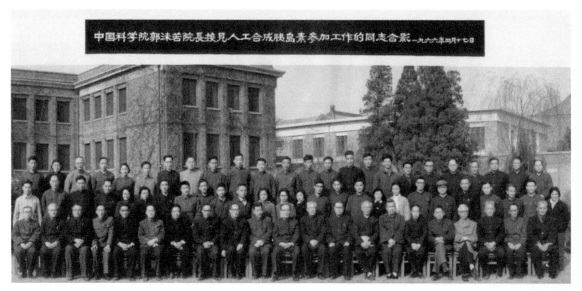

一、提出并且确立人工全合成牛胰岛素项目

1958 年夏天，在一个由中国科学院上海生化所王应睐、邹承鲁、曹天钦、沈昭文、钮经义、王德宝、周光宇、张友端、徐京华等 9 人参加的高级研究组讨论会上，大家正在热烈地讨论着下一阶段的工作提案。突然，不知是谁喊出了这么一句话："合成一个蛋白质！"七嘴八舌的声音一下子停了下来，大家都被这一提议所吸引了。

那么，究竟合成什么蛋白质呢？当时已经确定了一级结构的蛋白质只有胰岛素一种，没有别的选择。

1958 年 9 月，蛋白质专家钮经义受命率领黄维德、陈常庆、许根俊、王尔文等人，以合成催产素的方式练兵，体验一下多肽合成、分析、鉴定等工作的实践和难度。幸运的是，10 月份他们就获得了具有生物活性的催产素粗制品。不久，北京大学生物系也开展了这方面的工作并获得成功。

1958 年 12 月，生化所邀请北京大学等单位，在所内举行了胰岛素文献报告会，王应睐主持会议，详细分析了人工合成胰岛素的重要性、现实性，探讨了研究的方案。1958 年 12 月 18 日，生化所最终确定了人工合成胰岛素的课题。

二、天然胰岛素拆合突破，进而确定合成策略

1959 年 1 月，胰岛素人工合成工作正式启动。生化所建立了以副所长曹天钦为组长的五人领导小组（曹天钦、王芷涯、张友尚、陈常庆、杜雨苍）来领导胰岛素合成工作，他们采用"五路进军""智取胰岛"的方案：一路是有机合成，由钮经义负责；二路为天然胰岛素的拆合，邹承鲁负责；三路的任务是建立肽库和分离分析技术，由曹天钦负责；四路和五路分别做酶激活和转肽的工作，由沈昭文负责。经过实践，三、四、五三条路线被否定，兵力集中于一、二两条路线和分离分析工作。

胰岛素的人工合成是一个工作量极大的科研工作，生化所既缺乏有机合成方面的经验，人手又不够，于是他们找了中国科学院上海有机化学研究所和北京大学。为了进一步明确分工，1959 年 3 月 9 日，曹天钦和邹承鲁、王芷涯、钮经义、鲁子贤等五人到了北京大学，他们代表生化所和北京大学拟订了正式的合作协议，决定由北大有机教研室负责胰岛素 A 链的合成；生化所负责胰岛素 B 链合成以及 A、B 链的拆合，北大生化教研室参与生化所负责的部分工作等。北大有机教研室的相关工作由张滂教授负责——他任研究组组长，教研室主任邢其毅教授和副系主任文重也负责此事。

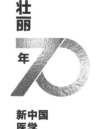

（一）自主生产氨基酸，胰岛素合成第一步

当时我国没有任何蛋白质合成方面的经验，除了制造味精之外，甚至没有制造过任何形式的氨基酸，构成胰岛素所需的 17 种氨基酸，都需要进口，更不用说比氨基酸更加复杂的多肽合成，一切都是从零开始。

陆德培，1956 年毕业于北京大学化学系，留校任教，从事有机化学教学和研究工作。

1959 年 4 月 6 日之后，在邢其毅、张滂指挥下，研究生季爱雪、周淑贤、单书香、陆得漳，青年教师徐端秋、伍少兰、陆德培及一位进修教师分成四个小组（A 链分成四个片段），带领有机专业的一些应届毕业生以毕业论文的方式开展合成研究。据陆德培回忆，当时教研室安排他带领三位复员转业军人到上海生化所学习分离制备氨基酸。生化所在岳阳路 320 号大楼三层的走廊里安装了一套简易的装置，在钮经义教授和林南琴的热情帮助下，陆德培等很快掌握了氨基酸的分离技术。钮先生还带他们观摩了汪静英教授从鱼精蛋白中分离精氨酸的工作，这给了陆德培很大启示。如何从天然蛋白质中分离提取 A 链中所需且价格昂贵的氨基酸（如丝氨酸，时价 150 元 / 克）呢？陆德培在上海市场上买了一点很便宜的丝厂下脚料丝棉头带回北京，准备分离提取丝氨酸。回北大后，他们在校办化工厂建立了试剂车间，进行氨基酸生产。然而刚开始正常运转，就遇上 1959 年下半年国民经济调整，氨基酸生产不得不停滞。而上海生化所氨基酸的研发工作，由实验室逐步发展壮大，建成了国内著名的东风生化试剂厂，不仅满足了胰岛素合成的部分需要，而且为国内生化研究提供了多种生化试剂，推动了我国生化研究的开展。

（二）天然胰岛素拆合成功，确定了全合成胰岛素的研究策略

人工合成胰岛素的关键科学问题之一是"三对二硫键能否正确连接形成有活性的蛋白质构象"。

刘望夷，1960 年北京大学生物系生物化学专业毕业，1965 年中国科学院上海生物化学研究所研究生毕业，1959—1960 年在邹承鲁先生指导下在胰岛素二硫键拆合组学习做实验。

1959 年 2 月寒假结束后，刘望夷读四年级下学期，开学后区乐昌（助教）先生带领几个同学从北京来到上海生物化学研究所，在实验室参观学习三天，大开眼界，很多实验用品都是闻所未闻，见所未见。3 月，区乐昌先生又带领刘望夷和程明哲第二次来到生化所。当时的拆合组实验工作主要在三楼一间向南的大实验室，其组员有杜雨苍、徐琴钰、许根俊、叒邦英、鲁子贤和张友尚，他们各自都有与拆合有关的课题。一次，邹先生在实验室看到刘望夷正在用一支较大的玻璃吸量管吸取 5mol/L 的氢氧化钠（NaOH）溶液。邹先生当场严肃地批评刘望夷："你这样用嘴吸取浓的 NaOH，吸到嘴里要烧伤你的口腔，

应该用橡皮球吸取！"刘望夷感到非常尴尬，但他知道，邹先生是出于爱护学生才批评自己的，这件事也使他终生难忘。

胰岛素的二硫键拆合工作经过几个月的摸索，不断改进实验条件，约在1959 年 5 月，使用经氧化还原、离子交换或电泳得到的纯 A、B 链重合成胰岛素终于获得成功，为人工合成牛胰岛素的研究解决了第一个关键问题。1960 年 1 月，在全国第一次生化学术会议上，邹承鲁小组的年轻科学家杜雨苍代表全组发表了天然牛胰岛素拆合研究的研究成果，震惊了参会的所有人，但由于当时保密需要，这个重大研究成果并没有在国际上发表，也使之与诺贝尔奖擦肩而过。

（三）团结的集体，领导的关怀

人工合成胰岛素的另一关键科学问题是"能否有机合成长度达 21 个氨基酸的 A 肽链和长度达 30 个氨基酸的 B 肽链"。生化所在 1959—1960 年间已将胰岛素 B 链的所有 30 个氨基酸分别连接成了各种合成肽，最长已达到 10 个氨基酸的长度。

张申碚，1958 年进入中国科学院上海生化所工作。在人工合成结晶牛胰岛素工作时任上海生化所研究实习员，参与胰岛素 B 链（30 肽）的合成工作。

张申碚十分幸运，一踏上工作岗位就来到生化所的蛋白质多肽合成组。这个研究组承担了胰岛素 B 链（30 肽）的合成工作，是一个非常值得怀念的集体。在这个集体中，不管是研究员还是见习员，都平等相处、互相帮助，所做的工作得到大家的尊重。张申碚还回忆起参加 1960 年聂荣臻元帅接见人工合成胰岛素全体工作人员的会议和出席上海市招待中国科学院全体院士（当时称学部委员）的宴会。接见安排在上海友谊电影院的大会议室，时间不长，但很隆重，那也是张申碚第一次见到这样大的场面。

三、重新启航，攻克科学难题

有机合成胰岛素的 A、B 肽链涉及大量的实验设计，非简单堆肽可成。几个月"大兵团作战"的规模性探索，最终没能合成出胰岛素的 A、B 肽链。

1961 年，中国科学院经过一段时间的深入调研后，根据工作需要，精简团队。1963 年，生化所和有机所与北京大学重启合作，生化所于 1964 年8 月成功合成了 30 个氨基酸的牛胰岛素 B 肽链，其后与天然胰岛素的 A 肽链重组折叠获得了活性胰岛素；有机所与北京大学于 1965 年 5 月成功合成了 21个氨基酸的牛胰岛素 A 肽链，由生化所将其与天然 B 肽链重组折叠获得活性胰岛素。

这也标志着人工合成牛胰岛素的研究工作进入到了最后阶段——A链和B链成功连接产生出与天然牛胰岛素相同的蛋白质。

最后合成A链和B链的重担压到了杜雨苍的肩上。1965年9月3日，杜雨苍完成了A链与B链的人工全合成实验。合成物冷藏14天后，1965年9月17日清晨，杜雨苍小心翼翼地采集了一份样品，采用高倍显微镜检验合成结果，项目组所有人都在翘首企盼奋斗了六年多的结果揭晓。

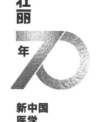

四、这个完美的六面体晶体，就是
　　人工合成的牛胰岛素

显微镜下，一个个完美的六面体结晶体晶莹透明，像宝石一样在透明的溶液当中闪闪发光。"我看到了，完美的结晶，我成功了！"当杜雨苍抑制不住内心的喜悦喊出看到结晶时，整个实验室沸腾了，每个人脸上洋溢着幸福。参与合成工作的龚岳亭先生回忆说："当小白鼠开始抽筋乱跳的时候，整个实验室在场的人们都开始欢呼起来，情不自禁地拥抱庆祝，那实在是一个无法用语言来形容的激动时刻。"

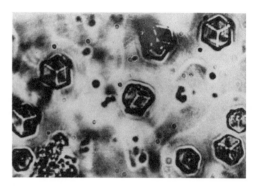

人工合成牛胰岛素结晶

自此，人工合成牛胰岛素研究圆满完成。1965年11月，这一重要研究成果首先以简报形式在《科学通报》《中国科学》上分别以中英文发表，并于1966年4月全文发表。

五、人工全合成牛胰岛素是生命科学
　　前沿的里程碑式成果

中国人工合成牛胰岛素在国内反响热烈，同时更是得到了国际同行们的认可，这项重大的科学成果，为造福人类、保障生命健康作出了巨大贡献，这也是给予参与人工合成牛胰岛素研究的科学家们最高的荣誉。

1966年4月4日，王应睐、邹承鲁和龚岳亭应邀出席在华沙召开的欧洲生化联合会第三次会议，龚岳亭代表我国在会上作了人工牛胰岛素全合成的学术报告。与会的美、英、法、意、荷、比利时、挪威、瑞典、芬兰、奥地利等国的著名科学家热烈祝贺我国科学家取得的重大成果。会后数年间，来生化所参观的科学家络绎不绝。

1966年，诺贝尔奖委员会主席蒂斯尤利斯专程来华到生化所参观，他说"你们第一次人工合成胰岛素令人兴奋，向你们祝贺……"《瑞典日报》引用他的话说，"人们可以从书本中学到制造原子弹，但不能从书本中学到制造胰岛素。"学术刊物《科学》登载了数页的长评，还详细介绍了从欧美学成归国的各位学术带头人。

1966 年 12 月 24 日，《人民日报》在头版头条刊登《我国在世界上第一次人工合成结晶胰岛素》一文，并发表社论《用毛泽东思想打开"生命之谜"的大门》，高度赞扬了人工合成胰岛素工作。1979 年 12 月，国务院向人工全合成结晶牛胰岛素研究组颁发嘉奖令。1982 年 7 月，国家自然科学奖在断评 20 多年后再度开评，人工合成胰岛素工作获"国家自然科学一等奖"。证书上把钮经义、龚岳亭、邹承鲁、杜雨苍、季爱雪、邢其毅、汪猷、徐杰诚等八人列为主要完成人。1997 年 9 月，中国香港求是基金会给人工合成胰岛素工作组颁发了"杰出科技成就集体奖"。除上述八人外，陆德培也作为主要完成人被增补了进来。2009 年国庆 60 周年大阅兵，"人工全合成结晶牛胰岛素"作为唯一生命科学成果接受检阅。

除集体奖外，相关研究、组织人员也部分因为胰岛素工作而获得过一些重要奖项。例如 1988 年，王应睐在美国迈阿密生物技术冬季讨论会上被授予"特殊成就奖"。

六、中国人工全合成牛胰岛素的重要历程

· 生化所于 1958 年夏召开高级研究人员会议，提出了人工合成蛋白质的基础理论项目。

· 生化所在所内外学术交流等基础上，于 1958 年 12 月 18 日正式确定了人工合成胰岛素项目。

· 人工合成胰岛素项目被列入 1959 年国家科研计划，并获得国家机密研究计划代号"601"。

· 生化所以科学家们的专长领衔，进行人工合成胰岛素前期的兵分五路探索。

· 人工合成胰岛素的关键科学问题之一是"三对二硫键能否正确连接形成有活性的蛋白质构象"。

· 生化所在 1959 年取得了天然胰岛素拆合成功，既回答了上述关键科学问题，又确定了全合成胰岛素的研究策略。

· 人工合成胰岛素的另一关键科学问题是"能否有机合成长度达 21 个氨基酸的 A 肽链和长度达 30 个氨基酸的 B 肽链"。

· 生化所在 1959—1960 年间已将胰岛素 B 链的所有 30 个氨基酸分别连

接成了各种合成肽，最长已达到 10 个氨基酸的长度。

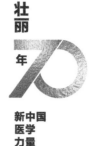

· 实际上有机合成胰岛素的 A、B 肽链涉及大量的实验设计，非简单堆肽可成。几个月"大兵团作战"的规模性探索，最终没能合成出胰岛素的 A、B 肽链。

· 生化所王应睐所长于 1960 年向中科院建言，集中精干专业队伍推进人工合成胰岛素工作，得到国家和中科院领导的全力支持。

· 生化所于 1961 年组织近 20 人的精干专业队伍，继续胰岛素的 B 肽链合成和提高胰岛素拆合水平。

· 生化所、有机所、北京大学于 1963 年 8 月再次协作，推进人工合成胰岛素工作。

· 生化所于 1964 年 8 月成功合成了 30 个氨基酸的牛胰岛素 B 肽链，其后与天然胰岛素的 A 肽链重组折叠获得了活性胰岛素。

· 有机所与北京大学于 1965 年 5 月成功合成了 21 个氨基酸的牛胰岛素 A 肽链，由生化所将其与天然 B 肽链重组折叠获得活性胰岛素。

· 1965 年 6 月以后进行反复的人工合成牛胰岛素 A、B 肽链的组合与折叠，直至达到具有完整的生物活性。

· 1965 年 9 月 17 日，观察到人工全合成牛胰岛素的结晶。

· 国家科学技术委员会组织了两次人工全合成结晶牛胰岛素鉴定会。

1955 年，当桑格第一次阐明胰岛素化学结构的时候，英国的《自然》杂志预言，"合成胰岛素将是遥远的事情"。但是，谁能想到，仅仅三年的时间，中国人就敢于作出跨越"遥远"的决定。正如生化所王应睐所长所说，要我们攀登的"珠峰"不是一座，也不是几座。我们闯过了许多异乎寻常的难关，做了前人所没有做的事情。

［作者：中国医学论坛报　扈妍，
审阅：中科院分子细胞科学卓越创新中心（生化与细胞所）］

青蒿一握，醚取之，救四方
——传统中草药提取物青蒿素挽救全球疟疾患者的生命

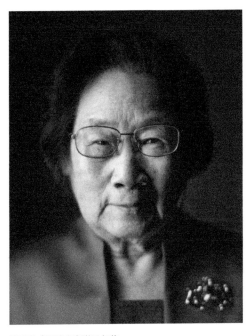

屠呦呦（图片来自诺贝尔奖委员会官网）

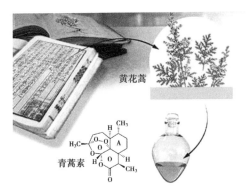

黄花蒿

青蒿素

青蒿素的发现过程（图片来自 2015 诺奖官方新闻稿）

疟疾是一种威胁全球人类生命的传染病。据世界卫生组织（WHO）最新发布的《2018 年世界疟疾报告》显示，2017 年全球共发生 2.19 亿疟疾病例（92% 发生在非洲区域），43.5 万人死于疟疾。尽管这样的疾病负担仍然庞大，但事实上，在全球范围内，疟疾消除网络正在扩大，越来越多的国家正在实现零本土疟疾病例。2017 年，本土疟疾病例低于 1 万例的国家增至 46 国，低于 100 例的国家（这是一个重要指标，表明正在实现消除）增至 26 国。中国于 2017 年报告本土疟疾病例为零。

为疟疾消除工作作出巨大贡献的药物之一是由中国科学家发现的青蒿素。WHO 将青蒿素和相关药剂列入其基本药品目录，以青蒿素为基础的复方药物现在已经成为疟疾的标准治疗方案。得益于中国的青蒿素抗疟研究，过去十几年全球疟疾死亡率下降了 50%，感染率降低了 40%。

2015 年 10 月 5 日，诺贝尔生理学或医学奖揭晓，在青蒿素的发现中发挥关键作用、作出突出贡献的中国科学家屠呦呦是获奖者之一，这使得提取自中国传统草药的青蒿素再次引起人们的关注。回顾青蒿素的发现、研制过程及其抗疟性的最初记载，不得不说，颇具"中国特色"。

一、中国任务——青蒿素的发现

（一）支援越南与"523 任务"

其实在屠呦呦获得诺贝尔奖后，青蒿素的发现历程已被媒体广泛报道。2015 年 11 月 5 日，中共中央总书记、

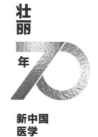

国家主席习近平在对越南进行国事访问之际，在越南《人民报》发表题为《携手开创中越关系的美好明天》的署名文章，文中提到青蒿素的发现源于 20 世纪 60 年代中国为支援越南的民族解放斗争而开展的抗疟疾药物研究。这项研究就是具有时代特色、现在已广为人知的"523 任务"。

在北京大学生命科学学院饶毅、北京大学医学史研究中心黎润红、北京大学医学史研究中心张大庆 3 位专家于 2011 年发表的《中药的科学研究丰碑》论文中写道："全国性抗疟研究计划'523 任务'据说（但笔者未见资料证明）最初是毛泽东主席和周恩来总理接受越南方面的请求，同时考虑中国南方存在的疟疾问题而开展的。"当时的越南军队深受疟疾困扰，急需找到有效的抗疟药物。1969 年，39 岁的实习研究员屠呦呦，作为中医研究院（现中国中医科学院）中药研究所科研组组长应召加入"523 任务"。

（二）全面"摸排"，青蒿险些被放弃

"523 任务"从西药、中药和制造驱蚊剂几个方面着手。屠呦呦研究小组从古代中药书籍和民间经验中梳理出近百种可能的抗疟中药，提取其中的有效成分，并与军事医学科学院合作在鼠疟模型上进行筛选，验证其抗疟活性。当时，青蒿提取物对鼠疟的抑制率为 60%~80%，表现并不优秀，并未成为研究小组的重点关注对象。

经过长期"摸排"，研究组仍未找到理想的抗疟中药。是什么原因使屠呦呦将目光又重新锁定到青蒿上呢？据原北京大学科学与社会研究中心周程教授于 2016 年发表的论文《屠呦呦与青蒿高抗疟功效的发现》记述，在筛选工作难以继续推进的情况下，屠呦呦尝试换个角度开拓思路。她通过试验和思考发现，一些中药提取物对鼠疟的抑制率与使用剂量有关，与活性物质的提取方法也有关，这使她对众多抑制率不高的中药又重新燃起了希望。

于是，屠呦呦小组对此前显示低效和无效的药物重新深入分析，对其中一些试验结果比较好、有民间用药经验佐证的药物进行了复筛，改进提取方法，增设了多剂量组，探索药物剂量与效价的关系。青蒿作为基础较好的药物之一，又被重新"捡起来"。

（三）"绞取汁，尽服之"

现在很多人都知道，青蒿素的发现源于东晋葛洪编著的《肘后备急方》中对青蒿治疗疟疾的一段描述。其实，除了这部古籍外，研究组当时在我国很多古代医籍中均发现了对青蒿抗疟的记载。在研读文献的过程中，屠呦呦注意到《肘后备急方》中的一段文字："青蒿一握，以水二升渍，绞取汁，尽服之。"

为什么是"绞汁"而不是常用的"水煎"法呢？此前的研究结果已证明青蒿的水煎剂不具备抗疟功效，95% 乙醇提取物的抑制率也不高，屠呦呦推测，

可能是提取时的高温破坏了青蒿提取物的疗效。

1971 年下半年，屠呦呦提出用低沸点的乙醚作为溶剂来提取青蒿。试验数据表明，这种方法得到的青蒿提取物对鼠疟的抑制率达 95%~100%，并且乙醚提取物较乙醇提取物的杂质少了 2/3，这也有助于提取物充分发挥抗疟活性。后来在猴疟模型上也获得了相似的试验结果。乙醚提取的方法成为当时发现青蒿粗提物有效性的关键一步。

后来，研究组进一步去除了青蒿中没有抗疟活性且有毒的酸性成分，保留抗疟药效集中、安全性能好的中性成分，还发现青蒿药材的活性部分位于叶片上而不是其他部位。

（四）人体活性和化学结构逐一明晰

1972 年 3 月，屠呦呦在南京"523 任务"相关会议上报告了这一结果，引起大家的注意。此后，研究组又在多种动物模型上进行了青蒿提取物的毒性试验，验证其安全性。

但是，在给患者服用之前，必须先验证青蒿提取物在人体内的安全性。于是研究组组织了两批人体试服。1972 年 7 月，屠呦呦与她的两名同事亲自参加了第一批试服毒性观察；在没有出现明显的毒副作用的情况下，中药研究所的章国镇（时任副所长）等 5 人又加大剂量试服青蒿提取物。结果表明，青蒿乙醚中性提取物对人体器官并无明显毒副作用。提起这次药物试服，屠呦呦在2015 年接受采访时淡然地说："这没什么的，我的两位同事跟我一起试服了。"

1972 年 8—10 月，研究团队在海南昌江地区用青蒿乙醚中性提取物对 21例当地和外来的疟疾患者进行了临床试验。结果表明，青蒿乙醚中性提取物"对间日疟和恶性疟均有较好的近期疗效（＞90%），副作用不大，是一种很有苗头的抗疟药物，值得进一步研究提高。"至此，中药青蒿的乙醚中性提取物对人体疟原虫具有高抑制率的事实得到首次确认。

利用色谱分析法，1972 年 11 月，屠呦呦和同事们获得了青蒿中抗疟活性成分的提纯物质，并将其命名为青蒿素。此后，他们又对青蒿素进行结构修饰，合成出了新化合物——双氢青蒿素，其药效比青蒿素高 10 倍，还能减少疾病复发风险。

二、中国贡献——青蒿素参与全球
消除疟疾工作

（一）从中医典籍走向国际化，成为全球抗疟标准方案

1977 年 3 月，《科学通报》发表论文《一种新型的倍半萜内酯——青蒿

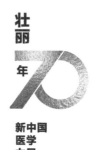

素》，作者署名为"青蒿素结构研究协作组"。这篇论文首次向国际公开了青蒿素的结构研究信息，引起世界学者的高度关注。1981年10月，世界卫生组织（WHO）、世界银行和联合国开发署在北京组织召开了疟疾化学治疗工作组会议，屠呦呦应邀在会议上报告了青蒿素的发现，引起国内外代表的极大兴趣。

遗憾的是，尽管后来青蒿素药物在国内完成了上市注册，但当时的中国还不具备符合国际标准的药品开发和生产的条件，无法将青蒿素药物推向国际市场。在WHO及国内专家的建议之下，中国决定与国外合作，争取青蒿素药物尽早完成国际注册，帮助世界上那些正在受到疟疾威胁的生命。

2009年，"欧洲发明人奖"（非欧洲国家类）授予了中国军事医学科学院微生物流行病研究所的周义清教授及其团队，因为他们首创了青蒿素类复方药——复方蒿甲醚，这也是中国第一个国际化的药物。该药于1985年研制成功，1990年提交专利申请（此药根据1993年修订的中国专利法于2002年获得专利），1992年完成国内新药注册。1994年，诺华公司获得在中国境外的复方蒿甲醚专利许可使用权；1998年，此药成为首个获得国际专利保护的中国药品；2001年，WHO与诺华签署协议，诺华公司以非营利方式向发生疟疾流行的各国公共卫生系统提供复方蒿甲醚。

如今，以青蒿素为基础的复方药已成为对抗疟疾的标准治疗方案，WHO还将青蒿素及其相关药剂列入基本药品目录（如青蒿琥酯、复方蒿甲醚）。

（二）挽救全球疟疾患者生命

"得益于屠呦呦的研究，在过去10年里，全球的疟疾死亡率下降了50%，感染率降低了40%。"诺贝尔生理学或医学奖委员会成员安德森（Jan Andersson）在2015年的诺奖新闻发布会上如是说。

WHO发布的《2018年世界疟疾报告》显示，据估计，2010—2017年世界各国共采购27.4亿个以青蒿素为基础的复方药物疗程，其中62%为公共部门采购；通过国家疟疾规划发放了14.5亿个以青蒿素为基础的复方药物疗程，其中14.2亿（98%）个疗程用于WHO非洲区域。

青蒿素，这种从中国传统医学中受到启发、提取自传统中草药的成分，正在全球消除疟疾工作中发挥重要作用，成为不可缺少的武器。

（三）提出青蒿素耐药性的解决方案

近年来，保护以青蒿素为基础的复方药物的有效性成为全球卫生工作的一个重点。4个大湄公河次区域国家报告了对青蒿素（部分）耐药和对复方中其他药物成分耐药的现象（但次区域疟疾病例和死亡人数仍大幅下降）。所幸WHO报告显示，2010—2017年进行的大部分研究表明，以青蒿素为基础的复方药物仍然有效，大湄公河次区域以外的总体有效率超过95%。在非洲，迄今尚无对青蒿素（部分）耐药性的报告。

"现在，我感觉自己的工作还没有做完，（青蒿素）耐药性问题已经出现，我关心的是这个问题。"屠呦呦在获得诺奖后的一次采访中说。2019年5月30日，屠呦呦团队联合深圳人民医院和新加坡、英国、德国的学者在《新英格兰医学杂志》（N Engl J Med）的"观点"（perspective）栏目刊发文章，回顾了近年抗疟治疗中出现的青蒿素耐药问题，并提出了应对方案。基于对青蒿素耐药机制的考虑，他们认为，要应对所谓的"耐药性"问题，应认真考虑在疟原虫脆弱的滋养体期增加药物暴露，延长治疗期等相对较小的治疗方案调整可有效克服目前的"青蒿素耐药"问题。

总体而言，他们认为青蒿素联合疗法仍是目前最强有力的抗疟方法，需要做的是，通过简单调整现有治疗方案（包括合理联用具有"互反敏感性"的药物）使之发挥最大的潜力。"在可预见的未来，继续合理和战略性应用青蒿素联合疗法是应对治疗失败的最佳解决方案，也可能是唯一解决方案。"

三、中国身影——斩获多项国际大奖

基于青蒿素抗疟研究在科学领域和公共卫生领域的重大意义，在青蒿素的发现过程中发挥关键作用的屠呦呦及其整个研究团队斩获了诸多国内外大奖。

1978年10月，青蒿素抗疟研究课题获得全国科学大会"国家重大科技成果奖"；1982年，在全国科学技术奖励大会上，屠呦呦以抗疟新药青蒿素第一发明单位第一发明人的身份领取了发明证书及发明奖章……2011年，具有很高国际声望、素有"诺奖风向标"之称的"拉斯克医学奖"授予屠呦呦，表彰她发现了青蒿素。

将屠呦呦和青蒿素研究的获奖之路推向高潮的无疑是2015年的"诺贝尔生理学或医学奖"。评委会说："疟疾的传统疗法是使用氯喹或奎宁，后来治疗成功率下降，到20世纪60年代末，消除疟疾的努力已经失败，疟疾发病率增加。中国的屠呦呦在传统草药中寻找线索，发展抗疟新疗法……屠呦呦首次证实了青蒿素可以高效对抗动物和人体内的疟原虫，使青蒿素成为新的抗疟药物……"在诺奖的新闻发布会上，评委会解释道："早在1700年前人们就知道这种草药能治疗发烧症状，屠呦呦做的就是阐释了这种草药的哪一成分具有生物活性，让后来的临床治疗和生产药物成为可能。"

有意思的是，屠呦呦本人也是从电视上才得知获奖消息的，一开始还以为是关于前不久刚获得哈佛大学医学院颁发的"华伦·阿尔波特奖"的报道。消息传出后，紧接着就是一个接一个的道贺电话和媒体采访。

对于屠呦呦获得诺奖这件事，可谓是"举国激动"。一方面自然是因为这是中国第一个科学领域的诺贝尔奖，是对中国科研成果原创性的一种肯定；另一方面青蒿素是源自中草药青蒿的提取物，这展示了中国传统医学对于现代医学的价值。

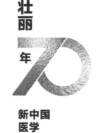

除了国人对诺奖的强烈反应，外媒也高度评价了屠呦呦获得诺奖。美国有线电视新闻网（CNN）报道称："青蒿素在疟疾发展初期就可以迅速杀死病原体，它对疟疾的疗效是史无前例的。"华盛顿邮报报道称："屠呦呦将从植物中提取出的青蒿素用于治疗疟疾，数以百万计的患者因此受益。" 英国广播公司（BBC）报道称："实践证明，青蒿素对疟疾相当有效，直到今天青蒿素仍在世界各地发挥作用，光在非洲，青蒿素每年就可以拯救超过 10 万人的生命。"

在屠呦呦获得诺奖当年（2015 年）的 12 月 25 日，国际小行星中心发布公报通知国际社会，第 31230 号小行星永久命名为"屠呦呦星"。小行星的命名具有严肃性、唯一性和永久不可更改性，能够获得小行星命名是世界公认的一项殊荣。

2016 年，屠呦呦实至名归，获得了国家最高科学技术奖。2018 年 12 月 18 日，在庆祝改革开放 40 周年大会上，屠呦呦被党中央、国务院授予"改革先锋"称号。

2019 年 2 月，在 BBC 新闻网的一个票选活动中，屠呦呦入围"20 世纪最伟大人物科学家篇"候选名单，与她一起入围的还有居里夫人、爱因斯坦等世界杰出的科学家，而屠呦呦是入围科学家中唯一在世的候选人，也是唯一一位亚洲人。主持人表示："若用拯救多少人的生命来衡量伟大程度，那么毫无疑问，屠呦呦是历史上最伟大的科学家！"

青蒿的抗疟功效源自中国古代医书的记载，青蒿素的发现源自 20 世纪 60—70 年代"政治任务""举国体制"的推进。中药提取物青蒿素以"中国故事"为开端，在几十年的岁月中逐步完成国际化，挽救了全球无数受疟疾困扰的生命。除了屠呦呦，还有很多人参与到这个过程中，发挥了重要作用。

正如屠呦呦所说："青蒿素是传统中医药送给世界人民的礼物，对防治疟疾等传染性疾病、维护世界人民健康具有重要意义。青蒿素的发现是集体发掘中药的成功范例，由此获奖是中国科学事业、中医中药走向世界的一个荣誉。"

（作者：中国医学论坛报　刘金）

南北专家接力合作，
"化毒为药"攻克血癌

在回顾 20 世纪中国学者对世界医学的贡献时，不得不提到我国学者在攻克急性早幼粒细胞白血病（APL）中的功绩。急性早幼粒细胞白血病又名急性髓细胞白血病 M3 型（AML-M3），占所有急性白血病的 17.9%。由于急性早幼粒细胞白血病具有起病急骤、病情凶险、易于感染及伴发弥散性血管内凝血（DIC）等特征，往往导致患者早期死亡，曾经是最致命的白血病类型之一。在 20 世纪 70 年代，该病的主流治疗方案是蒽环类药物联合阿糖胞苷化疗，然而，由于该方案会加剧出血风险，患者 5 年无病生存（DFS）率仅 30%。

急性早幼粒细胞白血病治疗状况的好转，得益于上海交通大学医学院附属瑞金医院上海血液学研究所提出的全反式维 A 酸（ATRA）和三氧化二砷（ATO）联合靶向治疗方案，该方案的应用使急性早幼粒细胞白血病的 5 年DFS 率升至 90% 以上，基本达到治愈标准；同时，还从分子机制上揭示了全反式维 A 酸和三氧化二砷是如何分别作用于急性早幼粒细胞白血病诱发因子——原癌蛋白 PML-RARα，将白血病细胞诱导分化和凋亡，从而达到疾病治疗目的。研究结果发表后，该方案被国际上命名为"上海方案"，并推广至全球，让急性早幼粒细胞白血病患者得以获益。至今，仍吸引了美国、日本等国患者专程来到瑞金医院接受治疗。仅在日本，2012 年时，已有 80% 以上的急性早幼粒细胞白血病患者接受基于"上海方案"的治疗方案得以治愈，每年节约近十亿日元的国家医疗费用。2013 年，全反式维 A 酸联合三氧化二砷方案成为美国国立综合癌症网络（NCCN）指南以及欧洲指南推荐的急性早幼粒细胞白血病标准治疗方案，也被国际公认为急性早幼粒细胞白血病一线治疗最佳方案。2016 年 12 月 5 日，美国血液学会（ASH）为陈竺教授等颁发了欧尼斯特·博特勒奖，ASH 会议的新闻日报（News Daily）更是赞誉这一工作是"实验桌到临床转化医学概念的遗产和框架性成果"。当我们赞叹这一成就时，谁能想到上海方案中的关键成分——三氧化二砷和全反式维 A 酸两种药物分别于祖国南北的同一时期被发现？让我们打开尘封的往事，回顾"上海方案"的传奇发现史。

一、花开两朵，南北各表一枝

（一）砒霜"脱胎换骨"

故事从 20 世纪 70 年代开始。1971 年，黑龙江省肿瘤防治办公室了解到本省林甸县民主公社卫生院恶性肿瘤治疗效果很好，引得众多患者前往求治。得知这一消息后，哈尔滨医科大学附属第一医院张亭栋被肿瘤防治办公室任命为专家组组长，带领由该院 5 人组成的专家组前往调研。在走访患者、了解病情的过程中，专家组获悉当地中医有一由砒霜、蟾酥、轻粉配制成的偏方，能使肿瘤患者症状得以明显改善，该药方后被药剂师改良为经肌肉注射的针剂，并根据研发日期，命名为"713 注射液"。

张亭栋深入一线，对患者病情进行一一核实，发现"713注射液"确有奇效，对宫颈癌、肝癌、食管癌等均能缓解症状。在调研归来后，张亭栋等开始对"713 注射液"成分进一步探索研究，结果显示，其中主要有效成分来自砒霜，而轻粉和蟾酥则会引起肾脏毒性及升高血压等副作用，并无明显治疗效果。在药剂师韩太云的配合和帮助下，张亭栋课题组大胆创新，改良工艺，将其精制成三氧化二砷与氯化亚汞含量为 100∶1 的肌肉与静脉注射液，即"癌灵注射液"。由于 70 年代初，抗肿瘤药物选择有限，"癌灵注射液"被广泛用于治疗各种恶性肿瘤。

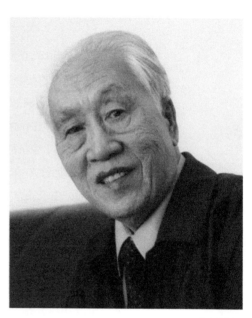

张亭栋教授

在临床治疗中，张亭栋等发现"癌灵注射液"对白血病患者更为有效。然而，进一步探索显示，该药在总体白血病患者中的疗效并不稳定，因此，"癌灵注射液"在白血病不同亚型中的探索就此展开。

首先，"癌灵注射液"被应用于慢性粒细胞性白血病。1973 年，张亭栋作为第一作者，与张鹏飞、王守仁、韩太云等在《黑龙江医药》发表了"癌灵注射液治疗 6 例白血病初步临床观察"的文章，这是国际上最早临床应用"癌灵注射液"（后更名为"癌灵一号"）的文章。

随后，该药又被应用于急性粒细胞性白血病。1979 年，张亭栋等人发表标题为"癌灵一号注射液与辨证论治治疗急性粒细胞型白血病"的文章，该文明确提出"癌灵一号"的有效成分为三氧化二砷，文中还提到，"初步体会对早幼粒型效果最好"。

1991 年，哈尔滨医科大学附属第一医院孙鸿德等对长期存活的急性早幼粒细胞白血病患者进行了随访，并总结了"癌灵一号"结合中医辨证论治治疗16 例急性早幼粒细胞白血病患者的治疗结果。该文明确指出"癌灵一号"治疗白血病的有效亚型是急性早幼粒，标志着"癌灵一号"最佳适用人群的确定。然而，由于"癌灵一号"的作用机制尚不明确，而且毒副作用较大，因此，并未得到广泛应用。

1996 年，哈尔滨医科大学附属第一医院的张鹏于《中华血液学杂志》发文，首次将三氧化二砷同急性早幼粒细胞白血病联系在一起，证明有效率达 90%。3 年后，由哈尔滨医科大学衍生公司提纯的亚砷酸注射液，获得国家发明专利。

（二）"维 A 酸"显神威

20 世纪 70 年代末，远在哈尔滨 2 000 公里以外的上海瑞金医院血液科也迈出了科研探索之路。1978 年，时任病理生理教研室主任的王振义从外文杂志中了解到了"诱导分化"治疗肿瘤的大胆设想，遂将其定位为白血病治疗的主攻方向。然而，科研的道路从不是一帆风顺的，药物筛选的历程犹如大海捞针，从 1979 年到 1982 年，一次次挫败并没有让研究人员丧失信心。

1983 年，王振义获悉美国用维 A 酸类药物诱导分化了肿瘤细胞，将一种名叫 13- 顺维 A 酸的药物用于急性早幼粒细胞白血病，获得了对个别患者有效的成果。王振义迅速联系到国内维 A 酸类药物的生产厂家——上海第六制药厂，开始了体外研究。功夫不负有心人，王振义发现维生素 A 的氧化物——全反式维 A 酸可以在体外试验中使早幼粒细胞分化、发育为成熟的中性粒细胞，并在此后多次试验中反复证实。然而，该药存在一定副作用，且作为一种从未在国际上报道过的新药，其临床应用举步维艰。

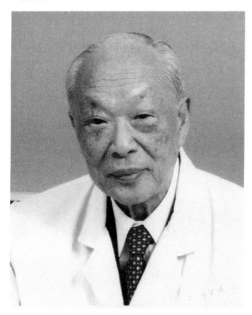

王振义院士

1986 年，瑞金医院收治了一名年仅 5 岁的晚期急性早幼粒细胞白血病患儿。由于出血严重，患儿家属已近乎绝望。王振义力排众议，大胆采用了全反式维 A 酸。奇迹出现了，7 天后，患儿症状明显好转，1 个月后甚至达到了完全缓解，至今患者依然在健康生活。该治疗是世界公认的、通过诱导分化理论让癌细胞"改恶从善"的首个成功案例。

为了临床实践的推广，王振义开始在上海各大医院征集急性早幼粒细胞白血病患者，有人接受，也有人拒绝。最终，有 24 个患者接受了该药的使用，结果不负众望，该药对每个患者均有效。根据临床结果，王振义撰写论文投给《血液》（*Blood*）杂志。然而，国外编辑并不相信中国药物能够取得这么好的疗效。幸运的是，其间，王振义的两名学生陈竺、陈赛娟正在法国深造，他们将该药在当地医院应用并再次验证了疗效。最终，该文经两个国际权威审定通过并刊发。这一全新药物疗法在世界引起了轰动效应。1988年，该论文获年度最佳被引证论文奖，并在2000年美国出版的"20世纪具有标志性的血液学论文"一书中，被列为全球百年最具影响力的代表论文之一。面对接踵而来的荣誉，该团队并不满足，因为全反式维A酸的作用机制仍不明确。

1989年，陈赛娟、陈竺从法国获博士学位学成归来，他们马不停蹄，继续沿着老师王振义的脚步，从分子机制层面开始研究白血病的发病原理。1991年，陈赛娟课题组在国际上首先发现了急性早幼粒细胞白血病变异型染色体易位t（11；17）（q23；q21），继而克隆了11号染色体的PLZF基因以及PLZF-RAR融合基因，实现了我国人类致病新基因克隆领域上零的突破。这也意味着科学家已经从基因层面破解了急性早幼粒细胞白血病的致病机理，为靶向治疗方法奠定了坚实的基础。

二、南北合作，"上海方案"诞生

全反式维A酸的应用使急性早幼粒细胞白血病凝血异常引发的死亡率大大降低，当联合化疗时，该药带来的完全缓解（CR）率超过90%。然而，在接受全反式维A酸联合化疗的患者中，高复发率和复发后全反式维A酸耐药仍是一大难题。

1994年，陈赛娟了解到哈尔滨医科大学三氧化二砷治疗急性早幼粒细胞白血病的研究历程，进而萌生了用三氧化二砷对抗全反式维A酸耐药的探索思路。该想法迅速得到了该团队陈竺的认可和支持。事不宜迟，王振义、陈竺等邀请张亭栋一行三人到上海谈合作事宜。随后，陈竺和陈赛娟迅速与张亭栋团队建立了合作，从哈尔滨医科大学的衍生公司获得了纯三氧化二砷溶液，并开始了三氧化二砷治疗急性早幼粒细胞白血病的分子和细胞学机制研究。

经过严谨的科学探索，研究者们发现，三氧化二砷通过靶向急性早幼粒细胞白血病原癌蛋白PML-RARα，诱导白血病细胞分化和凋亡的双重药理学机制。1996年《血液学》（Blood）发表了上海血液学研究所与哈尔滨医科大学合作撰写的论文，该文首次报道了三氧化二砷治疗急性早幼粒细胞白血病的治疗机制，从分子水平上奠定了三氧化二砷治疗白血病的理论基础，这是继全反式维A酸之后，中国学者在血液学研究领域的又一次重大突破，该文被《血液学》评价为创造性的论著。

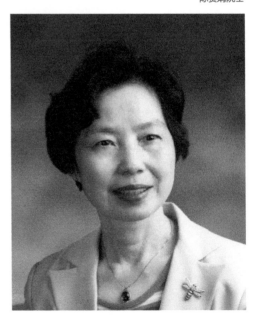

陈赛娟院士

1995 年，三氧化二砷治疗全反式维 A 酸联合化疗后复发急性早幼粒细胞白血病患者的临床研究起步了，在使用三氧化二砷单药治疗的 10 例患者中，9 例患者达到了完全缓解。令人激动的是，药代动力学方面也进一步证明了该治疗方案的安全性。紧接着，三氧化二砷治疗新诊断急性早幼粒细胞白血病患者的研究提上了日程。接下来 3 年的研究显示，单药三氧化二砷治疗方案能够让既往未经治疗的急性早幼粒细胞白血病患者完全缓解率超过 70%，而在复发患者中表现更为出色，超过 85% 的患者能够达到完全缓解。

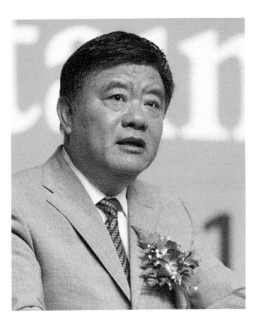

陈竺院士

在基础研究和临床实践的双重验证下，1999 年 8 月，我国原国家食品药品监督管理总局批准三氧化二砷用于治疗急性早幼粒细胞白血病。2000 年 9 月，美国食品与药物管理局（FDA）亦批准了三氧化二砷的临床使用。然而，临床数据表明，三氧化二砷单药治疗同样只能让部分患者获得长期生存，15% 的患者会再次复发。下一步该何去何从？研究者们再次陷入了思考。

1994—1998 年间，5 例同时接受三氧化二砷和全反式维 A 酸治疗的患者均获得了完全缓解，该现象让研究者们为之一振，开始探索三氧化二砷和全反式维 A 酸两药间相互作用及其潜在机制。研究发现，对于急性早幼粒细胞白血病患者的原癌蛋白 PML-RARα，全反式维 A 酸靶向 RARα，而三氧化二砷靶向 PML，两者协同能够让其降解。

在基础研究的支持下，2000 年上海血液学研究所团队启动"全反式维 A 酸联合三氧化二砷协同靶向治疗初发急性早幼粒细胞白血病"的临床研究，并于 2002 年将"双诱导"方案应用于急性早幼粒细胞白血病患者。结果令人惊喜，临床完全缓解率和总生存（OS）率均达到 90% 以上，对复发患者亦可达到 85% 的完全缓解率。2004 年随访结果显示，接受联合治疗的 20 例患者在中位随访 18 个月时，持续完全缓解率达 100%。2004、2009 年陈竺、陈赛娟等分别在《美国科学院院报》（Proc Natl Acad Sci USA）报道，急性早幼粒细胞白血病患者完全缓解率和 5 年无病生存率均超过 90%，标志着该方案成为靶向治疗肿瘤的重要突破，更被国际同行誉为"上海方案"。

在接下来的 5 年中，全反式维 A 酸和三氧化二砷联合治疗扩大到所有新诊断的急性早幼粒细胞白血病患者中。2004 年，全国多中心研究证实了"上海方案"治疗急性早幼粒细胞白血病的长期有效性，使这一凶险白血病成为第一种基本可以被治愈的急性髓细胞性白血病。2009 年，临床随访结果令研究者们泪目，在达到完全缓解的患者中，5 年无复发生存（PFS）率

94.8±2.5％，OS 率高达 97.4±1.8％。

2010 年，在临床研究捷报频传时，上海血液病研究所也在《科学》（*Science*）杂志发表了三氧化二砷治疗急性早幼粒细胞白血病分子机制的最新研究成果，揭示了砷剂治疗急性早幼粒细胞白血病的直接作用靶点，让研究者们信心倍增。

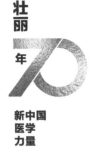
三、简化模式的继续探索

科学探索是无止境的，研究者们并未就此止步，而是进一步展开了对该方案简化治疗的可行性探索。

2007—2012 年，北京大学血液病研究所联合国内七大血液中心开展临床研究，将静脉注射砷剂改为口服给药，结果显示，口服给药与静脉给药疗效相当。2013 年，北京大学血液病研究所提出"不化疗、不输液、仅用两种口服药治疗急性早幼粒细胞白血病"模式，小样本探索性研究发现 20 例初诊急性早幼粒细胞白血病患者均达到完全缓解，平均 OS 期 4 年，且无患者复发。2014—2017 年，北京大学血液病研究所对口服砷剂和维 A 酸治疗的患者进行了"家庭治疗新模式"扩大样本研究，发现两种口服药物非劣效于传统静脉给药。

目前研究结果表明，这种简化的家庭治疗新模式可以达到 >95％ 的治愈率，患者医疗费用显著降低，生活质量得到了明显提高。

四、走出国门，"上海方案"福泽全球

1994 年：中国工程院院士王振义因在急性早幼粒细胞白血病的基础和临床研究中取得的成就，获美国凯特林医学大奖。

1996 年：美国血液学会（ASH）年会上，中国科学院院士陈竺向外界介绍张亭栋说："请大家记住，在砷剂治疗白血病的道路上，不要忘记这位同样来自中国的中医专家，正是他的发现，才有了今天的成就。"

1997 年：王振义获瑞士布鲁巴赫肿瘤研究奖，同年陈竺获法国抗癌基金会"卢瓦兹大奖"。

1998 年：王振义获法国祺诺台尔杜加奖。

2011 年：王振义获 2010 年度国家最高科学技术奖。

2012 年：王振义和陈竺获全美癌症研究基金会第七届圣捷尔吉癌症研究创新成就奖。

2015 年：张亭栋获香港求是科技基金会颁发的年度"求是杰出科学家奖"。

2015 年：在上海市科学技术奖励大会上，中国工程院院士陈赛娟及其团队，获得上海市自然科学特等奖。

2015 年：由于在砷剂治疗白血病的临床和基础研究中的杰出贡献，陈竺和张亭栋共同荣获第六届唐氏中医药发展奖中的中药研究奖。

2016 年：ASH 将欧尼斯特·博特勒奖颁发给陈竺等，以表彰他们在急性早幼粒细胞白血病基础和临床研究中所取得的突出成就。

2017 年：《细胞》（Cell）在"故事"（Stories）栏目上，刊登了陈竺和陈赛娟署名的文章"毒杀魔鬼"（Poisoning the Devil），详细回顾了他们的研究历程。

2018 年：瑞典皇家科学院将舍贝里奖授予陈竺等 3 人，表彰他们"阐明急性早幼粒细胞白血病的分子机理并开创革命性疗法"。

我们可以看到，该疗法的研发过程是中国传统医学和西医疗法的学术融合，是基础医学与临床医学的相辅相成，更是我国南北医学工作者的接力合作。全反式维 A 酸和三氧化二砷联合治疗的"上海方案"得到了全世界血液学家和肿瘤学家的证实，并走出国门，将急性早幼粒细胞白血病患者的福音传递到世界各地。我国学者亦凭借急性早幼粒细胞白血病治疗中所做的突出贡献，连续斩获国内外大奖，这是中国学者的巨大荣耀，也是引领中国科研工作者砥砺前行的灯塔。

（作者：中国医学论坛报　郝冉）

1949
—
2019

新中国
医学
力量

70

壮丽②丽

年

第二章

学科发展

70年，我国心血管领域发展成就与展望

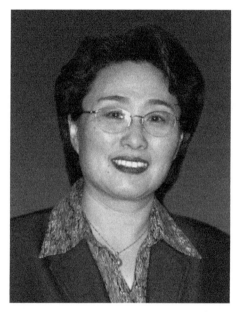

韩雅玲院士

1978年8月，由心血管内科、心胸血管外科、心血管流行病学等相关专业专家为骨干的新专科分会——中华医学会心血管病学分会（CSC）成立，成为中华医学会88个专科分会中一个重要的新成员。伴随着我国改革开放的进程，CSC从1978年至今，已经成为中国心血管病学界学术影响力最大、最具活力的专业学术组织，经过几代中国心血管医生的探索、学习、借鉴和创新，中国心血管事业不断开启新的篇章，并取得较大进展，心血管病防治水平大大提高。

值此新中国成立70周年之际，我们全面回顾我国心血管领域发展历程，并展望此领域的最新研究成果和前沿发展趋势，倍感欣慰。

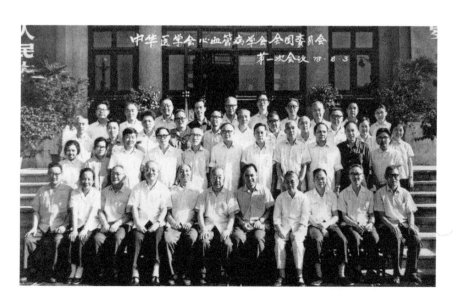

中华医学会心血管病学分会
第一次会议专家合影

一、冠心病领域

新中国成立前我国居民死因主要为传染病，人民生活水平低下，平均寿命不到 40 岁，冠心病少见，因此，文献报告少。新中国成立以来，随着我国急性传染病和其他疾病的有效控制，人口平均寿命逐年延长。伴随我国经济的高速发展、人民生活水平提高、膳食结构不合理（高脂饮食增多）、人群体力活动减少、生活节奏加快、社会心理压力增加等因素，我国冠心病的发病率和死亡率呈逐年上升趋势，已成为严重的公共卫生问题和社会问题。

（一）流行病学研究

我国对冠心病流行病学调查十分重视，早在 1965 年我国学者就组织了不同省市的居民、工人、农民、牧民及渔民进行冠心病患病率及危险因素筛查。1974 年引进世界卫生组织（WHO）所规定的方法在首都钢铁公司 66 841 名人群中进行疾病监测和登记。1984 年我国组织了多省市心血管病人群监测协作研究，采用 WHO MONICA 方案规定的方法和标准，监测总人口约 500 万，提供了自 1987—1993 年我国 35~64 岁人群冠心病发病率和死亡率的数据，推进了我国心血管病流行病学研究发展，培养了我国最早一批从事心血管病流行病学工作的专家，为流行病学研究形成中国特色并融入世界贡献了重要力量。

国家心血管病中心自 2005 年以来，每年组织心内科、心外科、神经内科、肾脏科、内分泌科、流行病学、人群防治、卫生经济学和卫生统计学等相关学科的专家撰写《中国心血管病报告》，这是迄今为止我国首部反映心血管系统疾病流行趋势、防治现状和临床研究的综合报告。

总之，我国冠心病流行病学从无到有，通过大规模人群抽样调查和疾病监测，探明了我国冠心病流行情况、趋势及发病危险因素。

（二）药物治疗

优化的药物选择是冠心病治疗的基石。20 世纪 70 年代，冠心病监护病房（CCU）在我国一些大城市的大医院相继建立，加上有效的抗心律失常药物和电除颤技术的应用，急性 ST 段抬高性心肌梗死（STEMI）住院病死率从 30% 左右降至 15% 左右。

1984 年国内开展冠状动脉内溶栓获得成功，随之开展了静脉溶栓治疗，为促进溶栓治疗在国内推广应用发挥了重要作用。

1999 年我国学者基于 TUCC 研究，在国际上首次提出中国人应用 50mg（西方人的半量）重组组织型纤溶酶原激活剂的静脉溶栓治疗方案，血管开通率明显高于传统溶栓药物尿激酶，减少了出血并发症并节省了经费。

在冠心病二级预防方面，20 世纪 80 年代末开展的"小剂量阿司匹林二级预防再梗死临床对照试验"最早在国人中观察了小剂量阿司匹林（50mg/d）在心肌梗死二级预防中的价值，结果提示阿司匹林 50mg 对国人男性预防再梗死有效。1990 年开展了国内规模最大、全国 650 家医院协作参加的"早期应用血管紧张素转换酶抑制剂卡托普利治疗急性心肌梗死（AMI）的随机临床试验——中国心脏研究Ⅰ（CCS-Ⅰ）"，发现卡托普利早期治疗 AMI 安全有益，尤其对于前壁 AMI，心率正常或偏快者益处更大。

尽管我国心血管药物临床研究起步较晚、整体研究水平与发达国家差距仍较大，但可喜的是近年进步幅度较大，中国学者已在部分国内外合作研究中起主导作用。2015 年发表于《美国医学会杂志》（JAMA）的中国 82 家中心完成的 BRIGHT 研究，针对 AMI 急诊经皮冠脉介入治疗（PCI）术中应用比伐芦定抗凝后急性支架内血栓发生率较肝素治疗后增高的难点问题，根据抗凝药物和抗血小板药物之间的药代动力学及药物疗效之间衔接的关系，提出了急诊 PCI 术后短期高剂量持续使用比伐芦定的新抗栓策略，被欧洲指南引用。国内新型涂层可降解药物洗脱支架（DES）植入术后缩短双联抗血小板药物治疗的多中心随机对照研究（I LOVE IT 2），作为修改指南的研究在 2017、2018 年两次得到欧洲指南引用。

中国心血管病专家积极参与国际研究，在入选例数、速度、随访率、事件上报数量等反映研究质量的各方面逐渐受到国际认可，如中国参加了 TWILIGHT 研究，入选率排名全球第二（13%）。

（三）介入诊断治疗

1973 年我国学者首次成功施行国内首例经皮穿刺经股动脉选择性冠状动脉造影术。此后，冠心病介入性诊断在国内逐渐开展起来。1985 年开展了我国首例经皮球囊导管冠状动脉腔内成形术（PTCA），开创了我国介入心脏病学的新纪元。

在开始的 10 年，PTCA 的普及、推广工作十分艰难。但近十余年来，随着医疗保险的实施、技术和器械的进步和中国冠心病介入治疗专家的努力推广，PCI 得到迅速发展，每年例数以 11%~25% 的速度持续增长，2018 年全国达到 915 256 例，成为全球开展 PCI 例数最多的国家，手术死亡率仅为 0.26%。在此期间，一些新技术、新器械不断引进，包括新型 DES 植入术、药物球囊扩张术、激光消蚀术、心脏辅助装置（ECMO）等保护下的高危复杂 PCI 等。我国自主研发的多种新型 DES 大大促进了 PCI 技术的快速普及和发展，目前国产 DES 占全国同类医疗器械份额的 70% 以上。值得一提的是，完全生物可吸收支架（BRS）被誉为冠心病介入治疗历史的第四个里程碑式变革，我国紧跟国际发展前沿，在 2017 年国外 BRS 退市的背景下，医工结合，联合创新，国产 BRS 于 2019 年 2 月正式获批在临床使用，成为目前全球唯一同类上市产品。

此外，我国心脏病学专家在完成大量临床工作的基础上，也开展了不少有价值的创新性研究，如对穿刺路径的优化，左主干病变、分叉病变、完全闭塞病变等治疗技术的探讨和推广，各种评分系统（如 SYNTAX、SYNTAX Ⅱ、NERS 及 NERS Ⅱ 等）对左主干和三支病变介入治疗病例选择及预测预后的指导价值，以及光学相干断层扫描（OCT）、血管内超声（IVUS）、血流储备分数测定（FFR）等对 PCI 的指导价值等研究，其中许多研究及新技术（如我国学者发明的 DK 技术）多次作为修改指南的研究被欧洲指南引用，标志着我国 PCI 治疗领域已由过去的模仿、学习和推广国外先进技术，迈上产学研相结合和自主创新发展的新台阶。

（四）冠心病领域展望

我国冠心病防治工作在取得初步成效的同时，防治形势仍刻不容缓。

在未来，随着对动脉粥样硬化（AS）形成机制的深入研究，药物研发有较大空间，尤其是强效调脂药和抗栓药，如生物类降脂药国产前蛋白转化酶枯草溶菌素 9（PCSK9）抑制剂及化学类抗血小板药维卡格雷即将进入 Ⅲ 期临床研究。我国冠心病抗栓治疗正在创建优化的诊、防、治体系和示范平台，针对冠心病血栓事件预测及优化干预技术开展研究，包括构建风险评估系统、建立评价标准、优化干预策略、创新管理模式等多个方面，获得基于中国人群的循证数据，开发优秀的评分系统应用于个体化抗栓治疗。

冠脉腔内影像学和功能学是评估冠脉病变的重要手段，但因有创、花费较高等原因在临床广泛应用受限，因此需要开发微创或无创和精准的评估技术来指导临床实践；以心脏超声、CT、磁共振和核医学为代表的心脏影像学发展迅速，新技术和新方法层出不穷，如定量血流分数（QFR）、CT-FFR、心脏 3D 打印技术等将更好地指导临床治疗并改善患者预后。

我国心脏康复发展起步晚，应充分学习借鉴发达国家的经验，探索出符合中国国情并有中国特色的心脏预防、康复和慢性病防控的模式和道路。

要打破学科界限，联合基础医学、药学、材料学、生物力学等多学科联合攻关，做好新型心脏支架、球囊导管及器械的研制。

总之，我们要始终坚持以创新驱动为核心，携起手来不断完成 AS 相关疾病的基础与临床研究，投身于新型药

陈茂教授

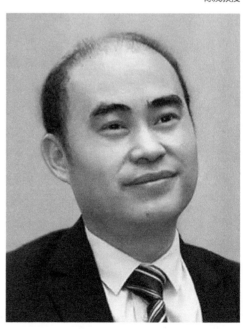

械和疗法的创制与创新事业当中，给更多患者带来福祉，早日迎来我国冠心病发病率和死亡率的拐点。

二、结构性心脏病领域

（一）发展历程

结构性心脏病是先天性或获得性心脏结构异常的统称，主要包括先天性心脏病（先心病）、心脏瓣膜病和心肌病等。近年来，结构性心脏病的定义不断扩大，针对心房颤动（房颤）血栓栓塞预防而兴起的左心耳封堵术、针对心力衰竭左室结构重建的经皮心室重建术等也被纳入结构性心脏病治疗的范畴。新中国成立70年来，我国结构性心脏病亚专业从无到有，从蹒跚起步到砥砺奋进，已成为我国心脏病学活跃的亚专业之一，许多治疗方式已走在国际前列。

1. 先心病介入治疗

先心病的介入治疗需追溯到20世纪70年代在北京、上海相继开展的球囊房间隔造口术。然而，先心病介入治疗的大规模临床应用始于20世纪末。

1997年，Amplatzer系列封堵器被引入我国，技术得以推广；21世纪初，国产封堵材料的研发降低了手术成本，国产封堵器型号多，使用效果可靠，促使先心病介入治疗迅速在全国推广。根据官方数据统计，从2009年到2018年，我国大陆先心病介入治疗数量逐渐增长，总例数达243 340例，为世界之最。在先心病新材料器械研究方面，我国于2018年完成全球首例完全可降解室间隔缺损封堵器植入术。同年，我国原创的生物可降解房间隔封堵系统进入临床试验。在先心病的术式改良方面，我国学者开始尝试各种影像（CT、超声等）指导的先心病介入技术，辅助疑难先心病的介入治疗，提高手术成功率，增加安全性，减少射线量。我国学者为全球先心病治疗提供了丰富的经验。

2. 心脏瓣膜病介入治疗

我国从20世纪80年代开始心脏瓣膜病的介入治疗，用球囊扩张术治疗风湿性心脏病二尖瓣狭窄。2010年，我国开展首例经导管主动脉瓣置换手术（TAVR），推动了心脏瓣膜病介入治疗在我国的又一次大发展。截至目前，全国已有超过100家单位尝试开展TAVR，6个中心的单中心手术例数已超过100例，全国累计完成例数超过2 000例。

我国国产瓣膜的自主研发与TAVR技术的推广齐头并进。2017年，国内自主研发的Venus-A瓣膜和J-Valve先后通过原国家食品药品监督管理总局（CFDA）审批上市。此外，其他国产企业研发的VitaFlow、TaurusOne

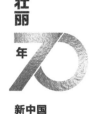

瓣膜也已完成临床试验。2016 年，在阿根廷，我国与阿根廷专家完成了具有我国自主知识产权的世界首例预装载干瓣技术的 TAVR。2018 年，国内首个可回收瓣膜 TAVR 的临床试验启动。针对国人二叶式主动脉瓣畸形比例高、钙化严重的特点，我国学者提出并临床应用多种新的治疗策略，证实了二叶式主动脉瓣治疗的安全性及可行性。2015 年，我国的专家达成共识并创新性地提出，二叶式主动脉瓣可成为 TAVR 相对适应证。此外，我国学者在经导管二尖瓣修复术（MitralStich 和 ValveClamp 等）和经导管三尖瓣植入方面也做了新的尝试。我国自主研发的经皮肺动脉瓣置换的 Venus-P Valve 完成国内和全球临床试验，获得良好的即刻及 6 个月随访效果。

我国学者在经皮心室重建术、心室折叠减容术、Algisyl-LVR 可植入性水凝胶治疗手术及扩张型心肌病免疫吸附治疗等方面，也有所突破。另外，我国学者首创经皮心肌内室间隔射频消融术治疗肥厚型梗阻性心肌病，为微创室间隔减容术提供了一种新的方案。

（二）展望

除 TAVR 已经进入临床应用的成熟期外，其他瓣膜病（尤其是二尖瓣和三尖瓣）的经导管介入治疗的发展方兴未艾，这对于我们是一个难得的发展机遇，有望在术式和器械等方面做出创新性的工作。同时应重视流行病学调查等基础性研究，掌握我国瓣膜病的患病现状和发展趋势。我国 TAVR 开展较晚，技术要求高，要有效、安全地推广该项技术，就必须强化瓣膜团队的协作和 TAVR 技术的规范化应用。

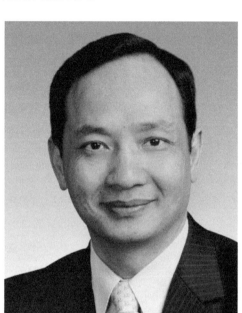

马长生教授

先心病的预防工作任重道远，尤其是在提高胎儿先心病诊断的准确性、治疗的有效性和安全性方面挑战更多。要提升复杂先心病诊治的整体水准，必须强调内外科团队的协作。对于简单先心病，需要强调技术的规范化应用，同时做好长期随访观察研究。左心耳封堵需要在适应证拓展、新器械研发及临床研究方面进一步发展。

三、心律失常及起搏领域

（一）发展历程

1952 年心脏起搏技术首次应用于临床，1962 年启动了我国心脏起搏器研发与临床应用工作，随后 20 余年间，我国从事心脏起搏技术的专家不断探索、积累了大量宝贵的临床应用和推广经验。但与国际同期相比，我国起搏领域发展仍相对缓慢，直至20世纪90年代，才进入了高速发展阶段。更多医师掌握了起搏治疗技术，国内外起搏治疗水平差距逐渐缩小，国内主要电生理中心起搏器植入技术达到了国际水平。

临床心脏电生理学诞生于20世纪60年代，我国电生理事业于20世纪70年代初开始起步，随后的20年内国内专家大力开展了心脏电生理技术研究。国际上，1987年导管消融治疗快速性心律失常首次用于临床，1991年我国专家分别报告了导管射频消融治疗快速性心律失常的经验，这是国内导管射频消融治疗快速性心律失常的开始；1995年组成的"全国射频消融疑难病例研讨会"手术队，对疑难射频消融病例进行攻关，促进了国内导管消融技术的普及和推广；1998年我国完成国内首例房颤导管消融术，开启了我国房颤导管消融技术的发展历程。

近10年，我国心律失常领域临床研究逐步与国际接轨，代表性的研究成果包括"中国心房颤动的流行病学研究""我国心脏病猝死流行病学调查""无冠窦房速导管消融的研究""肺动脉窦起源室早标测及消融的研究""左室前基底部起源室性心律失常导管消融的研究""希氏束旁旁路导管消融的研究""希氏束起搏技术的研究""环二尖瓣环心房扑动导管消融策略研究""外科术后右房双环折返房速导管消融研究"及房颤可以预防的新观点等。心律失常领域高质量的临床型研究越来越多，为指导临床实践提供了中国循证证据，很多文章被国际指南引用，2016年欧洲心房颤动指南引用中国大陆研究23篇，其中房颤相关心动过速-心动过缓综合征消融还是起搏治疗的研究直接修改了欧洲房颤指南对此类情况导管消融治疗的推荐级别（由Ⅱb升级为Ⅱa）。

蔡军教授

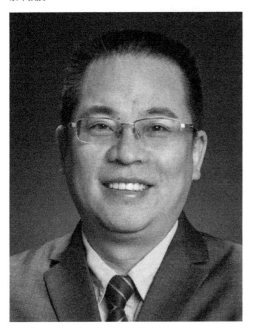

（二）展望

未来几年，我们应结合国情，抓住机遇，迎接挑战，在全面发展的基础上重点从以下几方面取得突破：①全力以赴，发展临床研究：我们要创建完善的平台，培养优秀人才，全力以赴把临床科研能力提升至国际一流水平，相信在政府及社会各界的支持下，我们能把丰富的临床资源转化为最佳循证医学证据，更科学地指导临床实践。②开发中国原研抗心律失常药物及医疗器械：目前，抗心律失常药物治疗领域进展缓慢，随着对心律失常发生机制的深入认识，我们有望开发原研新型抗心律失常药物。同时我们已具备了实现心律失常治疗器械国产化的能力，国产起搏器、消融导管等器械的研发已经在路上。③打造中国标准、指南、技术体系：近年来心律失常领域已有了自己的标准、指南及原创技术体系，只是尚不规范，未来几年，我们要遵循科学规范化程序，打造国际化的中国标准、指南及技术体系。

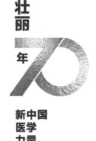

四、高血压领域

新中国成立初期，百废待兴，高血压的危害逐渐得到大家的重视，一大批医务人员和科研工作者投入到高血压的防治工作中来，高血压防治事业从无到有，再到今天取得如此辉煌的成就，离不开几代人的辛勤付出和共同努力。

（一）开展高血压的群防群治

1969 年在首都钢铁公司建立了我国第一个以控制高血压为主的心血管患者群防治基地，并在首钢心血管病防治研究所和首钢各保健站积极推行高血压人群防治工作。经过二十多年的管理，高血压防治工作取得了优异的成绩。据 1998 年资料统计，2 736 例高血压患者的血压水平从 145/92mmHg 下降至 137/84mmHg；卒中发病率从 139/10 万下降至 81/10 万，卒中死亡率从 53/10 万下降至 17/10 万。1994 年 WHO 将首钢心血管患者群防治基地治疗与管理模式称为"首钢模式"，并赞誉为发展中国家人群防治模式。

1998 年，我国卫生部将每年 10 月 8 日定为"全国高血压日"，并在每年根据相关情况选定不同的高血压日主题。例如，1998 年的高血压日主题为"了解您的血压"；2000 年的高血压日主题为"普及高血压知识，减少高血压危害"。此外，每年高血压日都会举办很多与高血压日主题相关的学术活动。

在借鉴国外指南并结合中国现有高血压管理经验的基础上，1999 年高血压联盟组织编撰了《高血压防治指南》，并在 2005 年、2010 年和 2018 年进行了 3 次修订。

（二）开展高血压的流行病学研究

1958—1959 年完成了全国第一次涉及 11 个省市的高血压流行病学调查，结果显示高血压患病率为 5.1%。该结果在 1959 年召开的"中华医学会全国第一届心血管病学术会议"上进行了报告。

其后，分别在 1979—1980 年、1991 年和 2002 年开展了 3 次全国高血压流行病学调查。2012—2015 年，我国开展"十二五"高血压抽样调查（CHS）项目，在全国 31 个省、市、自治区，分层多阶段随机抽取 451 775 例（≥18 岁）样本，结果显示，18 岁及以上人群高血压患病率为 23.2%，患病人数 2.45 亿；

高血压患者的知晓率、治疗率及控制率分别为 46.9%、40.7% 和 15.3%。

（三）开辟高血压大规模临床研究

1960 年，我国学者提出综合快速疗法，强调发挥患者的主观能动性降压，这与后来的生物 - 心理 - 社会医学模式有异曲同工之妙。1965 年我国学者提出"小复方"构想，通过将多种降压药联合应用达到减少药物剂量的效果，研制出了"复方降压片"。

1986 年开展了"七五"攻关课题"老年收缩期高血压试验"（Syst-China），发现治疗组高血压患者的死亡率和心血管事件发生率均低于安慰剂组，且致死性卒中的降低在总死亡率降低中发挥了很大作用。我国开展了老年高血压硝苯地平试验（STONE）、老年收缩期高血压研究（SHEP）、卒中后降压治疗（PATS）、"九五"攻关课题"非洛地平降低并发症研究"（FEVER）等临床研究，得到国内外学者一致赞誉，其中一些结果被国际高血压指南引用。2017 年开展的全国多临床中心、前瞻性、大规模随机对照临床试验"中国老年高血压患者降压靶目标的干预策略（STEP）研究"，明确了中国老年高血压患者治疗的靶目标血压，并评价了微信网络 - 高血压 APP 管理干预策略在血压达标和心脑血管获益方面的作用。上述研究为我国高血压防治工作提供了有力的循证医学支持。

（四）积极参与高血压领域国际交流，同时开展高血压社区管理模式

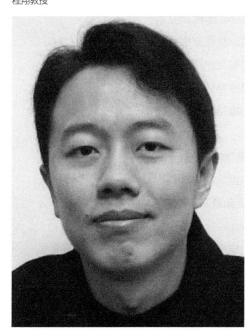

程翔教授

中国心脏研究 II（CCS-2）、雷米普利心血管预防研究（ONTARGET）、高龄老年高血压治疗试验（HYVET）等多项国际多中心临床试验中都可以看到我国科研工作者的身影。

2005 年启动"全国高血压规范化管理"项目，实现了从社区和乡村层面对高血压的初级管理，并制定了《中国高血压基层管理指南》《高血压社区防治手册》等文件和标准，为基层高血压管理人员提供理论支持和指导。

此后实行的"燎原计划""火炬计划""春雨计划"、厦门"三师共管"模式和上海闵行区社区慢性病管理模式等，也被认为是适合我国国情并将大力推广的高血压管理模式。

（五）展望

高血压是不同学科交叉与融合的关键节点，目前，全国 3 亿且不断增长的高血压患者迫切需要更专业的人才队

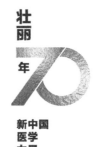

伍。鉴于此，加强高血压专科建设对提升高血压的治疗率和控制率具有重要意义。未来高血压专科建设的主要任务包括：①提升高血压精准诊断能力，尤其是提升继发性高血压筛查能力；②丰富高血压治疗手段，提升高血压精准治疗能力，包括原发性高血压及继发性高血压的个体化药物治疗，外科手术治疗及介入治疗；③加强高血压患者的综合管理和随访管理；④强化高血压专科医师和社区医师培训，推广标准化高血压临床路径，提升高血压专科知识及技能的继续教育与人才储备；⑤加强高血压患者健康教育，提升患者依从性与慢病管理效能。这些主要任务的实现需要依赖相对齐全的高血压诊疗支撑体系，并通过整合信息化手段、第三方检验平台人工智能诊断、个体化用药指导等先进技术，全面提升基层高血压诊治能力。

五、心血管基础研究领域

70 年以来，我国基础科学研究从起步迈向全面加强和引领阶段。科学理论与跨学科领域的交叉融合，非编码 RNA、表观遗传学、自噬现象等生物学新发现与新理论的广泛渗透，各类组学与基因组编辑技术的快速发展，推动我国心血管系统基础研究领域不断深入并取得了一系列原始创新成果。

（一）动脉粥样硬化与冠心病基础研究

我国动脉粥样硬化（AS）研究已有近百年历史，新中国成立后主要集中于脂质代谢、AS 与冠心病等方向。20 世纪 50 年代已开始系统研究中国人群 AS 病理特征，激素、脂质代谢障碍与 AS 发生等问题，并于 60 年代建立首个小鼠 AS 模型；80 年代确诊我国首例家族性高胆固醇血症，发现低密度脂蛋白（LDL）受体突变。近 20 年，在逐步阐明遗传与环境的相互作用是发生 AS 等复杂疾病原因的基础上，我国学者在 AS 发生的分子遗传学特征，代谢与血液流变学异常，炎症免疫对血管的影响及血管稳态构成与维持等方面进行了深入探索。

遗传与基因组结构决定了机体对疾病的易感性，通过全基因组或外显子组关联研究首次发现多个中国汉族人群冠心病易感位点，确定东亚人特有的与脂质水平和冠心病相关基因变异。代谢、血液流变学异常和炎症免疫是影响 AS 进程的内环境，功能代谢组学研究发现 N- 乙酰神经氨酸（Neu5Ac）是冠心病潜在代谢标志物。血管稳态的维持参与 AS 病理生理过程，软骨寡聚基质蛋白（COMP）与骨形态发生蛋白 -2 相互作用抑制血管平滑肌钙化，并通过与整合素相互作用维持血管平滑肌细胞（VSMCs）收缩表型，缺乏 COMP 则引起巨噬细胞表型改变与 AS 钙化。

（二）心梗与心脏重构基础研究

20世纪80年代国内首次开展溶栓治疗，极大推动了心梗特别是缺血再灌注损伤与心脏重构的研究。我国学者在炎症免疫，氧化应激，非编码RNA，心肌再生与缺血再灌注损伤及心脏重构的关系方面进行了深入探索。

炎症免疫参与缺血再灌注损伤和心脏重构，靶向过表达核因子κB（NF-κB）信号通路抑制剂A20可改善心梗后左心室功能，减少代偿性肥厚；白细胞介素17A（IL-17A）通过调节心肌细胞凋亡和中性粒细胞浸润影响心肌缺血/再灌注损伤；前列腺素D2（PGD2）-DP1轴诱导的巨噬细胞M2极化通过PRKAR2A抑制JAK2/STAT1信号转导促进炎症消退和心梗后修复。

细胞内氧化应激反应亦参与心梗与心脏重构的病理生理过程，RIP3底物CaMKⅡ介导缺血和氧化应激诱导的心肌坏死；氮氧化物（NOX）催化活性氧（ROS）过度积累参与缺血再灌注损伤；SIRT4抑制锰超氧化物歧化酶活性，加速AngⅡ诱导的病理性心肌肥厚，而SIRT2使激酶LKB1去乙酰化，促进AMPK活化，可预防衰老和应激诱导的心脏肥大。

非编码RNA在心脏重构中发挥作用，LncRNA ZFAS1作为SERCA2a抑制剂引起心梗小鼠细胞内Ca^{2+}超载和收缩功能障碍；LncRNA CAREL控制心肌细胞再生；miR-499通过靶向钙调磷酸酶和Drp1调控线粒体裂变，影响细胞凋亡和缺血再灌注引起的心梗和心功能障碍。

遗传谱系示踪可研究体内特定细胞类型起源及命运，应用该技术揭示了心脏新生冠脉血管群的形成，绘制成年小鼠心脏Sca1+心肌祖细胞的命运图及c-Kit+心脏干细胞对心肌细胞的作用，为研究干细胞和祖细胞在疾病和心肌再生中的可塑性提供了基础。

（三）高血压基础研究

1958年我国开展高血压基础研究，主要聚焦于流行病学、临床、发病机制和药理学等方向。经过半个多世纪的探索，我国科研工作者不畏艰辛，勇于创新，取得了长足进步。在肠道菌群参与高血压的发病，环氧化酶（COX）-2、成纤维细胞生长因子-21（FGF21）、CXCR2、肝激酶B1等调节血压物质的发现，辣椒素降压靶点的研发，棕色脂肪组织激活AR/FGF21通路在高血压心脏重构中的作用，补体C3a和C5a受体的高血压调节作用、炎性因子C-反应蛋白与血压升高的关系，抗AT1R第二细胞外环的自身抗体与不同类型高血压恶性阶段的发生发展关系，重组腺相关病毒介导人组织激肽释放酶基因表达降低2型糖尿病大鼠血压等研究方面创新了思路、发表了成果，加深了对高血压发生发展的理解。

血压生物学治疗方面，发现短肽疫苗ATRQβ-001可降低AngⅡ诱导的高血压小鼠和自发性高血压大鼠血压；ETRQβ-002疫苗可有效降低肺动脉高压大鼠的右室收缩压、逆转右室肥厚及肺动脉血管重构，为高血压与肺动脉高压提供新的治疗方法。

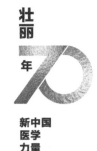

（四）心律失常基础研究

我国 20 世纪 90 年代后开始心电生理学基础研究，陆续发现内皮素、腺苷和心钠素等生物活性物质对离子通道的影响。近年，应用连锁分析在遗传性房颤家系中发现 KCNQ1 基因突变 S140G 可减少心房肌细胞动作电位持续时间和有效不应期，启动和维持房颤。另外，心脏交感神经的过度激活与恶性室性心律失常相关，应用光遗传学技术导入抑制性光敏通道蛋白可抑制交感神经激活并防治心律失常。

（五）心肌炎基础研究

自 1978 年报告猝死心肌炎患者心肌标本中分离 CoxB5 病毒后，我国开始对病毒性心肌炎进行研究。1982 年建立 CoxB5 感染新生大鼠搏动心肌细胞模型；1993 年、2004 年关于小儿病毒性心肌炎的临床及实验研究、病毒性心肌炎与扩张型心肌病的临床与实验研究取得了系列成果。近年发现感染 CoxB3 病毒小鼠巨噬细胞分化极化决定了其对病毒性心肌炎的易感性，分化为 M1 巨噬细胞可加重炎症，分化为 M2 巨噬细胞可减轻炎症。

（六）主动脉瘤基础研究

20 世纪 80~90 年代，我国主动脉夹层动脉瘤临床与基础研究工作仍处于起步阶段。近年发现 3- 羟基 -2- 氨基苯甲酸、高同型半胱氨酸血症、粒细胞 - 巨噬细胞集落刺激因子（GM-CSF）等可促进腹主动脉瘤（AAA）进展，而热量限制可预防实验性 AAA；未剪接的 XBP1 通过与 FoxO4 相互作用，维持血管稳态，防止动脉瘤形成；SIRT1 可能是预防 AAA 的新靶点。

（七）展望

随着各类组学、生物医学新理论与技术的吸收融合，我国心血管系统基础研究领域的发展呈以下趋势：基因组、转录组与蛋白质组学将推动心血管病遗传机制与调控网络的研究，深入理解疾病的个体与群体差异；示踪与分子发光技术将逐渐明晰心血管系统发育与结构异常的过程；应用代谢组与宏基因组学、免疫学理论与技术研究和阐明外环境、微生物与机体代谢变化对心血管疾病进程的影响和干预节点；光电磁与分子影像技术对心脏结构与电活动、血管结构与功能深入解析；应用大数据与生物信息学描绘遗传与环境影响心血管发育异常与疾病发生的框架；生物制药与疫苗、现代中医药发展推动疾病标志物、新型药物和疫苗的研发；产前诊断与试管婴儿技术与基因编辑将尝试应用于根治某些遗传性心血管疾病；干细胞、细胞组织工程与 3D 打印技术推动个体化组织和器官的定制与移植；生物医学工程和可穿戴、无创技术促进个体化与高通量诊疗及治疗设备研制。总之，新理论与新技术的发展将影响心血管疾病基础研究策略与方法，加速从基础研究到临床应用的转化，迅速提高未来心血管病防治水平。

六、小结

回顾新中国成立 70 年来心血管领域发展历史，在党和政府的正确领导和关心支持下，我国几代心血管医生孜孜以求、不断探索，尤其是 1978 年 CSC 成立以来的 40 余年，我国心血管疾病防治工作实现了从模仿、改进到创新的跨越。展望未来，我们满怀信心，中国心血管医生将以当前未解决的临床需求为目标，携手投身于新技术、新理念、新药械的创新事业中，进一步优化我国心血管疾病患者的诊疗流程，加强对基层医护人员的帮扶，切实提高人民群众的心血管健康保障水平，使中国实现"心血管健康梦"。

（作者：北部战区总医院　韩雅玲、李洋，首都医科大学附属北京安贞医院　马长生，

　　中国医学科学院阜外医院　蔡军，四川大学华西医院　陈茂，

　　华中科技大学同济医学院附属协和医院　程翔）

40 年，两件事儿

——访北京大学人民医院郭继鸿教授

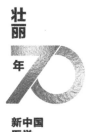

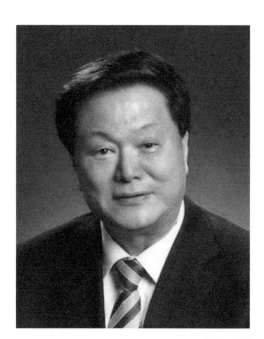

郭继鸿教授

1949 年到 2019 年，同是 70 年风雨兼程，郭继鸿教授与祖国一起共奋进，同成长。

一、"在边远农村，我的医学生涯扎下了根"

50 年前，中学毕业后的郭继鸿随着上山下乡的大潮从北京来到了边远的农村地区，当地严重缺医少药、一些患者得不到及时救治而丧失健康甚至生命，这一现实令他义无反顾地走上学医之路。从骑着马穿梭于各村各乡的"赤脚医生"，到被选拔进入医学院继续学习深造，为了帮助更多人，年轻的郭继鸿对发病急、危害大的心血管疾病产生了浓厚兴趣，从此便在这一领域耕耘了几十年。

几十年间，我国心血管病领域取得了长足进步，在郭继鸿教授眼中最大的改变莫过于我们和国际水平的差距日益缩小，而今几乎快要同步发展。"当我还是学生、住院医生的时候，学习到的理论、经验以及使用的设备都是国外几十年前出现和应用的，我们都是长距离地跟着跑。后来我国与国外的差距不断缩小，正如我所主攻与从事的心律失常、心脏电生理，国内相应的知识结构、理论基础和临床实践，几乎都在和国际接轨与同步。"

二、40 多年，两件事儿，造福当代、泽惠子孙

回忆数十载医学生涯，由普通医学生、住院医生成长为学科带头人，成为心律失常和心电学会的主任委员、中国科学协会心律失常首席科学家，郭教授首先感谢了他的导师高浴教授和他的另一位恩师方圻教授。"在我最初选择心

血管专业方向的时候，我的导师就告诉我，希望我能够学习心电专业，成为心律失常／心电领域的佼佼者，我就带着导师和方教授的殷切希望，走上了心电学和心律失常专业这一道路。"郭教授用了40多年的时间投身于心电学专业，除了使无数患者获益之外，他还做了两件重要的事情，功在当代，利在千秋。

（一）推动中国心电图诊断标准出台

郭教授介绍，自1928年第一台心电图机进入我国，90年来中国医生一直是在用国外的诊断标准为国人的心电图进行诊断。建立中国人自己的心电图数据库，提出中国人自己的心电图诊断标准，是中国几代临床医生和心电学人的共同期盼。

几年前，郭教授牵头领导了中国不同区域八大中心的力量，建立了中国正常成人心电数据库和中国正常成人动态心电图数据库，完成了数据的收集、整理和统计分析等系列工作。终于，2018年人民卫生出版社正式出版了《中国正常成人心电图数据库》一书，自此国人开始有了自己的心电图数据库，为中国人心电图诊断标准的制定奠定了扎实基础。可以用自己的标准更有针对性地为国人诊治疾病，对众多患者来说意义重大，其不仅造福当代，还泽惠子孙。

（二）建立心电医联体联盟

郭教授介绍，近年来国家医改的重点之一就是提高基层医院对疾病的初诊水平，而心电图诊断是其中重要一环。在我国，符合标准的心电医务人员相当匮乏，为弥补这一短板，2018年由郭教授任主席的中国心电医联体联盟正式成立。联盟将充分发挥心电医联体的作用，联合百村、百县。例如，边远地区可能没有专业的心电人员，但可以给患者进行心电图检查与记录，将记录的心电图远程发送到中心，心电中心会很快发回诊断报告。据此，基层医生能更好地给患者作出进一步诊断和处理。这将对整体提高国人的健康水平、实现医改的目标起到重大的促进和推动作用。

三、学会换位思考，建立扎实治学的精神

当被问到医生应如何快速提升自身专业能力并获得更大发展空间时，郭教授语重心长地说，"我希望年轻医生能够学会与患者的换位思考，在给患者服务和学习医学理论知识时，要常把患者视为自己的家人或亲朋，这时候我该或我想如何处理，以此来同样对待每一位患者，这一点非常重要。

此外，还要克服和不断纠正浮躁和急功近利、崇权拜金等不良想法。医学需要积累，需要扎实的理论知识，同时也要结合临床实践，才能更好地把理论和实践相结合，取得更快更大的进步。"

最后，郭继鸿教授想用两句话与大家共勉，那就是："黄金有价书无价，万事皆空善不空。"

（作者：中国医学论坛报　张利环）

栉风沐雨 70 载

——中国临床肿瘤学科的发展与未来

作为一个亲历这段历史的人，今天说起新中国成立以来我国临床肿瘤学的发展，真是感慨万千。我很愿意谈谈自己从事这一专业 60 年来发展的历程和正反两面的体会和认识，供正在构筑健康中国这一伟大事业的广大同道参考。

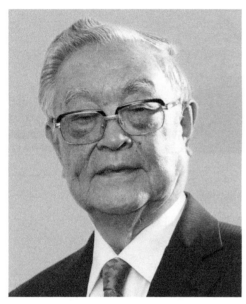

孙燕院士

一、学科的建立与腾飞

（一）新中国成立之初，百端待举

正如我们大家所知，新中国建立初期，临床肿瘤学的底子很薄。

被尊称为"中国临床肿瘤学之父"的金显宅教授，曾在北平协和医院做到肿瘤科主任，但 1941 年协和医院关门以后，他到天津马大夫医院建立以手术为主的肿瘤科，床位只有 60 张，虽然他努力培养人才，但医生最多也未超过 20 位。

被尊称为"中国放射生物学之父"的吴桓兴教授，在第二次世界大战时在英国做到肿瘤科副主任职位，1947 年回到上海，任以放射治疗为主的中比镭锭医院院长，床位只有 40 张。1954 年，该院改为我国第一个肿瘤专科医院——上海肿瘤医院后，床位和医护人员都有增多，但仍然学科不全。

（二）多学科诊治理念的提出

1957 年，鉴于肿瘤的发病率有增高趋势，国务院领导明智决定将正在建立的北京国际医院改建成肿瘤专科医院（当时称日坛医院），并于 1958 年 3 月火速开张，接待患者。吴桓兴教授被任命为院长，金显宅教授为顾问，来自八路军的外科医生李冰教授为副院长兼书记。建立初期，三位前辈领导大家开

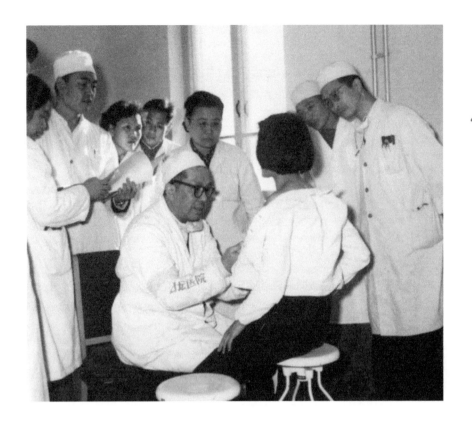

1960年，孙燕（左2）作为青年医师参加全院乳腺癌大查房（中坐为吴桓兴教授）

展了一场重要的讨论：把医院建成什么模式？结论是：必须改变以前以单科治疗为主的模式，而要把新院建成一个"多学科综合治疗"的模式。这一论证对我国临床肿瘤学的发展影响十分深远，因为以后各省和地区建立的专科医院都是以综合治疗为模式，推动我国临床肿瘤学在正确道路上快速发展。我在前年与其他媒体合作 "时间的记忆"视频，记述了这段历史和几位元老留给我们的文化遗产。

为了开展综合治疗的需要，1959年在三位元老的支持和领导下，我从协

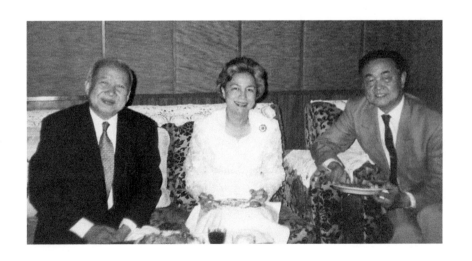

1994年，孙燕教授（右1）在京应邀参加西哈努克国王生日宴会

和医院被调来日坛医院和周际昌教授共同克服困难，创建中国肿瘤内科学专业，起点是 5 张病床、4 种抗癌药物、2 名医生。经过 5 年的艰苦努力，肿瘤内科初具规模，有了独立的 35 张床的病房，医护人员也逐渐增多。20 世纪 70 年代中期，周恩来总理指示，"肿瘤是多发病、常见病，肿瘤医院应当恢复"，并指示继续肿瘤高发区的研究工作、开展全国肿瘤死亡回顾调查并绘制分布图和编写我国自己的参考书《实用肿瘤学》。

（三）蓬勃发展之路

改革开放后，肿瘤学科得到了快速发展。我和其他从欧美等国家学习访问回国后的专业人员，将西方发达国家在肿瘤学研究方面的成就通过办学习班、组织学术活动等形式介绍给国内同行。在 1995—2006 年，共举办"全国肿瘤化疗学习班" 15 次，从 2007 年起又召开每年一度的肿瘤内科学会议；从 1995 年开始主办"抗肿瘤药物 GCP 学习班" 13 次，培养大量人才，为我国抗癌药的创新以及临床转化研究提供了坚实基础。

时至今日，飞速发展的内科治疗已成为肿瘤治疗的三大支柱之一，不但有传统的内分泌治疗和化疗，而且有分子靶向治疗和免疫治疗，成为最活跃的研究领域。60 年里，仅国家癌症中心主持临床试验就有 2 097 项，开发抗肿瘤新药 120 多种，培养肿瘤内科人才千余人，在国内外发表学术论文 1 200 余篇……，编写专著 100 余册。中国医学科学院肿瘤医院的内科，已有 400 张床，医护人员超过 120 名，其中高级职称人员 38 位。

同时，中山大学肿瘤防治中心、上海复旦大学附属肿瘤医院、北京大学肿瘤医院和天津市肿瘤医院等也都成为国内外知名的专科医院，硕果累累，每年都有很多成果发布。

二、学术组织的成立与发展

我认为中国临床肿瘤学会（CSCO）的成立是改革开放以来临床肿瘤学发展的一个重要里程碑。

"为什么不成立我们自己的临床肿瘤学会？" 1996 年在由我主持的、在我国举办的第三届"亚洲临床肿瘤学大会（ACOS）"上，很多中青年专家向我提出这个疑问和要求。经过 1 年的筹备，1997 年，中国抗癌协会临床肿瘤学协作专业委员会（对外称 CSCO）成立。随后，我当选为 ACOS 主席，并多次受邀参加"国际临床肿瘤学领袖会议"，在很多会议上介绍我国肿瘤内科取得的成就。

经过大家的努力，2015 年中国临床肿瘤学会被正式定为一级学会，目前有个人会员 2 万多名，团体会员超过 100 名，成为国际上仅次于美国临床肿瘤学会（ASCO）的第二大专业学会组织。

现在，每年都会有 20~40 多位同行在国际会议上作报告，介绍我们的研究成果，传递我们国家的好声音。2019 ASCO 年会上，来自中国的论文摘要数仅次于美国，口头报告也超过 20 篇，成为不可忽视的创新力量。

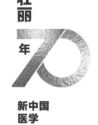

三、临床研究的开展

肿瘤是一个"古老"的疾病，但肿瘤内科是一个新兴学科。在学科发展的过程中，国内外同行们都意识到开发新药及开展临床试验的关键性。

1960 年，在老院长李冰教授的指导下，我和周际昌教授开始我国抗肿瘤新药的研发工作。1962 年在莫斯科召开的第八届国际肿瘤大会上，来自中国的两项报告——中国医学科学院药物研究所研制的 N- 氮甲和高剂量化疗治疗绒毛膜上皮癌研究，引起世界同行赞誉，被称为"药物治疗有效控制肿瘤的典范"。

20 世纪末，分子靶向治疗进入临床实践并迅速发展。1998 年后，欧美国家研制的靶向药物计划在我国审批上市。2004 年，我们一行 6 位学者赴苏格兰参加多国多中心 INTEREST 试验的启动会。当时大家热切期盼："什么时候能主持我们自己研制的抗肿瘤新药发布？"这一愿望很快实现了。

我对此感慨很多。"科技创新把科技工作引领到正确的路上，必然会引领我国包括医药研究在内的很多领域取得丰硕成果。"国外从事研究的学者陆续回国创业，国内药企也开始研制新药，我国自主研发的抗肿瘤新药迅速增多。

政府也制定了对"医药创新重大专项"给予支持的政策。"十五"期间，我们推出了重组血管内皮抑素，"十一五"期间推出了埃克替尼，"十二五"推出了西达本胺和阿帕替尼，受到国际广泛关注。其中，西达本胺已经被国际应用最广的美国国立综合癌症网络（NCCN）指南纳入。"十三五"以来，仅 2018 年后半年和 2019 年第一季度，我们已经陆续上市了安罗替尼、吡咯替尼、呋喹替尼三个靶向新药；三个抗 PD-1 新药——特瑞普利单抗、信迪利单抗注射液和卡瑞利珠单抗；抗 CD20 单抗 HLX01（利妥昔单抗）也在 2019 年初上市，还有几款新药正在等待批准。这些卓越的成就说明，"十三五"期间我们有希望上市的原创抗癌新药数目将会超过过去 15 年的总和，而且这些新药的其他适应证也正在不断开发。创新已经引导我国进入快速自主研发抗肿瘤药物的快车道，并正在通向全世界。

2017 年，我国正式加入原来只有欧美和日本组成的互相承认临床试验数据的组织——人用药品注册技术要求国际协调会（ICH），成为创新国家的成员，这一举动意义非凡。临床试验的数据互相承认以后，中国研发的新药可以得到国外的认可；最近，新任的美国食品和药物管理局（FDA）主任帕兹（Padzur）在 2019 美国癌症研究协会（AACR）年会的报告中特别提出，应当把中国的抗 PD-1/PD-L1 新药引入美国。当然，中国的老百姓也能更快地用上国外的新药。

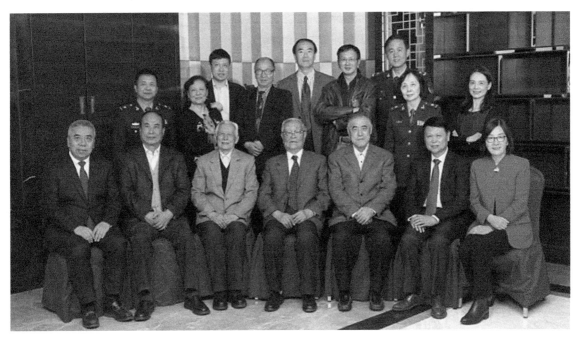

2019 年春，孙燕院士（前排中）与他的学生们团聚

四、写在新中国成立 70 周年之际

我出生在民族危亡之时，"爱国"是那个时代青年人的人生本色，我从小就有"救国救民"的心愿，虽然"爱国"在各个时代被赋予不同的内容，但它始终是一个永恒的主题。

我在高小寄宿学习时，在一位"为百姓治病"的医生影响下，萌生了"学医报国"的想法，这也促使我不断钻研，克服学习和生活上的困难。1948 年我考入燕京大学医预系，之后在 1956 年又顺利获得北京协和医院的医学博士学位，30 岁时到中国医学科学院肿瘤医院工作。

时光荏苒，60 年弹指一挥间。我能幸逢新中国的建立和改革开放以来的进步，觉得很幸福。我根据祖国的需要，开拓内科肿瘤学，一直无悔无怨心存感激。对于我多年来的同行和学生也十分满意，他们赶上了好时代，理应做出更好的成绩。我对中央"健康中国2030"很有信心。

我一生有三个追求，做一个爱国者，一个好医生和一个好老师。

学科档案：中国肿瘤学科发展大事记

1958年：中国医学科学院肿瘤医院建院，同时，建立多学科综合治疗模式。

1959年：中国第一个肿瘤内科创立。

1960年：肿瘤新药临床研发工作开始开展。

1962年：中国肿瘤新药研究登上国际肿瘤学大会舞台。

1997年：中国临床肿瘤学会（CSCO）成立。

1998年：国外肿瘤新药开始在中国报批上市。

2005年：北京希思科临床肿瘤学研究基金会成立。

2015年：CSCO成为国家一级学会。

2017年：我国正式加入人用药品注册技术要求国际协调会（ICH）。

（作者：国家癌症中心 / 中国医学科学院肿瘤医院　孙燕）

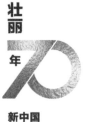

壮丽
70年

新中国
医学
力量

学科发展中的难忘经历
——访哈尔滨血液病肿瘤研究所马军教授

一、肿瘤学科的发展——致敬前辈

马军教授的采访，满满承载着对中国临床肿瘤学前辈的敬意。

马教授讲到，在吴孟超院士、王振义院士、孙燕院士等老一辈临床血液肿瘤学家的努力下创办的中国临床肿瘤学会（CSCO）至今已经将近 24 年历史。这二十几年发展到现在，血液肿瘤科的医生从不超过 1 千人，现在已经达到了几万人，血液和淋巴瘤从业的医生也有 8 000 人左右。

1996 年成立 CSCO 的初衷，就是冲进国际肿瘤学界，但是当时国际临床研究的主要研究者（PI）在中国一个也没有，而且临床试验也没有。如今，每年都有上百个国际主要研究者（PI）或国际领衔的临床研究，国内肿瘤领域，仅肺癌方面每年就有将近 120 项，淋巴瘤 50 项，参与研究的患者数达到 5 万多人。

CSCO 的发展也体现着代代传承。从最初创建的吴孟超院士、孙燕院士、廖美琳教授和管忠震教授、马军教授还有秦叔逵教授和吴一龙教授等，到赫捷院士、李进教授和徐瑞华教授等，CSCO 成为仅次于美国临床肿瘤学会（ASCO）的国际第二大学会。

二、我国血液学科的发展简史——从无到有

提到我国血液学科发展，马军教授如数家珍。1915 年，美国洛克菲勒集团的学者来中国开设了普内科，其中包括贫血这一学科，那时白血病非常少见，诊断非常困难，所以我国血液病诊治仅有 100 年历史，历经三四代人的努力，才建立了血液肿瘤体系。

第一代人，是美国洛克菲勒集团来中国的几位医生，新中国成立之前，他

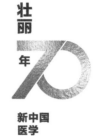

们和邓家栋教授、陈悦书教授、郁知非教授、潘瑞彭教授、张孝骞教授和张安教授等，在苏州、上海、北京三个城市，同时以协和医科大学及复旦大学为中心建立血液科。第二代人，孙燕院士等老专家在1959年创建真正意义上的肿瘤内科。张之南教授、王振义院士、杨天楹教授、陈文杰教授、杨崇礼教授、李家增教授、管忠震教授等建立了我国的血液淋巴瘤科。第三代是我们这一批改革开放后第一批出国学习归国的人员，是血液科肿瘤学的接力者。新中国成立之后，尤其是改革开放以后，我们国家的血液肿瘤科发展非常迅速。1982年，哈尔滨血液学肿瘤研究所建立，在天津、北京、哈尔滨、上海、福州、武汉，包括沈志祥教授、王建祥教授、黄晓军教授等建立的中国四大血研所，十个血液中心，已经初具规模。

三、临床肿瘤学的学术发展——领先国际

在采访中，马教授提到，ASCO、欧洲肿瘤内科学会（ESMO）及日本肿瘤内科学会（JSMO）的年会，中国学者都是学术主流，而且每年都有上千篇的论文发表，现在仅次于美国。淋巴瘤领域建立了中国淋巴瘤联盟，从过去仅有的几个亚专科，到现有300多个亚专科、2000多淋巴瘤科从业医生，发展是非常迅速的。

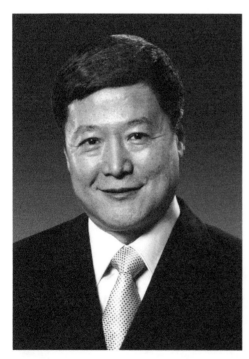

马军教授

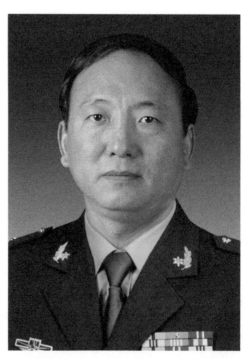

秦叔逵教授

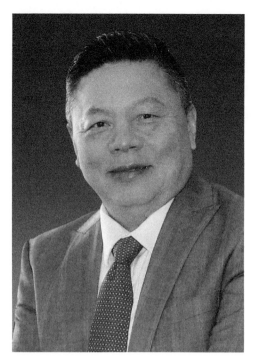

吴一龙教授

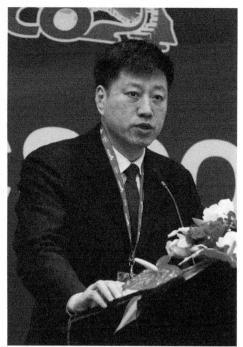

李进教授

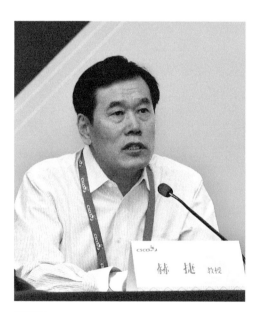

赫捷院士

血液学疾病诊治作为肿瘤诊治的前驱，有着突破性的成绩。王振义院士全反式维 A 酸治疗急性早幼粒细胞白血病（APL），使疾病死亡率下降了 80% 以上，哈尔滨小组发现的三氧化二砷在全国甚至全球普及，治疗十万例急性早幼粒细胞白血病，曾经这类白血病死亡率可达 90%，现在治愈率已经达到 90% 以上。APL 的中国双诱导方案（全反式维 A 酸和亚砷酸），凝聚着老一辈几代学者的心血，王振义院士、陈竺院士、张亭栋教授、韩太云教授及马军教授，让中国白血病诊治达到了国际最先进的水平。

马军教授讲到，过去二十年，我们根本无从想象，如今的国际会场到处是"中国风"。2019 国际淋巴瘤联盟和中国淋巴瘤联盟会议，投稿最多的是美国（86 项研究），第二就是中国（68 项）。在中国，很多领域，淋巴瘤、急性早幼粒细胞白血病、肝癌、食管癌、NK/T 淋巴瘤指南，全部是以中国指南为主导。

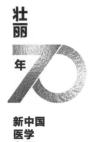

"我非常感谢血液肿瘤的奠基人，邓家栋院士、吴孟超院士、孙燕院士、王振义院士、廖美琳教授和管忠震教授；老一辈陈悦书教授、郁知非教授、张之南教授、陈文杰教授和张安教授等；中流砥柱的沈志祥教授、沈悌教授；还有新生力量，王建祥教授、黄晓军教授等，我们开创了中国血液学新纪元。相信 2020 年后，中国血液肿瘤必然突进全球三到五名，这是我们所期望的！"

（作者：中国医学论坛报　贾春实）

"我是新中国同龄人"

我与新中国的 70 年：为人民服务

——袁凤兰教授谈从医之路

"我们在中国共产党的领导下，作为各个行业中的一员，包括从医者也一样，都应该热爱自己的祖国，永远记住有国才有家，有国家庭才能幸福，国富才民强！"

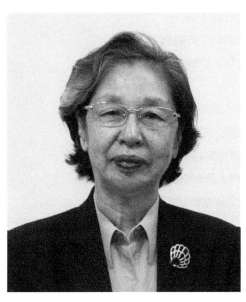

袁凤兰教授

一、人生起点的伏笔

1949 年 10 月 1 日，在新中国成立这举国欢庆的日子里，黑龙江省哈尔滨市一个普通百姓家中，出生了一个女婴，为了纪念与新中国共生这一特殊的历史时刻，孩子的父母，为她打造了一个纯金的护身符，上面用繁体字刻着五个字——"为人民服务"。也许就是这五个字，塑造了女孩儿（中国医学科学院肿瘤医院防癌科前任主任袁凤兰教授）的一生，为人民服务，为人民健康服务。

"护身符我出生后并没有一直带在身边，直到新中国成立 36 周年，我的母亲在给我看护身符时，才讲述了来历，我当时百感交集。文化程度不高的父母，在我出生时能想到为我留下这几个字，而我也确实走上了从医之路。当我考到上海第一医学院的时候，第一件事就是穿上白大衣，戴着白布帽，戴着听诊器，到淮海路照相馆拍了张照片发给了母亲。母亲拿着照片和护身符对着父亲的遗像说道，几十年前的愿望和期望实现了。女儿走上了为人民服务的路，成为一名医生。这件事在我身上深深地扎了根。"

二、从医之路上的思考

"我的人生道路并不辉煌，但是起码做到了为人民服务。"袁教授回忆道，自 1973 年考到上海医学院至今，已整整 45 年了，今年是新中国成立 70 年。回忆这 45 年，她的成长伴随着祖国走过了坎坎坷坷。

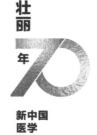

新中国成立初期，南方血吸虫病成灾，北方是肺结核。所以毛主席在解放初期提出了医疗八字方针，"预防为主，治疗为辅"。当时的医疗本着这八个字，把重点放到又穷、医疗条件又差的农村去，大家轮流下乡，到农村巡回医疗。"我当时在江西待过一年半，就是在那种缺医少药的环境下，学到了如何诊治一些常见病，这对我们来说是提高和磨炼。"

"从上海医学院分配到肿瘤医院的时候，当时特别不情愿，因为没学过肿瘤学，当时真是含着眼泪报到。报到的时候才知道医院患者并不多，1977 年 500 张床位还住不满。没那么多肿瘤患者，就更使我灰心。但是已经来了，就要服从国家统一分配，这是我们的天职，没有二话，就只好留在这干吧。"

袁教授在肿瘤医院的漫长工作生涯中，从事过 8 年的肿瘤内科，同时创办了腔镜科，学习了气管镜、胃镜等很多知识；在苏北胃癌高发区连续进行了 8 年的普查。

回想医院的变化，袁教授尤为感慨。1982 年，肿瘤医院正式搬迁到现址，次年正式开张。肿瘤医院从 500 张床，迁址后扩大到 800 张床，每个病房还配备患者娱乐室，随着患者的增加，娱乐室就改成了病房，后续病房越来越多。20 世纪 70 年代，我国癌症患者才 90 万人，到了 20 世纪 90 年代上升到 160 万，到 2013 年上升到 337 万，到了 2018 年上升到 425.5 万。每年癌症发病率相当高，目前死亡人数达到 282.5 万。

随着癌症发病率的提高，袁凤兰教授等医务工作者意识到肿瘤预防工作刻不容缓。由于医疗事业不断地完善、改进和提高，各种仪器的不断更新，可以早期检出很多癌症。"在 40 年前，我们做胸部的检查只有两项，一个胸透，一个胸片；近 30 年发展了 CT、B 超（含彩色 B 超）、PET-CT 及 MRI 等检查手段。"

三、为肿瘤预防事业而奋斗

袁教授讲述到，近 40 年来，医疗事业发展突飞猛进，我们在这个环境中亲眼目睹、亲身参与，看着国家一天一个变化。2013 年，医院达到 1 200 张床，又在深圳办了分院。现在的感觉是越治患者越多，所以我们欠缺的是预防教育。科普预防教育，提高人们的预防意识，改变不良生活习惯，远离癌症，是很重要的。"有了几十年的临床经验，到了晚年开始从事科普教育工作。"袁教授语重心长又充满信心。

说起癌症科普，袁教授娓娓道来。她讲到，通过科普教育讲座，让人们在生活中学会防癌，改变不良生活习惯，远离癌症，提高预防意识，定期体检，做到早发现、早诊断、早治疗。只要做到"三早"，癌症是可以治愈的。

健康的基础三句话，心态占 60%，运动占 20%，营养占 10%，谨记"合理膳食、适当运动、心态平衡、戒烟限酒"这一世界卫生组织提出的健康四大基石。我们希望所有人能理解这 16 个字 4 句话，而且按照这个去做。卫生部从 1949 年到 2012 年都叫卫生部，2013 年到 2018 年改为卫生和计划生育委员会，现在正式改成卫生健康委员会。为什么要加上"健康"两个字，说明我们的领导人已经开始意识到，健康关乎一个国家的富强。正如习近平总书记所说，"人民的健康是民族昌盛和国家富强的重要标志。"大家都应该转变意识了，我们每个人的健康从自己做起！

我们应当响应党和国家的号召，国家领导人带领着我们 14 亿人口，能走到今天，不仅我们深有体会是最幸福的，连全世界都羡慕的。我们在中国共产党的领导下，作为各个行业中的一员，包括从医者也一样，都应该热爱自己的祖国，永远记住有国才有家，有国家庭才能幸福，国富才民强。在医疗方面，袁教授也从自身经验谈起，她希望无论是哪个专业的医者都应该从预防做起，一个医生只会治病，不会防病，是"两条腿中瘸一条腿"，会防病的医生应该更会治病。

"我已经 70 岁了，但是还是感觉有做不完的事情，希望在这个好的时代，能把这辈子学习积累的医疗经验，传送给学生，把预防的理念传送给大众，号召百姓不得病，少得病，少看病，少花钱。本着这个理念，让大家都有健健康康的身体，才能国富民强。在这里特别希望能唤起全国人民预防意识，珍爱眼前的幸福生活，为我们的子孙后代做得更多更好，让他们能感受蓝天，让他们从小对慢性病就能有预防的理念，让他们将来的寿命更长，生活的更加美好。"

（作者：中国医学论坛报　贾春实）

从无到有，从跟跑到领跑
——记录中国肝脏外科近 70 年的风雨征程

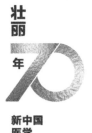

壮丽
年
新中国
医学
力量

60 余年来，我国肝脏外科事业逐渐发展壮大，从举步维艰到高歌猛进，多项技术发展迅速、成绩非凡。在今天我们看来，这些傲人的成就，承载着几代肝脏外科人数十载的芳华，正是由于他们的倾情付出和努力，推动了我国肝脏外科从"稚嫩"到"成熟"的蜕变。在数十年的发展过程中，有哪些值得铭记的里程碑式成就，且听中国科学院院士、华中科技大学同济医学院附属同济医院陈孝平院士为我们讲述。

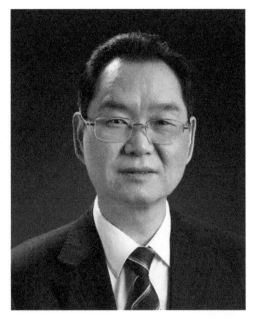

陈孝平院士

一、我国肝脏外科的"白手起家"之路

（一）1958 年：从无到有，填补空白

"真正可以白纸黑字查询到我国肝脏外科相关文献资料，是从 1958 年开始"，陈孝平院士回忆道。"当时在我的老师裘法祖先生的倡议和指导下，方之杨教授和吴孟超教授共同编写了我国第一本肝脏外科翻译书籍《肝脏外科入门》；同年 3 月，中国肝脏外科领域第一篇论文《肝部分切除手术》发表于武汉医学院学报，作者是裘法祖先生的另一个学生夏穗生教授；同年 10 月，孟宪民教授发表另一篇文章《肝脏广泛切除术》"。陈孝平院士指出，当时肝切除技术主要是用于治疗肝癌，所以这也是肝癌外科治疗方面最原始、最早发布的两篇文献。

（二）不同术式相继用于临床，从洋为中用到中国特色

"按照当时（1956 年）国际上的发展情况，肝脏外科原则性的手术方式基本已经确立，主要分为两大类，一类是顺行性肝切除，也称为规则性肝切除、经典肝切除或传统肝切除；另一类逆行性肝切除也叫前入路肝切除或原位肝切

除。"陈孝平院士进一步介绍道，"'原位肝切除'这个说法是原中山医科大学王成恩教授 1961 年首次提出，1992 年在我撰写的专著《肝切除术》中将其阐述得很清楚。"

随着不同肝切除术的术式相继用于临床，问题也逐渐显现。中国医生做手术基本上是"照葫芦画瓢"，主要遵照国外文献；临床也缺乏国人肝脏结构的一手资料数据。在这一背景下，肝脏手术积累到一定例数后，裘法祖先生高瞻远瞩地提出从外科角度来研究肝脏解剖。

1956 年，吴孟超、张晓华和胡宏楷在第二军医大学长海医院组成了以攻克肝脏外科为目标的"三人研究小组"，踏上了攻克医学难题的道路，并最先提出中国人肝脏解剖分叶分段与国外不同的新见解。与此同时，致力研究肝外解剖结构的夏穗生首次提出"第三肝门"的说法。"自此，中国肝脏外科有了一套比较完整的体系，并拥有自己的资料"，回忆起这段历程，陈孝平院士眉眼间洋溢着自豪。

随后陈孝平院士补充道："1963 年，吴孟超院士主刀完成了国内首例中肝叶切除手术，这标志着我国已迈进国际肝脏外科前列；改革开放之后，又引入西方'系统肝段切除'的结构概念，以肝段为本的肝切除理念一直沿用到今天。"

二、不积跬步无以至千里，回眸我国肝脏外科成长历程

（一）肝切除术中控制出血技术逐步完善

多年来，出血控制问题一直是肝切除手术成功路上最大的"拦路虎"。随着对肝脏解剖认识的不断深入，临床逐步完善了对肝脏切除术中出血量的控制。

陈孝平院士在谈及这一领域技术进展时如数家珍："最早时候，解剖性肝切除出血量很大，吴孟超先生就提出通过第一肝门间歇阻断减少术中出血；后来在一次偶然病例中，我创立了第一肝门阻断联合肝下腔静脉阻断的方法，进一步解决了来自腔静脉和肝静脉的出血问题；考虑到肝门解剖过程中曲张小静脉出血的问题，我建立了不解剖肝门直接在肝实质内的出肝、入肝血流阻断方法，不仅解决了出血问题，还可有效阻止肿瘤细胞扩散；此外，我提出了新的肝脏双悬吊技术，同时帮助肝脏显露和控制出血。"陈孝平院士指出，如果掌握了这些技术，完全可以在肝脏不出血的状况下做到手术安全。

（二）检验学和影像学进步助力精准诊断和治疗

据陈孝平院士回忆，过去肝癌基本完全依靠临床诊断，直至 1974 年，汤

钊猷院士发表了甲胎蛋白定量测定辅助肝癌临床诊断的文章，才真正有了具临床诊断意义的肝癌检测方法。值得一提的是，汤钊猷院士在肝癌早期发现、诊断和治疗方面作出了创造性的贡献，首先提出了"亚临床肝癌"的概念。

术中超声应用方面，日本起步较早，中国很快迎头赶上并发展迅速。1989 年 8 月，第二军医大学长海医院陈汉教授即发表文章，报道了 105 例术中 B 超引导肝切除的经验总结。陈孝平院士介绍道："同年 10 月，我在中华外科杂志上也发表了一篇相关文章，彼时对术中超声的认识已经总结得非常清楚。陈汉教授指出，术中 B 超可以帮助准确地切除肝实质内的小肿瘤；我提出，术中超声能帮助术者正确把握切肝的范围界限，从而提高手术的精度。这应该是关于精准肝切除的最早概念。"

（三）突破三连：大肝癌、肝移植、腹腔镜

随着新型影像和检验技术逐渐用于临床，肝癌早期诊断水平不断提升，后来慢慢延续到大小肝癌手术适应证的问题。"20 世纪 80~90 年代，手术切除主要用于早期肝癌，大肝癌则普遍考虑使肿瘤缩小后再作二期手术切除。我参加临床工作刚好赶上这个时间点，花了很多精力研究这个问题，最后根据临床观察和影像学测定得出结论：相同解剖范围内的肝切除，肿瘤越大，切除的正常肝组织越少。1994 年相关文献发表，从理论上颠覆了过去的看法，大肝癌不仅可以切除，而且更安全，"陈孝平院士言语中不乏骄傲，"直到 2014 年，国外才逐渐认识到手术成功与切肝多少而非肿瘤大小密切相关，这一领域可以说中国领先了国外 20 年。"

我国肝移植起源于 20 世纪 70 年代，积累了富有中国特色的自身经验。同济医学院在全国最早开展肝移植实验研究，自 1973 年起有计划地系统实施了 130 例狗的原位肝移植术，报告于 1978 年发表在武汉医学院学报，并同年发表了两例人体同位肝移植体会的报告。无独有偶，上海瑞金医院也在 1978 年报告了一例人体原位同种肝移植术。

基于我国肝移植供肝严重缺乏的状况，陈孝平院士在 1983 年创新性提出辅助性部分肝原位移植治疗终末期良性肝病的设想，并作为中国代表团成员在 1985 年武汉国际器官移植学术会议上作报告。"2008 年，辅助性部分肝原位移植术的设想应用于临床实践。2009 年，我主刀成功开展了亲属辅助性部分肝原位移植术的典型病例，供体即为'暴走妈妈'，包括央视在内的全国各大媒体对此进行了报道。"陈孝平院士介绍道。

腹腔镜手术是当今外科发展的趋势，我国肝脏外科学者同样不甘落后。1994 年，周伟平教授发表我国第一篇经腹腔镜肝切除论文，与国外首例腹腔镜报告仅相差 3 年时间。

三、初心不改，展望未来，以手术切除为主的综合治疗

"目前为止，肝癌的治疗原则还是一句话，以手术切除为主的综合治疗。"陈孝平院士一针见血地指出，"从外科手术的角度来说，技术已经非常完善，但至今，单纯手术治疗肝癌的长期生存效果并未继续得到明显提高，主要是因为转移复发的问题。这也从侧面说明，外科医生能做的已经比较有限。"

"目前，随着很多治疗方法和相关药物的相继出现，包括放疗、化疗、介入治疗、射频消融、靶向治疗、免疫治疗和中医药在内的多学科治疗手段相互配合，在肝癌诊治中变得越来越重要，合理进行选择、联合使患者得到最佳治疗越来越受到关注，这也顺应了现代医学科学技术发展的趋势。"除多学科团队诊疗模式外，陈孝平院士还指出，机器人外科在肝脏外科领域的应用同样值得关注，与此同时也期待更多有效新药的出现，从而带来新的希望。

"肝脏外科现在是一门很安全精准的外科，在以前，则被戏称为'开关外科'，医生手术打开后发现病变无法切除，无计可施就只有关上（腹）。"如陈孝平院士所见证，肝癌从过去的不治之症，到现在成为部分可治之症，走过了漫长的历程。相信未来，我国肝脏外科在新一代专业队伍的奋进下，必将有更好的前程。

（作者：中国医学论坛报　陈茜）

优化全程治疗，造福肠癌患者

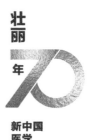

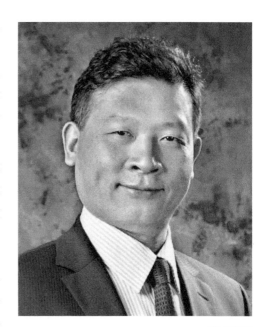

徐瑞华教授

2019 年，中华人民共和国迎来 70 周年华诞，70 年披荆斩棘，70 年风雨兼程。在这 70 年中，我国在卫生事业，特别是临床肿瘤事业上取得了巨大发展和进步。2019 年 3 月 5 日，李克强总理在政府工作报告中指出，我国受癌症困扰的家庭以千万计，要实施癌症防治行动，推进预防筛查、早诊早治和科研攻关，着力缓解民生的痛点。

结直肠癌（CRC）是全球第三大常见癌症，每年新发病例约 136 万，每年死亡病例约 69.4 万。我国 CRC 的发病率和死亡率均保持上升趋势，2015 年中国癌症统计数据显示，我国每年新发病例 37.6 万，死亡病例 19.1 万。约 20%~25% 的 CRC 患者在首诊时肿瘤已发生转移，即使在接受手术治疗后，最终仍将有 50% 的 CRC 患者进展为转移性 CRC（mCRC）。多年来，mCRC 的治疗取得了显著进步。既往，mCRC 治疗仅限于以氟尿嘧啶（5-FU）为基础的单药治疗方案或与奥沙利铂 / 伊立替康的联合治疗方案。近年来，血管内皮生长因子（VEGF）单克隆抗体和表皮生长因子受体（EGFR）单克隆抗体的开发和引入，为 mCRC 治疗带来了新的选择，极大改善了患者生存质量。但是，当上述治疗失败后，仍有多数患者身体状况良好、继续治疗的愿望强烈，仍然需要新的治疗方案来满足其治疗需求。2017 年，瑞戈非尼于获得国家食品药品监督管理总局批准用于 mCRC 的三线治疗，为更多患者带来了生的希望。同时，免疫治疗在错配修复缺陷 / 微卫星不稳定 - 高（dMMR/MSI-H）mCRC 中也取得良好疗效。随着手术、化疗、靶向治疗及免疫治疗的不断发展，CRC 治疗基本进入了多学科合作（MDT）模式，将不同治疗手段合理地应用于不同治疗阶段，对于改善患者生活质量、延长生存时间、维持带瘤生存至关重要。为此，本文特梳理相关研究进展，为晚期 CRC 整体治疗策略制定、实现有效全程管理提供借鉴。

一、一线治疗：着眼全程，合理布局

mCRC 的一线治疗对于全程管理模式及后续治疗的选择具有重要影响。目前，化疗仍然是 mCRC 系统治疗的基石，通常以 5-FU、奥沙利铂和伊立替康为基础的两药联合方案作为一、二线标准化疗。在制定治疗方案过程中，临床医生需要综合考虑患者的一般情况，RAS、BRAF、HER2 等基因突变状态，原发灶位置，药物毒副反应，二线治疗反应率等因素，从而确保患者获得合理的一线治疗。

二、二线治疗：稳中求进，持续优化

对于一线治疗失败的 mCRC 患者，总体治疗原则为更换化疗方案。目前，FOLFIRI 方案（氟尿嘧啶和伊立替康双药联合化疗方案）是各指南推荐的标准化疗方案之一，但该方案需要每 2 周进行一次长达 46 小时的输液，且治疗前患者需要进行中心静脉插管，给患者生活带来较大不便。而对于给药较为便捷的 XELIRI 方案（卡培他滨和伊立替康双药联合化疗方案），既往欧美研究显示其毒副作用较大，患者通常无法耐受而提前终止治疗。

为了达到"减毒、增效"的目的，由中山大学附属肿瘤医院徐瑞华教授领衔的中日韩研究者团队开展了针对一线治疗失败后的晚期 CRC 患者的大型的国际多中心 III 期临床试验——AXEPT 研究，旨在探讨改良的 XELIRI 方案的疗效及耐受性。研究结果显示，改良 XELIRI 方案治疗 mCRC 的 OS 达 17 个月，非劣于标准 FOLFIRI 方案。AXEPT 研究的结果已于 2018 年 3 月全文发表于《柳叶刀·肿瘤》（*Lancet Oncology*）杂志，在同期专家评述中，澳大利亚胃肠临床研究协作组（AGITG）组长提摩西·普莱斯（Timothy Price）教授表示，改良 XELIRI 方案将有望替代 FOLFIRI 方案成为世界范围内、尤其是亚洲 mCRC 患者新的标准化疗方案，改变现有临床实践。

三、三线治疗：力求突破，探索联合

对于二线治疗失败的 mCRC 患者，RAS 野生型可采用西妥昔单抗 ± 伊立替康（既往未接受抗 EGFR 治疗）或瑞戈非尼，RAS 突变型可采用瑞戈非尼进行三线治疗。其中，瑞戈非尼是一种口服小分子多激酶抑制剂，可靶向作用于血管生成和肿瘤受体酪氨酸激酶。目前，基于 CORRECT 研究结果，多项国际指南推荐瑞戈非尼作为 mCRC 的三线标准治疗。

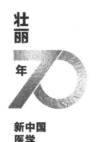

（一）CONCUR 研究

国际多中心Ⅲ期 CONCUR 研究验证了瑞戈非尼在亚洲人群的疗效及安全性。鉴于贝伐珠单抗及西妥昔单抗在我国的临床应用率仅为 10%~30%，CONCUR 研究未强制要求入组患者既往使用过上述靶向药物，与 CORRECT 研究设计有所区别。

结果显示，瑞戈非尼联合最佳支持治疗（BSC）组的中位 OS 达 8.8 个月，而安慰剂联合 BSC 组的中位 OS 仅为 6.3 个月。在既往未经靶向治疗亚组，瑞戈非尼组的 OS 达 9.7 个月，安慰剂组仅为 4.9 个月。在安全性方面，瑞戈非尼在亚洲人群中的安全性与欧美人群一致。值得注意的是，无论患者是否使用过贝伐珠单抗和（或）西妥昔单抗等靶向药物，患者均可从瑞戈非尼治疗中获益。

基于 CONCUR 研究结果，瑞戈非尼在我国获批用于既往接受过以氟尿嘧啶、奥沙利铂和伊立替康为基础的化疗及既往接受过或者不适合抗 VEGF 治疗、抗 EGFR 治疗（如果为 KRAS 野生型）失败后的 mCRC 患者。同时，2018 版中国国家卫生健康委员会《结直肠癌诊疗规范》及 2019 版中国临床肿瘤学会《结直肠癌诊疗指南》等均推荐其作为 mCRC 三线标准治疗。

（二）REVERCE 研究

此外，近期公布的 REVERCE 研究则对一线化疗联合贝伐珠单抗进展后 RAS 野生型 mCRC 患者使用瑞戈非尼或西妥昔单抗的用药顺序进行了探索，研究结果显示，瑞戈非尼（R）序贯西妥昔单抗（C）组的中位 OS 达 17.4 个月，显著优于 C-R 方案组的 11.6 个月。REVERCE 研究提示，对于一线使用过贝伐珠单抗的患者而言，抗 VEGF 效应可能影响了后线 EGFR 单抗的疗效。目前，越来越多的 RAS 野生型 mCRC 患者会在一线使用贝伐珠单抗，对于这部分患者，或许采用贝伐珠单抗-瑞戈非尼-EGFR 单抗的后续治疗方案将使各类药物疗效发挥至最大。

四、靶向联合免疫：治疗新希望

2015 年，dMMR/MSI-H 被发现可用于筛选 mCRC 中对免疫检查点抑制剂治疗的优势人群，免疫治疗在这部分人群中表现出良好的治疗疗效。2017 年，帕博利珠单抗和纳武利尤单抗相继获批用于 dMMR/MSI-H 的 mCRC 患者。随后，纳武利尤单抗联合伊匹木单抗治疗 dMMR/MSI-H 的 mCRC 的

Checkmate142 研究结果显示，两者联合具有协同作用，可给该类患者带来临床获益。

但是，dMMR/MSI-H 患者仅占 mCRC 患者的不到 5%，对于患者比例超过 95% 的微卫星稳定型（MSS 型）mCRC 患者，免疫治疗可谓"举步维艰"。曾被寄予厚望的阿特珠单抗联合 MEK 抑制剂考比替尼三线治疗 mCRC 的 IMblaze370 研究最终未取得阳性结果，阿特珠单抗联合考比替尼的 OS 结果未超过瑞戈非尼。

2019 年美国临床肿瘤学会（ASCO）年会上，瑞戈非尼联合纳武利尤单抗治疗 MSS 型晚期胃癌或 CRC 患者的 Ib 期临床试验（REGONIVO 研究）给这部分患者治疗带来了新曙光。研究结果显示，在既往接受多线治疗的患者中，瑞戈非尼联合纳武利尤单抗的总体客观缓解率（ORR）为 40%，疾病控制率（DCR）为 88%。其中，MSS 型 CRC 患者治疗反应率为 33%，CRC 患者人群的总体治疗反应率为 36%。

与既往研究相比，REGONIVO 研究中瑞戈非尼 80~120mg 剂量与纳武利尤单抗联合应用取得了瑞戈非尼单药或纳武利尤单抗单药治疗晚期 CRC 从未取得的良好疗效，这表明两者联合具有 1+1>2 的协同作用，同时两者联合的安全性可控。此外，对于占据 CRC 患者多数的"冷肿瘤" MSS 型 CRC 而言，ORR 达到 33% 更是令人惊喜，期待未来进一步深入研究为指导 MSS 型晚期 CRC 患者临床治疗带来更多依据。

近年来，为提高肿瘤药物的可及性及可负担性，国家出台了一系列利好措施。目前，在肠癌治疗领域，一线治疗药物及三线治疗药物瑞戈非尼等都被纳入国家医保目录，这大大减轻了患者用药的经济负担，使更多患者能够得到指南及规范推荐的标准治疗，提高生存获益。但同时，鉴于肠癌基础研究进展缓慢，近年来肠癌临床研究仍处于"有进展求突破"的缓慢发展阶段。但是，中国肠癌领域的专家学者始终在不断探索、不断创新，未来期待有更多研究证据问世，从而进一步推动我国乃至全世界肠癌治疗的进步，为更多患者造福。

（作者：中山大学肿瘤防治中心　徐瑞华）

永远不灭的印记

——中国内分泌学科 70 年回顾与展望

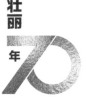

壮丽 70 年

新中国 医学 力量

　　如果将时间定格在新中国成立 70 周年，中国内分泌学发展将会是一幅怎样的画卷？追寻着历史的脚步，今年 6 月，我们采访了我国内分泌学界著名专家——中华医学会内分泌学分会主任委员、山东省立医院院长赵家军教授，中华医学会内分泌学分会前任主任委员、中国人民解放军总医院第一医学中心母义明教授，中华医学会糖尿病学分会主任委员、南京大学医学院附属鼓楼医院朱大龙教授。

　　"中国内分泌学科创始人刘士豪教授、朱宪彝教授、邝安堃教授等开启该领域的大门后，中国内分泌学科就如涓涓细流般发展，其后随着更多内分泌科如雨后春笋般逐步发展壮大，直至今日，全国从事内分泌学专业的临床与基础研究者已逾万人。中国几代学者，以远见、勤奋、耐心和坚韧的毅力，在中国历史上创造了一个又一个奇迹，留下了永远不灭的印记，亦奠定了我国在该领域的领跑地位。"他们如是描述。

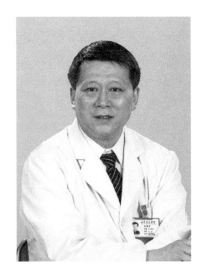

赵家军教授

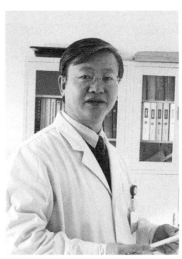

母义明教授

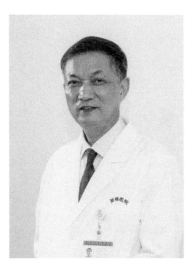

朱大龙教授

一、70 载春华秋实，见证中国内分泌学科蓬勃发展

早在 1920 年，北京协和医院就已经开展了妇女骨软化症的研究，1925年成立了代谢疾病病房，这是中国第一个内分泌代谢病的专科病房。1942 年 4 月 10 日，刘士豪教授与朱宪彝教授等在《科学》（*Science*）发表论文，在全球首次提出"肾性骨营养不良"概念。这是第一个由中国人命名的疾病，一直被国际同行所沿用，该文也是我国医学界第一篇在 *Science* 发表的论文，足见当时中国内分泌代谢病研究在国际上的地位。

1949 年，上海广慈医院（现瑞金医院）邝安堃教授带领他的学生陈家伦和许曼音开始用血嗜酸细胞计数表示肾上腺皮质功能的研究，其后在 1954 年成立以内分泌代谢为主的内科实验室，同时成立内分泌代谢专业病房。在朱宪彝教授倡导下，天津总医院在 20 世纪 50 年代初成立了内科内分泌组，并将地方性甲状腺肿和克汀病作为主要的临床和研究方向。

与此同时，周显腾教授在山东大学齐鲁医院、胡远峰教授在上海市第一人民医院、钟学礼教授在上海华山医院、张忠邦教授在江苏省人民医院等相继创建了内分泌代谢病专科病房或实验室，开展内分泌代谢病的临床和研究工作，形成了中国内分泌代谢病临床和科研蓬勃发展的局面。

母义明教授介绍，"20 世纪 80 年代以后，糖尿病等代谢性疾病的发病率逐渐呈现出增高的态势，营养过剩导致的代谢性疾病成为中国主要问题。这个时期，中国开启了糖尿病和心血管病预防的破冰之旅——大庆研究，以中国人的远见、勤奋、耐心和坚韧的毅力，为全世界讲述了一个关于糖尿病前期的危险及其防范的较为完整的故事。"

二、这些经典，值得载入学科史册

（一）全民食盐加碘：从"一刀切"到量体裁衣

调查显示，20 世纪 70~80 年代，全国由缺碘所致的地方性甲状腺肿患者约 3 500 万人、地方性克汀病患者 25 万人。我国从 60 年代在中重度碘缺乏病区实施食盐加碘的防治策略，使猖獗流行的碘缺乏病得到了控制，但并未消除。1995 年，我国实施普遍食盐加碘措施，仅用了 5 年时间，在 2000 年全国基本实现消除碘缺乏病目标，90% 以上的人口摆脱了碘缺乏的危害，至今我国持续保持消除碘缺乏病状态。

此外，食盐加碘政策根据历次监测结果几度修正。1999—2004 年，中国

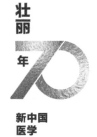

医科大学附属第一医院滕卫平教授带领的课题组历时 5 年，在轻度碘缺乏、碘超足量和碘过量地区开展了甲状腺疾病发病率的前瞻性调查。研究证实，碘超足量和碘过量分别可以导致自身免疫甲状腺炎发病率增高 10 倍和 15 倍，亚临床甲状腺功能减退症（甲减）的发病率增高 3.2 倍和 6.6 倍；可以促进甲状腺自身抗体阳性的人群发展为甲减，发生率增高 6.5 倍和 9.8 倍。2002 年，滕卫平教授根据横断面调查结果，在全国两会提出提案，建议修改"全民食盐加碘政策"，实行有区别的补碘政策。2012 年，中国停止了普及食盐加碘政策，并制定了《食用盐碘含量》。

但是，近年来碘过量所致甲状腺疾病增多。为摸清碘营养状况与甲状腺疾病之间的关系，中华医学会内分泌学分会在全国 31 个省份开展了流行病学研究（简称"TIDE 项目"），调研了随机抽样的 8 万多例大样本人群。2018 年 8 月，TIDE 项目负责人滕卫平也在中华医学会第 17 次全国内分泌学学术会议上分享了调研数据。调查显示，全国 24 个省市学龄儿童的尿碘中位数（MUI）是 197.3μg/L，成人 MUI 则是 180.3μg/L。两组数据都提示，我国目前属于碘充足地区。目前已不存在碘缺乏（MUI<100μg/L）的省份，其中，碘充足的有 16 个省份，碘超足量的 11 个省份，碘过量的 4 个省份。TIDE 项目显示，总体而言，中国显性甲状腺疾病的发病率并没有显著增加。不过，值得注意的是，甲状腺结节的患病率的确在不断攀升：1999 年为 2.73%，2011 年为 12.80%，2017 年为 20.43%，这可能与体检筛查机会增加及 B 超分辨率提高有关。

滕卫平教授表示，"碘缺乏的危险超过碘过量。目前，我国已经由碘缺乏国家变为碘营养充足国家，应当充分肯定全民食盐加碘的作用，应继续坚持科学补碘的方针，加强碘营养监测。"

（二）大庆研究：世界糖尿病一级预防的带头羊

20 世纪 80 年代初，尽管当时已有多种治疗糖尿病的方法，也取得了一定的疗效，但只靠治疗来阻止糖尿病及其并发症的进展极为困难。在大庆研究之前，糖尿病能不能预防？该如何预防？全世界都没有答案。只有瑞典学者做了最初的尝试。但是，因为其研究并非随机分组设计，样本量小，失访率高而不被糖尿病学界认可。

中日友好医院内分泌科潘孝仁教授是这方面的先知先觉者。1985 年，他刚刚从美国留学回国，就做了一个大胆的决定——联合世界著名糖尿病流行病专家美国国立卫生研究院贝内特（Peter Bennett）教授和大庆油田总医院的胡英华院长，决定在中国开创糖尿病的预防之路，共同开启了这项预计需要 8 年才能完成的研究。

当时，全国还处于贫困之中，被人们认为是"富贵病"的糖尿病患病率还不足 1%。由于大庆油田汇集了来自全国各地的工人和家属、人口流动性较小、公费医疗覆盖率高、肥胖者较多、糖尿病的发病率明显高于其他地区等因素，被选作长期随访预防研究的地点。

1986 年，大庆研究正式启动。研究团队联合大庆当地 33 家诊疗单位，对占当地人口总数一半的 110 660 人进行筛查，最终筛查出 577 位糖耐量受损患者。这些患者随机分为对照组和 3 个生活方式干预组进行研究，以合理控制饮食和增加运动为主要的生活方式干预，从 1986 年持续到 1992 年。干预研究结束后，又进行了长达 20 年和 30 年的长期随访研究。

从潘孝仁教授发起，经过三代人历时 30 年之久的执着努力，大庆研究多次发布令全世界关注的结果。1997 年，在世界上第一次证明了简单的生活干预方式能够显著减少糖尿病高危人群发病率：未干预组糖尿病累积发病率为 67.7%，而在饮食、运动及饮食加运动组该发病率仅为 43.8%、41.1% 和 46%。然而，生活方式干预在干预试验结束后对糖尿病的预防作用能持续多久？生活方式干预对糖尿病的预防能否进一步减少心血管疾病发生和死亡？完成的 20 年跟踪研究回答了这些问题。2006 年的研究结果证明，接受为期仅 6 年的生活方式干预，其后 20 年间糖尿病发生率可降低 43%；生活方式干预有减少大血管病变的趋势，但未达显著统计学意义。2019 年 4 月，中日医院李光伟教授及其团队随访 30 年的大庆研究结果发布，显示与对照组相比，生活方式干预组糖尿病发病的中位延迟时间为 3.96 年，糖尿病累积发病率降低 39%，心血管事件发生风险降低 26%，复合严重微血管病变发生率降低 35%，心血管疾病死亡率降低 33%，全因死亡率降低 26%。

李光伟教授发文指出，大庆研究是人类以独特的非药物方式挑战糖尿病和心血管病的破冰之旅。大庆糖尿病预防研究是世界上第一个和持续时间最长的随机分组的糖尿病一级预防试验。大庆研究的成果极大地推动了全世界的糖尿病预防工作，并促成了其后 10 年内世界性糖尿病预防研究的热潮。糖尿病预防圆梦中国，奠定了我国在该领域的领跑地位。

（三）中国糖尿病流调：拨云见日摸家底，资源共享实现共赢

朱大龙教授介绍，从 20 世纪 80 年代兰州会议开始，我国糖尿病专家就开始进行糖尿病流行病学的摸底研究。2007—2008 年，由杨文英教授等在全国 14 个省市范围内抽样进行 2 型糖尿病横断面流行病学调查。研究显示，我国 20 岁以上成年人的糖尿病患病率为 9.7%，我国糖尿病患者中未诊断率为 60.7%。此结果为国际糖尿病联盟更改中国及其全球糖尿病患病地图提供了关键依据，也为中国的糖尿病防治策略增添了准确详实的资料。

1 型糖尿病方面，2014 年由翁建平教授牵头，在中华医学会领导、内分泌学分会和儿科学分会的支持下，完成了全国 13 省、直辖市覆盖 10% 中国

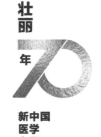

人口的 1 型糖尿病发病率数据统计，填补了信息空白；首次绘制了中国 1 型糖尿病从儿童到成人的全年龄段发病数据图（1.01/10 万人年）。这是世界上第一次全年龄段 1 型糖尿病发病数据统计。

糖尿病与恶性肿瘤风险关系方面，2010 年，上海交通大学医学院附属瑞金医院宁光院士牵头开展了一项大型前瞻性队列研究，名为中国糖尿病患者恶性肿瘤风险评估纵向研究（REACTION 研究）。全国共有 25 家单位参与，每家单位要完成 1 万例人群的长期随访。这极大带动了国内同行对糖尿病的研究，目前已发表 SCI 文章近百篇。大样本让研究者们看到了更多疾病发展的趋势。例如，发现糖尿病患者的恶性肿瘤总患病率高于正常人，胰岛素敏感性的肥胖也与 10 年内冠心病发生风险呈显著正相关等。

三、致敬前辈：唯初心不忘

赵家军教授介绍，内分泌医学在我国已有很久的历史，老一辈专家刘士豪、朱宪彝、邝安堃等，为我国内分泌事业发展作出了卓有成效的贡献。中华医学会内分泌学分会自 2009 年"第八次全国内分泌学学术会议"起，设立"刘士豪冠名讲座""朱宪彝冠名讲座""邝安堃冠名讲座"，邀请国内外从事内分泌代谢病基础与临床研究的杰出学者作学术报告，并授予学会荣誉证书。

刘士豪

中国内分泌学开拓者和奠基人。从 1930 年起，刘士豪教授开始从事钙磷代谢研究，并与朱宪彝教授合作在国际上首次提出"肾性骨营养不良"的诊断和治疗方案，1936 年报道了中国第一例胰岛素瘤并成功治愈。1958 年，创建了中国第一个内分泌学科——北京协和医院内分泌科；1965 年，建立了胰岛素的放免测定法。

朱宪彝

中国内分泌学开拓者和奠基人，世界钙磷代谢知识之父。新中国成立后，朱宪彝教授承担并主持国家和卫生部多项重大科研项目，开展了大规模的基础与临床研究，在骨代谢和碘缺乏病两大领域作出了杰出的贡献。20 世纪 70 年代，率先开展许多当时国内尚未开展的内分泌代谢特殊实验室检查项目，在国内首次报告了"巴特综合征""肾素瘤"等罕见病例。

邝安堃

中国肾上腺疾病诊治的先驱。1957 年，他带领许曼音、陈家伦诊断和治疗了国内第 1 例原发性醛固酮增多症，这距国际上第 1 例原发性醛固酮增多症被发现仅 1 年余。他还最早诊断了"血紫质病""西蒙 - 席汉综合征"，并发现男性结核病患者服用异烟肼后乳房发育与患者雌激素水平升高有关。

许曼音

许曼音教授不仅是瑞金医院内分泌代谢病学科的主要创建者，也是中国内分泌代谢病学界的重要领导者和肾上腺内分泌学的开拓者。同时，她还是中国糖尿病教育的奠基者，致力于系统探讨寓教于乐且行之有效的糖尿病宣教方法，构建"糖尿病治疗性教育体系"，所编剧并拍摄的五集《糖尿病防治》是国内最早的糖尿病宣教片。

陈家伦

我国著名的内分泌学专家。1979 年，陈家伦教授和邝安堃教授一起主编出版了我国第一部《临床内分泌学》专著，同年任刚成立的上海内分泌研究所副所长。1985 年，陈家伦教授又承担了创办《中华内分泌代谢杂志》的工作。在第 17 届国际内分泌大会暨中华医学会第 15 次全国内分泌学学术会议（ICE/CSE 2016）上，陈家伦教授由于其在国际和中国内分泌学会合作方面作出的长期贡献被授予"杰出贡献奖"。

伍汉文

我国代谢内分泌学科先驱、著名内科学及代谢内分泌学专家。伍汉文教授创建了湖南省代谢内分泌学科，是国际上最早提出"钙磷等无机盐和维生素代谢紊乱是导致糖尿病骨质疏松和发生多种并发症的根本性原因"的新学说代表，并制定了一整套行之有效的治疗方法，开创了糖尿病防治的新纪元。从医 68 年来，伍汉文教授共获 3 项国家级科技进步成果奖、15 项省部级科技奖，主编、参编医学及其他书籍 165 部，发表论文 401 篇。逝世后，捐献遗体助学科发展。

史轶蘩

中国临床内分泌学界第一位院士。1979 年，史轶蘩院士领导的垂体研究组在国内率先建立了 7 种垂体激素的测定和 11 种下丘脑 - 垂体 - 靶腺的功能试验，并首先应用多种神经递质和神经激素类药物进行治疗；在国际上首先提出了垂体卒中的分类、治疗原则和预后；首次发现生长抑素类似物有形成胆石的副作用等。在"激素分泌性垂体瘤的临床和基础研究"和"特发性生长激素缺乏症"项目中以第一获奖人身份，分别获国家科学技术进步奖一等奖、三等奖。1996 年获何梁何利基金科学与技术进步奖。

四、走向未来，中国内分泌学科机遇与挑战

母义明教授介绍，"近十年，中国内分泌领域取得了很大进展。出自中国的循证医学证据越来越多，中国自己制定的指南及共识越来越多，这对中国医生认识国人内分泌疾病非常重要。近些年，有很多专家加入了糖尿病领域、甲状腺领域国际组织的核心机构，有些还担任了重要职务，还有很多国际会议在我国召开。例如，2010年，在日本召开的第14届国际内分泌大会（ICE）上，宁光院士被选为新一届执行委员会委员。在巴黎召开的第14届国际甲状腺大会上，亚洲和大洋洲甲状腺学会（AOTA）换届，滕卫平教授当选为AOTA副主席，刘超教授当选为AOTA委员会委员和学术委员会主任。2016年，第17届国际内分泌大会暨中华医学会第十五次全国内分泌学学术会议（ICE-CSE2016）在中国召开，这也是此领域会议首次在我国召开。这说明，中国人的工作受到了国际学术界认可。但是，有喜也有忧。忧的是，内分泌代谢科专科医师不足2万，优秀青年后备力量不足，而糖尿病、甲状腺疾病、骨质疏松、高尿酸血症及血脂紊乱的患病人数均已过亿。"

"另外，希望中国多开展诸如REACTION研究，不同中心联合起来，强强联合。很多疾病是少见病，联合起来就不少见了。这时候在疾病诊断、治疗原则方面，在国际上就有话语权了。与此同时，我们还应该向先贤前辈们学习，他们在简陋的环境下，耐得住寂寞、吃得了苦，创造了一个又一个医学奇迹。我们应该传承这种奋斗精神，安安心心做好大夫，安安心心做好研究。"母义明教授补充道。

学科档案：中国内分泌学科发展大事记

1925年：北京协和医院内科成立代谢病房，这是我国第一个内分泌代谢专科病房。

1952年：朱宪彝教授着手组建天津市立总医院内科内分泌专业组，开设了内分泌专科门诊。

1957年：邝安堃、陈家伦、许曼音等成功诊治了国内第一例原发性醛固酮增多症（简称"原醛症"）。1955年，世界第一例原醛症在美国发现。

1958年：刘士豪教授带领池芝盛、杨德馨、史轶蘩等创建了中国第一个内分泌专科——北京协和医院内分泌科。

1964年：中华医学会内分泌、代谢及肾脏病学术会议在广州召开，这是中国内分泌代谢学界有案可查的第一次全国学术会议。

1979年：陈家伦和邝安堃一起主编出版了我国第一部《临床内分泌学》

专著。

　　1980 年：第一届全国内分泌学术会议在广州召开。在此次会议上，中华医学会内分泌学分会正式成立，朱宪彝教授任第一届主任委员。

　　1981 年：中国大陆第一本内分泌代谢病的专业学术期刊《国外医学内分泌分册》（现已改称《国际内分泌代谢杂志》）在天津创刊，对促进国内内分泌学的发展和国际交流起到不可磨灭的作用。

　　1985 年：第二次全国内分泌学术会议在武汉召开。会议期间改选了委员会，陈家伦任第二届委员会主任委员，史轶蘩、潘长玉任副主任委员，邝安堃为名誉主任委员。此次大会还创办了内分泌专科学会的杂志——《中华内分泌代谢杂志》，总编辑邝安堃，副总编辑陈家伦、池芝盛、钟学礼。

　　1988 年：经过多年努力争取，中华医学会内分泌学分会正式加入国际内分泌学会，随后参与和组织了"中日糖尿病会议""中日甲状腺会议""第十届亚太内分泌会议""中美内分泌 / 糖尿病高层学术交流论坛"等。

　　1999 年：为了加强全球华人学者间的交流与合作，中华医学会内分泌学分会与中国香港、中国台湾的同道商定，定期召开国际华夏内分泌大会。首届国际华夏内分泌大会于 1999 年在京召开。同年，由史轶蘩主编的《协和内分泌和代谢学》出版，该书集合了当时国内外内分泌学研究新进展和临床经验和研究成果，是我国第一部内容丰富、系统性较强的内分泌与代谢学专著。

　　2001 年：宁光院士通过基因诊断，确诊了国内第一例多发性内分泌腺瘤病。

　　2010 年：宁光院士牵头开展了大型前瞻性队列研究——REACTION 研究。全国共有 25 家单位参与，每家单位要完成 1 万例人群的长期随访。这极大带动国内同道糖尿病研究，目前已发表 SCI 文章近百篇。

　　2019 年：大庆研究承载着以潘孝仁主任为首的三代研究者的勤与苦，20 年和 23 年长期随访研究刊发在《柳叶刀》和《柳叶刀·糖尿病与内分泌学》。今年，大庆研究 30 年随访结果刊发在《柳叶刀·糖尿病与内分泌学》，为中国 2 型糖尿病走向心脏结局管理时代再添新证。

（作者：中国医学论坛报　邢英）

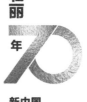

"我是新中国同龄人"

梦想、创新、实干，让患者更大获益！

——访复旦大学内分泌糖尿病研究所胡仁明教授

　　"嫦娥四号任务取得圆满成功时，习近平总书记曾指出，伟大事业都始于梦想，伟大事业都基于创新，伟大事业都成于实干。我觉得，我们也应该如此，要有梦想，不断创新、努力，最终能够让患者更大获益。"

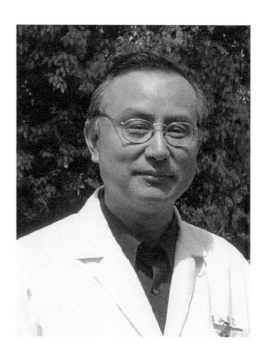

胡仁明教授

一、放弃机会，毅然回国

　　胡教授介绍，1988 年，他在美国芝加哥大学学习，随后的 6 年，在美国加州大学尔凡分校任博士后、助研。当时很多留学的中国人，在美国有好的机会和项目，就会选择留在美国。胡教授各方面成绩也很优异，也在美国获得了很好的发展机会。1993 年，上海教育委员会到美国洛杉矶招聘留学人员归国，而后，国内内分泌学科权威专家陈家伦教授、许曼音教授告诉胡教授，"上海市内分泌代谢病研究所刚刚成立，内分泌领域非常缺少人才。" 1995 年，胡教授毫不犹豫便放弃了正在美国进行的美国心脏病学会课题，毅然回国。

　　1996 年，胡教授团队与上海血液研究所及南方基因中心合作，在国际上首次完成了人类下丘脑 - 垂体 - 肾上腺轴这一神经内分泌重要系统的基因表达谱的绘制。同时在下丘脑 - 垂体 - 肾上腺轴克隆了 200 条人类新基因。这是我国人类基因组研究具有代表性的成果之一，也是我国内分泌研究在世界领域中的重要成果之一。

二、首次提出"代谢性炎症综合征"概念，动脉粥样硬化等 4 种病同防治

　　2016 年，胡教授课题组在国内外首次提出"代谢性炎症综合征（MIS）"

的概念及诊断思路，建议将伴有 2 个及以上代谢性疾病（动脉粥样硬化、2 型糖尿病、非酒精性脂肪肝及肥胖等）的患者诊断为 MIS。

胡教授解释道，"课题组通过研究发现，动脉粥样硬化、2 型糖尿病、非酒精性脂肪肝及肥胖是同源性疾病，是'一根藤上 4 个瓜'，巨噬细胞极化引起的炎症是这根藤，如果不断这根藤，治愈 2 型糖尿病是不可能的。课题组发现，Micro-RNA 145 抑制巨噬细胞的极化，过度表达 Micro-RNA 145 的小鼠模型，其糖耐量异常、肥胖、脂肪肝得到了明显改善，动脉粥样硬化的风险降低。按照'一根藤上 4 个瓜'的概念，结合中医理论中的'异病同治'的说法，发现在糖尿病治疗中推荐为一线用药的二甲双胍不仅降糖、减重、缓解脂肪肝，还能明显减少心血管事件的危险性。大庆研究的经验等证明，有氧运动可减少血糖波动，改善动脉的弹性，提示有氧运动有利于 MIS 的改善。有氧运动可能是'异病同防'的适宜技术。"

此外，胡教授课题组还组织 8 家医院对 4 711 例住院糖尿病患者进行多中心横断面研究。结果发现，2 型糖尿病患者中，MIS 的检出率为 96.2%，高于代谢综合征（MS）的患病率（57%），提示 MIS 的概念较 MS 更适合于代谢性疾病的早期筛查、预防和研究。

三、2 型糖尿病本质上可治愈，需要整合糖尿病防治战略

胡教授认为，2 型糖尿病本质上是可以治愈的，基于整合医学的整合糖尿病管理方案，可以大大提高 2 型糖尿病的管理效率，提高达标率。

胡教授总结道，"简单归纳为一个中心、两个关键和六个化。防治糖尿病不是以血糖为中心，也不是以糖尿病慢性并发症为中心，而是以健康为中心，也就是不仅医治实体的病况，也得调整患者的心理变化。两个关键是：吃动平衡，持之以恒；合理用药，减少依赖。六个化含义：①糖尿病教育规范化：可以参考'抗糖路上爱相伴'糖尿病教育电视剧（备注：胡教授团队自编自导自演自拍糖尿病科普电视连续剧，累计发行八万余套，在新西兰等国家电视台也有播放，荣获了上海市科技进步二等奖和中华医学科普奖等奖项）。②治疗患者人性化，多与别人交流，提倡'话疗'。③药物治疗个性化，按照身体质量指数（BMI）及胰岛素水平高低将 2 型糖尿病患者分为 3 组，A 组：胰岛素缺乏，B 组：胰岛素抵抗为主，C 组胰岛素缺乏伴胰岛素抵抗，根据分组情况，合理用药。④生活干预落地化，比如华山医院应用有氧运动计步器管理糖尿病。⑤糖尿病防治基层化，成立医联体和基层专家工作室（如闵行区吴泾卫生中心华山医院糖尿病专家工作室）有助于糖尿病防治基层化。⑥防治糖尿病整体

化：改变'头痛医头，脚痛医脚'的思维模式，从病源整体出发，开创'异病同治和异病同防'的防治糖尿病及常见代谢性疾病的新方法，既降糖，也治疗肥胖等。"

（作者：中国医学论坛报　邢英）

壮丽
70
年

新中国
医学
力量

永不停歇的疫战
——中国传染病防治 70 年

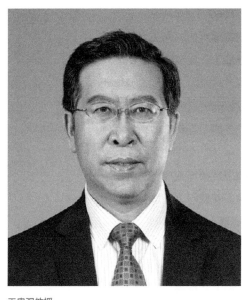

王贵强教授

纵观历史，传染病伴随着人类文明进程而来，并对人类文明产生了深刻的影响。可以说，人类的历史就是与传染病斗争的历史。正如威廉·麦克尼尔（William McNeill）在《瘟疫与人》一书中提到的："才智、知识与组织都无法改变人们在面对寄生性生物入侵时的脆弱无助，自从人类出现，传染性疾病便随之出现，什么时候人类还存在，传染病就存在。传染病过去是，而且以后也一定会是影响人类历史的一个最基础的决定因素。"

新中国成立 70 载，我国在经济、社会、科技等多个领域取得了举世瞩目的成就，其中，在传染病防控、改善人民群众健康状况方面，我国传染病和寄生虫病领域的专家学者，作出了卓越贡献。2018 年，中央电视台《走遍中国》栏目制作了纪录片——《永不停歇的疫战》，记录了我国医疗卫生人员和传染病之间那一场场没有硝烟的战争。

在此，我们邀请中华医学会感染病学分会现任主任委员，北京大学第一医院感染科主任王贵强教授，梳理 70 年来我国感染病学领域的那些事，那些人……

新中国成立之初，天花、鼠疫、霍乱、血吸虫、黑热病等传染病在我国肆虐流行，严重危害人民群众的健康。中国政府高度重视传染病防治，陆续出台一系列方针政策，组织全国力量进行传染病防治。20 世纪 80 年代，随着经典传染病逐步得到控制，病毒性肝炎、肝病的诊治成为感染科医生主要的工作内容。20 世纪 90 年代至 21 世纪初，随着乙肝疫苗接种纳入计划免疫以及各种抗病毒治疗的普及，感染科开始回归大感染本质，感染科的工作重点逐渐由病毒性肝炎、肝病诊治转向以细菌、真菌诊疗能力提升为重点的大感染学科建设。

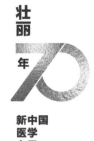

一、成就经典：这些成就值得铭记

（一）消灭天花

天花是一种由天花病毒引起的烈性传染病，死亡率高达25%。早在公元16世纪，中国即发明了人痘接种术。1688年，俄国派医生到北京学习人痘接种，人痘接种术开始传向全世界。人痘接种保护了许多人的生命，但被接种者仍有2%死亡率。1796年，英国医生爱德华·琴纳为1名8岁男孩接种牛痘成功，开创了牛痘接种预防天花的新时代。

1950年1月至8月，中国境内天花患者有4.42万例，分布在全国广泛的地域，这一年，因天花而死亡者有7700多人。为消灭天花，1950年10月，中央人民政府发布周恩来总理签发的《关于发动秋季种痘运动的指示》，作出在全国推行普遍种痘的决定。随后，卫生部颁布《种痘暂行办法》，在全国推行免费普种牛痘。

1950年，北京天花疫苗接种率达到80%，成为中国首先消灭天花的城市。到1952年，全国各地接种牛痘达5亿多人次。到1958年，全国天花病例数锐减为300多例。

1959年春天，有6个人从缅甸把天花带到云南省沧源县担甲区单甲大寨。随后，又有2个人从境外把天花带到了云南省沧源县，这一次天花流行共造成672人发病，96人死亡。这是中国最后一次天花暴发流行。随着1961年我国最后一例天花患者的痊愈，中国境内再未见到天花病例。

1966年，WHO在第19次世界卫生大会上决定开展全球性扑灭天花运动，并通过了消灭天花的决议。1977年10月26日，全球最后一例天花患者，索马里炊事员阿里·马奥·马丁被治愈。1980年5月8日，WHO在肯尼亚首都内罗毕召开的第33次世界卫生大会上宣布，危害人类数千年的天花已被根除。此后，全球停止了牛痘接种。我国消灭天花比全世界消灭天花早了十几年。

（二）防治血吸虫

日本血吸虫病在我国有2100多年的历史，是一种严重危害人类健康和社会经济发展的人畜共患寄生虫病。新中国成立初期，血吸虫病在我国南方12省、市、自治区的370个县（市）流行，累计感染者达1160万，有钉螺面积为148亿平方米，受威胁人口1亿以上。

从新中国成立之初至20世纪70年代初，我国主要采取了以灭螺为主、辅以酒石酸锑钾治疗的综合措施，虽然钉螺滋生显著减少，感染人群数大幅下降，但并未消灭血吸虫病，且酒石酸锑钾疗程长，对心脏和肝脏毒性大。20世纪70年代中期，高效低毒的治疗药物吡喹酮问世，血吸虫病防控得到极大改善，流行率和患病率大幅下降。从 20 世纪 90 年代开始，我国血吸虫病防治策略调整为大规模人群服用吡喹酮以及健康教育等措施。

防治血吸虫病是一项长期工程。2001 年 WHO 认为全球控制血吸虫病的总策略是减少疾病危害而非消灭，但将血吸虫病作为可局部消灭的一种疾病。通过传染源控制为主的综合防控措施，以及《全国预防控制血吸虫病中长期规划纲要（2004—2015 年）》的有效实施，有力推动了我国血吸虫病消除工作进程。2008 年，全国达到血吸虫病疫情控制标准，2015 年达到血吸虫病传播控制标准。此后，我国血吸虫病防治工作已全面向传播阻断乃至消除迈进。

2016 年以后，我国血吸虫病流行区继续坚持"预防为主、标本兼治、分类指导、综合治理、联防联控"的工作方针，因地制宜实施以传染源控制为主的综合防治策略，力争实现《"十三五"全国血吸虫病防治规划》确定的，截至 2020 年底，全国 96.5% 的血吸虫病流行县（市、区）达到传播阻断或消除标准，其中达到消除标准的县（市、区）占流行县（市、区）75% 以上的目标；《"健康中国 2030"规划纲要》提出的到 2030 年，全国所有流行县（市、区）达到血吸虫病消除标准的目标。

（三）防治结核病

结核病是伴随人类历史最长，造成死亡人数最多的慢性传染病。在 20 世纪 40 年代，链霉素等抗结核药物发明之前，结核病几乎是不治之症。

早在 1933 年，中国就成立了中国防痨协会，在一些城市开设防痨诊所。1937 年，中华医学会结核病学分会成立。1949 年，全国有防治机构 12 个，床位 600 余张，X 线机 29 台，专业从事防痨工作的医护人员 120 名。当时，我国结核病患病率高达 1 750/10 万，死亡率 200/10 万。

新中国成立后，在北京先后成立了中央结核病防治研究所和卡介苗推广委员会。各级防痨机构逐步充实与发展。到 20 世纪 60 年代中期，北京、上海等大城市结核病患病率、死亡率已降至与日本同期相当。1979 年第一次全国结核病流行病学抽样调查结果显示，我国活动性肺结核患病率为 717/10 万，涂阳肺结核患病率 187/10 万，较 1949 年大幅下降。

自 1981 年开始，国家制定并实施了 3 个全国结核病防治 10 年规划。2005 年 1 月，启动了结核病管理信息系统。2011 年国务院办公厅又下发了《全国结核病防治规划（2011—2015 年）》。2013 年，卫生部发布《结核病防治管理办法》。

近年来，我国结核病疫情上升势头得到有效遏制，结核病防治取得了举世瞩目的成就。2010 年第五次全国结核病流行病学抽样调查显示，我国活动性肺结核患病率为 459/10 万，其中传染性肺结核患病率为 66/10 万，较 1979 年下降了 64%。

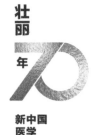
（四）乙肝疫苗接种纳入国家免疫规划

中国是乙型肝炎高流行区，1992 年第二次全国乙肝血清学调查显示，人群乙肝病毒表面抗原（HBsAg）阳性率为 9.75%。

20 世纪 90 年代初，田庚善教授、庄辉院士等向国家建言，强调乙肝疫苗接种的重要性。1992 年，卫生部正式将乙肝疫苗接种纳入计划免疫管理，同时颁布了《全国乙肝疫苗免疫接种实施方案》。2002 年，又将乙肝疫苗纳入国家免疫规划，免费为新生儿提供乙肝疫苗接种，并要求新生儿出生后 24 小时内接种乙肝疫苗。

2006 年，为评价国家将乙肝疫苗纳入免疫规划的效果，卫生部组织开展了全国乙肝血清流行病学调查，结果显示，出生儿童 HBsAg 阳性率从 1992 年的 9.67% 降至 2005 年的 0.96%，降幅达 90%。2012 年 5 月，我国通过 WHO 西太区验证，实现了将 5 岁以下儿童 HBsAg 携带率控制在 2% 以下的目标，并提前实现了到 2017 年将 5 岁以下儿童 HBsAg 携带率控制在 1% 以下的目标。

近年来，我国新生儿乙肝疫苗接种率持续保持在 95% 以上，儿童感染率逐年显著下降，2014 年第四次全国乙肝血清学调查显示，全国 1~4 岁儿童 HBsAg 阳性率为 0.3%，较 2006 年下降超 6 成。

（五）病毒性肝炎、肝病防治

病毒性肝炎、肝病领域近年来的发展与国内感染病学界一大批专家的奉献是分不开的。

2000 年，在西安召开的全国病毒性肝炎大会上，在中华医学会感染病学分会第六届委员会主任委员斯崇文教授主导下，对《病毒性肝炎防治方案》进行了更新。2005 年，中华医学会感染病学分会第七届委员会主任委员翁心华教授与中华医学会肝病学分会主任委员庄辉院士共同牵头编写并发布了中国首部《慢性乙肝防治指南》和《丙型肝炎防治指南》。这两部指南的发布为推动我国病毒性肝炎防治作出了积极贡献，指导了全国的临床实践。此后，该指南于 2010 年、2015 年相继进行更新，目前正在更新第四版《慢性乙肝防治指南》和《丙型肝炎防治指南》。

1. 甲型肝炎

甲型肝炎是由甲型肝炎病毒（HAV）感染所致的世界性公共卫生问题，主要通过粪 - 口途径传播，其流行与社会经济发展、生活习惯、卫生条件和疫苗接种等密切相关。1988 年，上海发生全球最大规模甲肝暴发流行，超过 30 万人感染。随着我国经济快速发展，人民生活条件改善，2007 年甲型肝炎疫苗纳入国家计划免疫，我国多数地区已从甲肝高流行区转为中或低流行区。

2. 乙型肝炎

随着 1992 年将乙肝疫苗纳入计划免疫开始，我国乙肝发病率大幅下降，1992—2014 年三次国家级调查期间，我国 1~29 岁人群的 HBsAg 阳性率从 10.1% 降至 2.6%。

全球肝癌患者一半在中国，其中 80% 以上由乙肝所致。有效预防控制乙肝能够有效减少肝癌的发生，也是通过疫苗预防肿瘤的成功案例。

虽然乙肝尚未被完全治愈，但其是可控的。随着各种新药不断被研发出来，慢性乙肝患者通过抗病毒治疗，可以有效控制疾病进展，阻断进展至肝硬化和肝癌，甚至使一些失代偿性肝硬化逆转为代偿性肝硬化并且保持稳定。

2014 年，第四次全国乙肝血清学调查显示，1~4 岁、5~14 岁和 15~29 岁人群中 HBsAg 阳性率分别 0.3%、0.9% 和 4.4%。从这个数据可以看出，低年龄组通过乙肝疫苗接种，有效地控制了乙肝病毒感染的发生。相信随着时间的推移，终将消灭乙肝病毒感染的发生。

3. 丙型肝炎

丙型肝炎是丙型肝炎病毒（HCV）感染导致的慢性疾病，病情持续进展，可发展为肝硬化、肝癌。近年来，直接抗病毒药物（DAA）大量上市，丙型肝炎已成为可以治愈的慢性病毒性疾病，开创了通过药物治疗干预治愈慢性病毒性疾病的先例。当然，目前其治疗还存在药物可及性、药物相互作用等问题。

我国 HCV 感染就全球而言属于低流行区。2006 年全国血清流行病学调查显示，1~59 岁人群抗 HCV 流行率为 0.43%。HCV 主要经血液、破损的皮肤和黏膜传播。我国自 1993 年开始对献血员筛查抗 -HCV，2015 年开始对抗 -HCV 阴性献血员筛查 HCV RNA 以来，经输血和血制品传播已很少发生。

丙型肝炎进展缓慢、隐匿，常被称为"沉默的杀手"，患者常常一发现即是肝硬化或肝癌，失去了治疗的最佳时机。因此，有 HCV 感染高风险人群应主动到医院进行筛查。

4. 丁型肝炎

丁型肝炎是由丁型肝炎病毒（HDV）引起的急性和慢性肝炎症病变，具有传染性。HDV 是有基因缺陷的小 RNA 病毒，其复制和传播必须依赖乙型肝炎病毒（HBV）的存在。与单纯 HBV 感染相比，HDV 合并 HBV 感染者病情更重，可快速进展为肝硬化甚至肝癌。由于其感染依赖于 HBV，因此提高 HBV 疫苗接种率是预防 HDV 感染的有效措施。

5. 戊型肝炎

属于"病从口入"的疾病，在老年人群中发病率相对较高。2000 年以前我国常发生暴发或大流行，2000年以后，随着我国经济水平提高和卫生设施改善，其流行得到控制，但需要注意防止局部的暴发流行。

（六）防控流行性出血热

流行性出血热又被称为肾综合征出血热，是由汉坦病毒的各型病毒引起，以鼠类为主要传染源，经多种方式传播，以发热、低血压休克、充血出血和肾损害为主要表现。20世纪80年代在我国暴发流行，年发病人数达10万例以上，病死率超过10%。

学会高度重视出血热防治工作，在原卫生部组织领导下，成立了流行性出血热学组，由于丹萍教授担任组长，组织国内临床专家开展出血热临床诊断和治疗研究。制订了我国《流行性出血热防治方案》，提出预防性治疗等一系列行之有效的诊疗方案，大大降低了出血热的发病率和病死率。

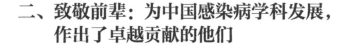

二、致敬前辈：为中国感染病学科发展，作出了卓越贡献的他们

新中国成立以后，诸多前辈为中国传染病和寄生虫病防治作出了巨大贡献。

钟惠澜

中华医学会传染病与寄生虫病学分会第一届名誉主任委员。内科学家、热带病学家和医学寄生虫学家，毕生致力于内科疾病特别是热带病研究，对回归热、斑疹伤寒、黑热病、肺吸虫病、钩端螺旋体病等的病原学、流行病学、临床诊治及预防进行了开拓性研究。创立北京友谊医院热带病研究所。分离出流行性斑疹伤寒和地方性斑疹伤寒病原体，证实阴虱也可传播斑疹伤寒。提出应用骨髓穿刺代替脾穿刺，以及补体结合试验进行黑热病早期诊断。与冯兰洲合作研究黑热病传播媒介，证实中华白蛉是北京附近传播黑热病的主要媒介，证实犬作为贮存宿主在传播中的作用。在研究中自己不慎感染而发病，结合自己患病时的体会及对其他病例的观察，提出黑热病早期表现的临床类型。制定了一系列诊疗规范，指导临床诊断和治疗。

吴朝仁

曾任北京大学第一医院（原北京医学院附属第一医院）副院长、内科主任，在细菌学研究方面有较高造诣，1955年创建了北京大学第一医院传染科并成立病毒研究室、寄生虫病研究室和抗生素研究室（北京大学临床药理研究所前

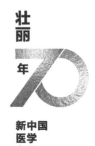

壮丽70年

新中国医学力量

身），1963 年后主要进行临床抗生素研究，为开创我国抗生素临床研究作出了贡献。参与主编《传染病学》等著作。与钟惠澜教授、曹钟梁教授等共同组建中华内科学会传染病与寄生虫病学组（中华医学会感染病学分会前身），积极开展学术交流活动，分别于 1962 年在长春召开第一次全国病毒性肝炎学术会议，1963 年在黄山召开第一次全国传染病学术会议等，为传染病学科的发展作出了重大贡献。

王季午

中华医学会传染病与寄生虫病学分会第一届主任委员，著名的内科学、传染病学专家和医学教育家，浙江大学传染病与寄生虫科创始人，1979 年主编了新中国成立后第一部传染病学巨著——《传染病学》，在传染病学领域人才培养、师资培养方面，以及血吸虫病、病毒性肝炎、钩体病等的诊断和治疗中发挥了重要作用。

曹钟梁

我国著名的医学教育家和传染病学家，从新中国成立前控制霍乱流行，到新中国成立后消灭血吸虫病，作为西南地区领军人物，亲临现场组织诊治工作。1958 年四川发生钩端螺旋体病大流行时，亲临现场抢救危重患者，此后坚持现场研究长达 30 年。在钩端螺旋体病肺大出血领域确立了华西医学院在国内及国际上的领先地位。对病毒性肝炎，特别是在重症黄疸腹水型肝炎方面也进行了较深入研究。

毛守白

医学寄生虫专家，我国血吸虫病研究开拓者之一。在血吸虫的流行病学、免疫诊断、实验治疗、灭螺方法以及血吸虫生物学等领域，取得了国内外公认的、具有实际意义的科研成果。1984 年获第 37 届世界卫生大会"里昂·伯尔纳"奖，这是我国学者首次获此殊荣。

戴自英

中华医学会传染病和寄生虫病学分会第一届副主任委员。首先提出以小剂量氯霉素治疗伤寒、副伤寒的方案，引领病毒性肝炎、出血热的诊治和相关研究，败血症和感染性休克发病的机制和治疗研究。将临床医学、临床微生物学和临床药理学融为一体，是中国临床抗生素学的奠基人。主编《临床抗菌素学》等著作。1971—1972 年，主导了全国磺胺类药物、青霉素、链霉素的临床应用调查。1978—1981 年对四环素类抗生素进行再评价，提出限制使用该类药物的建议并被卫生行政部门采纳。在倡导我国抗生素合理应用中成绩卓著。

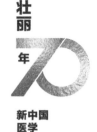

壮丽70年

新中国医学力量

田庚善

中华医学会传染病和寄生虫病学分会第二、三届委员会主任委员。担任原卫生部病毒性肝炎专家咨询委员会副主任期间，组织国内专家向国家建言，进行新生儿乙肝疫苗接种，并得到原卫生部采纳，正式将乙肝疫苗接种纳入计划免疫管理，在降低乙肝发病率方面发挥了重要作用。多次组织多中心临床试验，开创国内感染病学界多中心临床研究之先河。两次主持制定我国《病毒性肝炎防治方案》。

汪俊韬

中华医学会传染病和寄生虫病学分会第四届主任委员。曾任北京第二传染病医院（北京佑安医院）副院长。以病毒性肝炎为研究重点，曾担任"六五"国家攻关课题《慢性乙型活动性肝炎发病机理及治疗药物评价》的负责人。

王爱霞

中华医学会传染病和寄生虫病学分会第五届主任委员。在国内发现并报告首例艾滋病（AIDS）患者和首例国人经性传播的人类免疫缺陷病毒（HIV）感染者，在国内最早开始用抗HIV药物进行HIV感染的治疗。1995年制定了艾滋病诊治的国家标准。在国内最早从事院内感染细菌变迁的动向研究，牵头完成输血后丙型病毒性肝炎的前瞻性流行病学调查，率先提出要警惕输血引起的丙型肝炎交叉感染。首先倡导传染病与寄生虫病学分会应回归到感染病学本质，应将传染科改名为感染科。

斯崇文

中华医学会传染病与寄生虫病学分会第六届主任委员，在其任内正式申请将中华医学会传染病与寄生虫病学分会更名为中华医学会感染病学分会。任期内在2000年组织专家修订了《病毒性肝炎防治方案》，有效指导临床实践。创建了中青年委员会并召开了全国第一次感染病中青年会议，创建了艾滋病学组、人工肝学组等。主编首部《感染病学》专著。

翁心华

中华医学会感染病学分会第七届主任委员，在其任内，中华医学会传染病与寄生虫病学分会正式更名为中华医学会感染病学分会。对长期不明原因发热的病因诊断、细菌感染性疾病以及病毒性肝炎等方面进行了深入的临床实践与研究，积极推动我国细菌真菌感染诊疗能力的提升。主持编写了中国《慢性乙肝防治指南》和《丙型肝炎防治指南》。

李兰娟

中华医学会感染病学分会第八届、第九届主任委员，中国工程院院士。传染病诊治国家重点实验室主任，感染性疾病诊治协同创新中心主任。主编出版了我国首部《人工肝脏》、《感染微生态学》和教育部规划教材《传染病学》等专著、教材 35 部。获国家科学技术进步奖特等奖 1 项，国家科学技术进步奖（创新团队）1 项、一等奖 2 项、二等奖 2 项，获"全国优秀科技工作者""全国杰出专业技术人才"称号，何梁何利基金科学与技术进步奖、光华工程科技奖和谈家桢科学奖临床医学奖等。

侯金林

中华医学会感染病学分会第十届主任委员。在任期内积极推进病毒性肝炎防治工作，促进国际交流合作。作为亚太肝病研究会主席主办了规模最大的亚太肝病年会，提高了我国病毒性肝炎和肝病研究在国际上的学术话语权。主持"小贝壳"项目，强化乙型肝炎母婴阻断规范管理。

三、走向未来：感染病学科的"大感染"之路

（一）学会更名，"传染科"正式成为历史

2002 年，为了顺应学科发展趋势，在多位感染病学界前辈的倡议下，中华传染病与寄生虫病学分会正式更名为中华医学会感染病学分会，并成立了中华医学会感染病学分会网站，这是中华医学会各分会中成立最早的网站。

当时，感染病学界前辈们已经认识到，中国的感染病学科应该由经典传染病防控到病毒性肝炎肝病诊治，回归到大感染学科。前辈们及时看到了中国感染病学科的发展方向，提出应该强化细菌真菌感染诊疗能力建设。学会的更名为感染病学科的发展指明了方向。

可以说，当前我国感染病学科发展已进入第三阶段，回归感染性疾病本质，即以细菌真菌感染诊疗能力提升为主的"大感染"学科建设。

（二）"大感染"学科建设，提升细菌真菌感染诊疗能力是"王道"

其实，早在 20 世纪 70~80 年代，上海华山医院的戴自英教授和徐肇玥教授就意识到提升细菌真菌感染诊疗能力的重要性。他们陆续发表了很多抗菌药物合理应用相关文章，进行了大量前瞻性工作，为复旦大学附属华山医院抗生素研究所的成立打下了坚实的基础。迄今，复旦大学附属华山医院抗生素研究所和北京大学临床药理研究所在我国抗菌药物研发、临床试验和相关人才培养

中发挥了重要的作用。

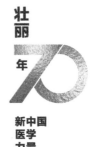

当前，全球细菌耐药形势严峻，世界各国都非常重视细菌耐药问题，英国有专家小组进行预测，如果不解决当前细菌耐药的问题，到 2050 年，由耐药菌感染导致的患者死亡将重新回到世界死因首位。

中国非常重视细菌真菌耐药防控，2012 年，卫生部出台第一部《抗菌药物临床使用管理办法》，其中明确规定感染疾病科要参与抗菌药物合理应用管理。然而，不容忽视的现状是，当前我国大多数感染科医生仍然主要从事病毒性肝炎肝病诊疗，细菌真菌感染诊疗能力亟待提升。

2016 年，国家卫生健康委发布《关于二级以上综合医院细菌真菌诊疗能力提升的通知》，强调二级以上综合医院成立感染科，建立以感染病学科为主体的细菌真菌感染诊疗体系，这为感染病学科未来的发展提供了明确的定位。

在中华医学会感染病学分会第十一届委员会成立之初，王贵强主任委员就明确提出了感染病学科建设规划，强化细菌真菌感染诊疗能力的提升。这一方面与国家政策导向息息相关，另一方面，说明中国感染病学界已经意识到，感染病学科应该积极参与到抗菌药物应用管理中，尤其要强化自身在细菌真菌感染诊疗能力方面的提升，以应对当前日益严峻的细菌真菌耐药形势。

（三）做好"大感染"学科建设，感染科、临床微生物和院内感染控制缺一不可

细菌真菌感染分布于临床各个科室，除了感染性疾病临床诊疗之外，感染科还要为整个医院的感染病防控提供强有力的支撑。感染科医生能力弱，则全院细菌真菌感染诊疗能力就弱。当前，国家强调抗菌药物合理使用和医疗费用控制，在发生合并感染尤其是耐药菌感染后，将大大增加医疗费用，延长住院时间，增加病死率。而有效控制感染，有效诊疗感染性疾病，能够显著提高医院的经营效益。因此，从医院管理层面来讲，做好感染病学科建设至关重要。

做好"大感染"学科建设，一方面感染病学科要加强自身能力提升和人才梯队建设，另一方面，做好病原学诊断和院内感染管理也至关重要。因此，感染病学科、临床微生物和院内感染管理三者应有机结合起来，整合学科资源，强化学科合作，形成合力，共同做好感染疾病诊疗工作。

此外，医院管理部门和国家卫生行政部门也应重视感染病学科建设，为感染病学科建设提供相应支持。

四、展望

当前，尽管传染病暴发流行已非常态，但我们应该常备不懈，及时有效控

制新发、突发传染病。因此，感染科一方面承担了公共卫生、经典传染病防控等经典传染科工作，另一方面，虽然病毒性肝炎发病率得到有效控制，但现存感染人群基数仍较大，感染科医生仍然承担了大量的病毒性肝炎、肝病防治工作。此外，感染科医生需要提升细菌真菌诊疗能力、不明原因发热诊疗能力，在抗菌药物合理使用中发挥作用。同时，希望感染科医生积极参与院感防控、临床微生物结果判读，提升我国病原微生物感染能力。

最后，王贵强教授指出，感染病学科未来的发展方向已经明确，我们这一代是承上启下的一代，希望通过我们的努力，把感染病学科建设得更全面，能力更强，应对国家健康战略要求，为健康中国战略保驾护航。

学科档案：中国感染学科发展大事记

1950 年：卫生部颁布《种痘暂行办法》，在全国推行免费普种牛痘。北京市颁布《传染病预防及处理暂行办法》。

1955 年：第一部《传染病管理办法》由卫生部颁布施行。全国各地大学附属医院纷纷成立传染科。

1961 年：中国宣布彻底消灭了天花病毒，比世界卫生组织宣布"天花已在全球被消灭"早了 19 年。

1978 年：卫生部颁发《中华人民共和国急性传染病管理条例》，规定管理的传染病为两类 25 种。

1979 年：中华人民共和国成立后第一部传染病学巨著《传染病学》问世。

1980 年：中华医学会传染病与寄生虫病学分会正式成立；卫生部颁发《预防接种实施办法》。

1982 年：卫生部颁发《全国计划免疫工作条例》，明确了使用的疫苗，统一了儿童免疫程序。

1985 年：在来华旅游者中发现中国第 1 例艾滋病患者。

1989 年：我国第一部《中华人民共和国传染病防治法》获通过，自 9 月 1 日起施行。

1992 年：1 月 1 日起在全国推广乙肝疫苗免疫接种，并逐步纳入儿童计划免疫。

2000 年：WHO 西太平洋区域消灭脊髓灰质炎证实委员会宣布中国为无脊灰状态。

2002 年：中华医学会传染病与寄生虫病学分会正式更名为中华医学会感染病学分会，并建立网站，是各分会中成立最早的网站，各综合医院传染科纷纷更名为感染疾病科。中国预防医学科学院更名为中国疾病预防控制中心。

2003 年：全国暴发大规模 SARS 疫情。

2004 年：中国启用全球规模最大的传染病监测网络。修订后的《传染病防治法》自 12 月 1 日起施行。

2005 年：中国首部《慢性乙肝防治指南》和《丙型肝炎防治指南》发布，此后分别于 2010 年、2015 年进行更新，目前第 4 版正在修订中。

2008 年：卫生部发布《手足口病预防控制指南（2008 年版）》，将手足口病纳入丙类传染病管理。

2009 年：卫生部发布公告，明确将甲型 H1N1 流感纳入传染病防治法规定管理的乙类传染病，并采取甲类传染病防控措施。

2012 年：《抗菌药物临床应用管理办法》于 8 月 1 日正式颁布实施。全国绝大多数县（市）已达到基本消灭麻风病（以县市为单位，患病率 ≤0.01‰，近 5 年平均年发病率或发现率 ≤0.5/10 万）标准。

2013 年：国家卫生计生委发布《关于调整部分法定传染病病种管理工作的通知》，将人感染 H7N9 禽流感纳入法定乙类传染病；将甲型 H1N1 流感从乙类调整为丙类，并纳入现有流行性感冒进行管理；解除对人感染高致病性禽流感采取的传染病防治法规定的甲类传染病防控措施。

2016 年：目前唯一可用于预防手足口病的 EV71 疫苗在中国诞生。

2018 年：由浙江大学传染病诊治国家重点实验室、感染性疾病诊治协同创新中心主任李兰娟院士领衔，联合中国疾病预防控制中心等 11 家单位共同完成的"以防控人感染 H7N9 禽流感为代表的新发传染病防治体系重大创新和技术突破"项目，获得 2017 年度国家科学技术进步奖特等奖。

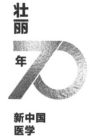

壮丽
70
年

新中国
医学
力量

（作者：中国医学论坛报　李妍）

我国抗击艾滋病战役 35 年与"中国方案"

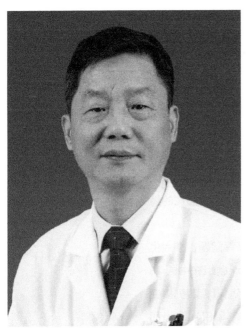

李太生教授

1985 年，北京协和医院王爱霞教授报告中国第 1 例艾滋病（AIDS）患者，揭开中国艾滋病防治序幕。其后 10 年的时间，中国人类免疫缺陷病毒（HIV）感染人数缓慢增长。自 1995 年以来，中国艾滋病疫情开始进入广泛流行期。2003 年，国家开始启动免费治疗的"四免一关怀"政策。2005 年，李太生教授牵头组织编写第一部《艾滋病诊疗指南》，也是从这一年开始，李太生教授开始了艾滋病治疗"中国方案"求索之路。从"十五""十一五""十二五"到"十三五"，李太生教授用详实的中国数据，为中国艾滋病患者提供了适宜中国人群的治疗方案，艾滋病已经成为像高血压、糖尿病一样的慢性病。2016 年，在中国医学科学院建院 60 周年之际，评出的十大医学科学成就中，国内首例艾滋病患者发现和艾滋病治疗"中国方案"及新发突发传染病防治体系列第 8 位。值此新中国成立 70 年之际，我们特邀李太生教授讲述中国艾滋病诊疗发展历程。

临床病理讨论

病理报告及讨论

张蕙信医师（病理科）：尸体表面检查未见特殊。双侧胸膜腔内均有淡黄色清亮液体约 250 ml，胸膜无粘连。喉头粘膜水肿。气管及支气管粘膜水肿，腔内充满泡沫状黏液，未见明显瘀斑或出血。两肺重 2,250 g，肺膜光滑，两肺体积增大，质韧，弹性差，弥漫性实变，切面平整，灰粉兼黄白色，有胶样光泽。较下大部分肺泡腔内充满粉色泡沫状渗出物，六胺银染色示泡沫状渗出物内为大量卡氏肺囊虫（图1）。肺泡腔内和间质有不等量的中性白细胞，嗜酸性白细胞及单核细胞浸润。II 型肺泡上皮高度增生，部分肺泡腔内有透明膜形成。除上述病变外，肺内尚可见散

病理诊断：AIDS，双肺 PCP，双侧肾上腺 CMV 感染；双肾上腺皮髓质广泛出血坏死，脾、肺及全身淋巴结组织胞浆菌病；急性脾肿大；肝灶性坏死；脑器充血。

死亡原因：呼吸衰竭，肾上腺功能衰竭。

刘彤华医师（病理科）：自 1981 年美国 CDC 报道第 1 例以来，AIDS 的发病和死亡人数逐年迅速增加。文献上大宗的尸检材料介绍已有多篇。AIDS 尸检所见概括起来说主要为二大类病变。（1）恶性肿瘤。AIDS 患者的肿瘤多数为一般人不常发生的肿瘤如 Kaposi's 肉瘤、Burkitt's 型和其他恶性度高的恶性淋巴瘤、直肠一泄肛瘤等；（2）条件致病性感染，

首例 AIDS 患者病理讨论刊发于《中华内科杂志》

一、"四免一关怀"政策，打响
##　　中国抗击艾滋病战役"第一枪"

　　1999 年，中国开始对部分艾滋病患者实施高效抗反转录病毒治疗（HAART），即俗称的"鸡尾酒疗法"。然而，当时没有国产仿制药，如果接受三联治疗，每例患者每个月的治疗费用高达 7600 元／月人民币，这对于绝大多数患者而言都是难以承受的负担。因此，当时全国接受 HAART 的患者不足 20 人。

　　2003 年，时任国务院总理温家宝向全世界宣布，中国政府要对所有艾滋病患者给予免费抗病毒治疗。随即，中国政府很快大量生产国产仿制药满足治疗需求。同时，开始实行"四免一关怀"政策，开启中国艾滋病患者免费治疗新阶段。

　　然而，新的问题产生了。2004 年中国仅有 4 种国产仿制药［奈韦拉平（NVP）、齐多夫定（AZT）、司他夫定（d4T）和去羟肌酐（ddI）］，加上 2005 年引入的进口药拉米夫定（3TC），仅能组成 3 种治疗方案，1 号方案（AZT+ddI+NVP），2 号方案（d4T+3TC+NVP），3 号方案（AZT+3TC+NVP），且这些治疗方案、剂量均参考国外经验，缺乏中国人群自己的数据，很多患者治疗不良反应大，临床医生也缺乏应对不良反应的经验，导致很多患者退出治疗。

　　为了明确国产仿制药究竟好不好、3 种配伍方案哪个更好等问题，李太生教授牵头进行了中国首个前瞻性、多中心艾滋病临床试验。课题组在中国 13 个中心选取了 198 例 CD4 细胞为 100~350/mm^3 的初始治疗患者，随机接受 3 个方案治疗。结果显示，治疗 48 周时，1 号方案的病毒抑制率仅 42%，而另外两个方案病毒抑制率能够达到 69%，与国外基本持平，说明中国的仿制药是有效的，并确定了适合中国患者的两个优选方案。

　　2007 年，中国淘汰了 1 号方案，保留 2 号和 3 号方案。

二、"中国方案"让艾滋病患者
##　　活得更有质量

　　到 2008 年，全国共有 7 万余例患者接受抗病毒治疗。在应用两个优选方案过程中医生们发现，d4T 方案在用药 1 年后 30%~40% 患者出现脂肪萎缩，AZT 方案在用药半年内有部分患者出现严重贫血。那么，如何做能够减毒、保效呢？李太生教授在十一五期间进行了相关研究。

研究共入组517例患者，随机分入AZT和d4T组，后者在24周时进行二次随机，继续应用d4T，或换为AZT。观察72周，结果显示，AZT组14.7%的患者发生骨髓抑制，二次随机接受d4T组脂肪萎缩发生率接近30%，二次随机接受AZT组骨髓抑制仅3%，严重骨髓副作用降低5倍。2011年十一五总结时，这一治疗方案作为成人艾滋病一线治疗方案被推广，显著降低治疗不良反应，治疗费用降低79%。

艾滋病需要终生治疗，长期治疗不可避免会带来耐药等各种问题，因此，2012年进入十二五以后，中国艾滋病治疗重点转变为可持续治疗，搭建全国艾滋病治疗网，共纳入43家医院，推广优化治疗方案。此时，3TC+替诺福韦（TDF）+依非韦伦（EFV）方案加入免费治疗，一天一次给药，治疗更方便。同时，治疗依从性对于疗效的重要性凸显出来，治疗依从性达到95%，治疗一年病毒抑制率能够达到96.5%。

2002—2015年，EFV一直是欧美国家一线治疗药物。然而，李太生教授对450例患者进行血药浓度分析显示，中国艾滋病患者EFV血药浓度偏高，有更高比例超出治疗窗，且血浆浓度与体重呈显著负相关，低体重患者有更高血药浓度。因此，建议对中国艾滋病患者EFV剂量改为400mg，qn。这已被写入《中国艾滋病诊疗指南（2018版）》。

三、"协和模式"开启中国艾滋病综合诊疗新时代

从2010年开始，欧美国家的AIDS患者已不再因艾滋病而死亡，而是死于各种慢性疾病。也是从那一年开始，李太生教授团队开始进行相关研究，包括AIDS合并乙肝病毒（HBV）感染，AIDS相关骨代谢、心血管、肾脏、脂代谢以及神经认知功能问题等。

近年来，中国新发现HIV感染者数量逐年增加，增长快，发现晚；男男同性恋人群感染率快速增加，且疾病进展快；原发耐药增加；治疗药物少；并发症多。因此，需要对艾滋病进行全病程管理，这也是2018版指南的核心内容，即，把艾滋病当成与社会相关的疾病，从宣传，到预防，到暴露后阻断，到阻断失败早期发现，全面评估，制定个体化治疗方案，以及长期的疗效和并发症控制。

李太生教授认为，我们的目标是让患者经过治疗成为相对健康、有尊严的人，保持较好的生活质量。要达到这个目标，除了让患者的疗效达到90%甚至95%以上之外，更重要的是要关注长期治疗并发症。北京协和医院基于既往研究，创建了艾滋病中国综合诊疗模式，拓展"中国方案"。

李太生教授强调，随着抗病毒治疗的推进，多脏器相关的艾滋病并发症已成为主要死因，需要对患者进行综合治疗。因此，我国艾滋病诊疗的重心已开始由中国疾病预防控制中心（CDC）和专科医院向综合医院转移，攻克艾滋病临床研究难点，需要综合医院多学科合作、共同支撑，建立综合医院为主体、CDC 和传染病专科医院协同合作的艾滋病诊治新模式为时代所需。

关于将来，李太生教授希望中国在如何让艾滋病患者达到功能性治愈方面有所突破，希望将来能够提出一个完全依靠原研药的新的"中国方案"。

中国艾滋病诊疗简史

1985 年，王爱霞教授报告中国首例艾滋病患者，为输入性病例；随后，在浙江发现血友病患者输注进口Ⅷ因子感染 HIV。

1989 年，王爱霞教授报告首例本土性传播感染者；在云南西南部吸毒人群中开始出现 HIV 感染者。

1993 年，在国内开始用齐多夫定（ZDV）和双脱氧胞苷（DDC）进行抗 HIV 治疗。

1995 年，发布第一部《HIV/AIDS 诊断标准及处理原则》国家标准。

1999 年，中国开始"鸡尾酒疗法"，首批治疗 20 例患者。

2001 年，中国政府加快艾滋病仿制药审批流程，研发并陆续上市奈韦拉平、齐多夫定、司他夫定、去羟肌酐四种国产仿制药品。

2003 年，我国开始全面启动艾滋病免费治疗"四免一关怀"，即免费检测、治疗、母婴阻断、艾滋孤儿免费就学。

2004 年，制定《免费抗病毒治疗手册》；在卫生部和中国疾病预防控制中心（CDC）统一部署下，开始建立中国艾滋病耐药检测 / 监测网络，并进行试点耐药检测。

2005 年，卫生部首部《艾滋病诊疗指南》出台；引入拉米夫定；四种国产仿制药 + 拉米夫定组合成 3 套方案，通过前瞻性研究，发现国产药与进口药效果相当，且其中 2 套方案效果较好，副作用小，即为优化方案。

2006 年，国产抗艾滋病优化方案在临床推广。

2008 年，引入二线治疗药物［替诺福韦（TDF）、克力芝（LPV/r）］和病毒载量检测。

2009 年，二线治疗方案（AZT/TDF+3TC+LPV/r）在国内应用。

2010 年，在前期试点和培训基础上，建立中国 HIV 耐药检测 / 监测指南和规范，并实现中国耐药数据库与全球数据库资源共享。

2011 年，《中国艾滋病诊疗指南（2011 版）》发布。

2015 年，《中国艾滋病诊疗指南（2015 版）》发布。

2016 年，全国推广发现即治疗的全球策略。

2018 年，《中国艾滋病诊疗指南（2018 版）》发布，这是第一次由 CDC 与中华医学会感染病学分会丙肝和艾滋病学组联合编写的艾滋病诊疗指南。

（作者：中国医学论坛报　李妍）

中国消化人的过去、现在和未来

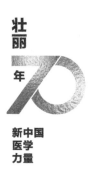

壮丽 70 年

新中国医学力量

1949 年 10 月 1 日，一个洪亮的声音响彻历史的天空，"中华人民共和国中央人民政府今天成立了"。历经 70 年的艰难历程，中国消化人在党的卫生政策的指导下，为我国广大人民群众的卫生健康事业作出了巨大的贡献。

一、初创之路

新中国成立之前，我国基本上没有消化专业学科，新中国成立后，国家卫生事业处于一穷二白、百废待兴的状态。

1964 年中华医学会在天津召开内科学会议准备会时，召开了消化组会议，准备成立消化病学会，后因特殊时期，各个地区、各个医院消化病的临床诊治技术和学术水平相对处于停滞的状态。

改革开放的初期，学术界迎来了"科学的春天"。在当时的时代背景下，张孝骞、郑芝田、江绍基、陈国祯和陈敏章等著名的消化病学家于 1978 年 11 月在杭州成立了中华医学会消化病学分会筹备委员会，会务工作由浙江医科大学朱登庸教授协调准备，参加代表 200 余人。

经过两年的精心准备和筹划，1980 年 12 月 4 日至 10 日在广州召开的第一次全国内科学术会议期间（这是新中国成立 30 年来我国内科学的第一次全国综合性学术会议），中华医学会消化病学分会（成立时名称为中华医学会消化系病学会）正式成立，会议选举张孝骞教授为名誉主任委员，陈国祯教授为第一任主任委员。会议作出的第一个决定就是出版学会正式刊物《中华消化杂志》，杂志编辑部设在中华医学会上海分会，第一任主编为江绍基教授。

中华医学会消化病学分会的成立，不仅仅是中华医学会和当时为数不多的知名专家对中国消化病发展承诺的兑现，也是众多消化人翘首期盼的愿望终于实现了。可以说这是一个划时代的、具有里程碑意义的大事件，其成立宣告中国第一个有正式组织的消化病专业委员会将引领中国消化人砥砺前行，共谋发展。

二、成就经典

中华医学会消化病学分会自成立起至今，逐步发展和壮大，共换届选举11次，陈国帧、郑芝田、王宝恩、贾博琦、潘国宗、萧树东、林三仁、樊代明（两届）、杨云生和陈旻湖分别担任历届主任委员。他们秉承爱岗敬业、敢于奉献的精神，不断推陈出新，大胆改革，加强消化专科建设内涵，加大加深国内与国际间学术交流，深入基层医院进行帮扶活动，推进了消化病学诊疗技术的普及与推广，促进了消化内科学术水平的繁荣和发展，提高了消化病学医护队伍的成长，确定了我国消化病学在国际舞台上的地位。

（一）1981 年《中华消化杂志》创刊

随着 1978 年全国消化疾病学术会议的召开，经过 2 年多的酝酿和筹备，在我国著名消化病学专家、中国工程院院士江绍基教授等老一辈消化领域专家的悉心指导和积极参与下，《中华消化杂志》于 1981 年 2 月在上海创刊。时任卫生部部长钱信忠教授为本刊题写刊名，并沿用至今。创刊时为季刊，每期78 页。江绍基教授出任第一届编委会总编辑。

《中华消化杂志》第一届编委会成立大会暨第一次全体会议，于 1981 年7 月 3~6 日在上海召开，与会专家一致认为，《中华消化杂志》是一本全国性的消化专业学术性刊物，办刊方针应为报道并交流消化领域的基础理论研究和临床研究成果，倡导学术争鸣，及时报道国内外最新进展，促进我国消化系学科的不断发展。

从创刊至今，《中华消化杂志》充分见证和记录了我国消化事业的发展历程，发挥了报道我国消化领域的研究成果、引领学术导向和引导学科发展潮流的重要作用，为推动我国消化事业的发展作出了重要贡献。

（二）2000 年中国正式加入世界胃肠病学组织

中华医学会消化病学分会争取参加世界胃肠病学组织（OMGE）的努力溯源至 20 世纪 80 年代后期，其过程充满艰辛和跌宕起伏的变化。由于台湾早期加入 OMGE 及在该组织的名称问题，导致中华医学会消化病学分会一直未能加入。1996 年，问题出现转机，OMGE 领导人主动就分会加入该组织的条件进行磋商。我们表明，若台湾要保留会籍，必须改名为"中国台湾消化病学学会"，我会为代表国家的组织，享有投票权，中国台湾学会是地方性组织，若也给予投票权，则 OMGE 的章程关于"一个国家只有一个组织享有投票权"的规定就要作相应修改。

经过多次与 OMGE 领导人会谈，OMGE 主席 Classen 最终接受我方的意见，于 2000 年 3 月 14 日来北京，与中华医学会领导签署了一份协议，承诺其修改章程，同年 5 月 16 日，卫生部批复我会加入世界胃肠病学组织。

同年，中国也加入亚太胃肠病学会（APAGE），在全世界和亚太地区最具权威的专业学术组织中占有了一席之位。

（三）2006 年中华消化病学院成立

这是一座被中国消化医师亲切地称为"一所没有校址、没有围墙和送教上门的学校"。这是由樊代明院士创意成立的一个在中华医学会消化病学分会领导下，负责全国消化病继续教育的组织机构。

中华消化病学院办学目的明确，旨在加强和规范全国消化病学的继续教育，规范和提高全国消化疾病的诊疗及科研水平。同时，学院也瞄准消化学科领域的新进展和新技术，引领国内消化学科的发展，努力缩小地区发展不平衡的差距。学院主要采取全国巡讲的形式，由各省消化专业委员会向学院提出申请和授课内容，经学院批准后组织选派讲座教授奔赴各省授课。2014 年，消化病学院在杨云生教授的带领下确定了消化病学院英文全称，确定了学院巡讲框架为区域学术论坛与基层巡讲相结合。

三、致敬前辈——为我国消化病学
蓬勃发展奠定坚实基础

在新中国成立 70 周年之际，我们即将迎来中华医学会第十九次全国消化系病学术会议，面对今天中国消化病学的蓬勃发展及卓越成就，我们不能忘记为此付出毕生心血的众多前辈们。

张孝骞（1897—1987 年）

1930 年在协和医院创建了国内最早的消化专科，并将内科学分成消化、心肾、传染、血液、呼吸等专业组，促成了内科学分支学科的专业化，1980年主持成立中华医学会消化病学分会，并任名誉主任委员。他毕生致力于临床医学、医学科学研究和医学教育工作，对我国消化事业的发展起到重要奠基作用。1987 年 8 月 8 日，张老与世长辞，但他那份坚守自持，一生追随医学，诲人不倦的精神将永远留存。

江绍基（1919—1995 年）

《中华消化杂志》首任主编，第一、二、三届副主任委员，1994 年当选为中国工程院首批院士，著名的临床医学家、临床教育家。1984 年创立上海市消化疾病研究所，任首任所长和学科带头人；主编中国首部《临床肝胆病学》和《临床胃肠病学》；担任《血吸虫和血吸虫病》、《内科理论与实践》副主编，参与编写全国高等医学院校统一教材《内科学》，并担任《斯堪的那维亚胃肠病杂志》中文版主编和 4 种国际医学杂志的编委。

陈敏章（1931—1999 年）

第一届消化病学分会副主任委员，是我国著名的内科学和消化病学专家。在几十年的医疗实践中，积累了丰富的临床经验，特别是在消化系统内镜诊断治疗技术等方面卓有建树。20 世纪 70 年代初，他率先在国内开展纤维内镜工作，对消化系统疾病的诊治，尤其在提高胃肠道肿瘤的早期诊断率以及应用逆行胰胆管造影诊治胰胆疾病等方面取得了较大进展；提出发展预防保健、农村卫生和继续振兴中医药三项工作重点；先后被世界卫生组织授予"人人享有卫生保健"金质奖章和"戒烟奖"。

陈国祯（1908—1997 年）

第一届消化病学分会主任委员，先后担任 1977 年、1979 年和 1980 年全国高等医药院校《内科学》教材、《中国医学百科全书消化系统疾病分卷》《内科理论与实践（症状学）》以及卫生部全国高等医药院校《内科学》教科书第 2 版的主编。曾主持广东省 3 万多例消化性溃疡发病情况的调查和中南五省（区）20 多万次胃肠内镜检查的并发症调查。

郑芝田（1914—2006 年）

第二届消化病学分会主任委员，我国著名消化疾病专家，消化内镜学奠基人之一，他在肝病和胃肠病的临床和科研方面都有很深造诣，于 20 世纪 70 年代就呋喃唑酮（痢特灵）治疗消化性溃疡进行了系统的临床及基础研究，发现呋喃唑酮不仅可以提高消化溃疡治愈率，同时还可减少溃疡病复发率，其研究成果发表在世界著名期刊《柳叶刀》（*The Lancet*）。1986 年主编出版了《胃肠病学》，并于 90 岁高龄时主编完成《医学缩略语词典》。

王宝恩（1926—2014 年）

第三届消化病学分会主任委员，在胃肠、肝胆及重症医学领域临床和科研方面具有很深的造诣。他在国际上首次提出了临床肝纤维化和早期肝硬化可以逆转的理论，为治疗慢性肝病开辟了新的途径。他以中西医结合的方法治疗多脏器功能不全和衰竭，使感染并发多脏器功能不全的病死率下降到国际先进水平。1992 年 11 月，他牵头成立了中华医学会肝病学分会，为我国肝病学走向世界奠定了坚实基础。

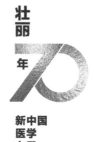

萧树东（1931—2016 年）

第六届消化病学分会主任委员，上海市消化病研究所的创建者之一。任期内将《中华消化杂志》由双月刊改为单月刊。由其创刊并任主编的中华消化杂志外文版《*Journal of Digestive Disease*》已经被 Medline 和 SCI 收录，2000 年被选为亚太胃肠病学分会理事，2009 年 11 月 24 日荣膺"世界胃肠病学组织大师"称号。

中国消化医学发展史上还有很多让我们缅怀的消化鸿儒：张学庸、刘为纹、姚光弼、胡家露、许国铭、张锦坤等，他们把消化病学的发展作为自己的毕生事业追求，朝乾夕惕，孜孜不倦，呕心沥血，尽心竭力，为中国消化疾病的发展作出了突出贡献，历史永远铭记，我们更不能忘记。

四、走向未来

2018 年 1 月陈旻湖教授就任第十一届消化病学分会主任委员，唐承薇教授当选候任主任委员。同年 9 月在大连召开第十八次全国消化系病学术会议，大会正式注册代表 5 160 人，现场直播网络收视 26 809 人次，点击观看 67 391 人次，最高在线人数 1 583 人，参会人数创历届之最。世界胃肠病学组织、世界消化内镜协会、欧洲胃肠病学会、美国胃肠病学会、亚洲胃肠病学会的主席及其代表，以及《消化道》（*Gut*）杂志主编和《胃肠病学》（*Gastroenterology*）、《临床胃肠病学和肝脏病学》（*Clin Gastroenterol Hepatol*）、《美国胃肠病学杂志》（*Am J Gastroenterol*）前任主编等均参加了此次盛会。24 个学组和青年以英文论文等形式同时进行交流，为我国消化界同仁呈现了一个更高的学术视野，也坚定了众多消化人在国际学术界大步迈进的步伐和信心。

2019 年 5 月美国消化疾病周（DDW）期间，由美国消化学会与中华医学会消化分会联合主办了 AGA-CGA（美国胃肠病学会 - 中国胃肠病学会）联合论坛，10 名中国优秀青年学者在会上进行论文交流。2019 年 9 月在贵阳举办的第十九次全国消化系学术会议，又进一步推动了我国消化疾病事业的快速发展和高精尖技术水平的提升。

每一次的学术交流，每一个鲜活的面孔永远留在特定的时刻里。历史给予我们沉淀的底蕴，也让我们铭记为现代中国消化病学事业作出巨大贡献的历届主任委员、副主任委员和委员们，以及为我国消化病工作付出汗水和辛勤劳动的默默无闻的医护人员们。

俱往矣，数风流人物，还看今朝！经过数十载的不懈努力和奋斗，中国消化病学诊治和研究水平已得到国外知名学术机构的认可和赞同，为我国广大人民的卫生健康作出了巨大奉献。消化界全体医护人员将在本届主任委员陈旻湖教授的带领下，为更好、更快实现中华民族的百年梦想保驾护航，扬帆起程。

学科档案：中国消化学科发展大事记

1980 年：12 月在广州召开第一次全国内科学术会议期间，中华医学会消化病学分会正式成立，选举张孝骞为名誉主任委员，陈国祯为第一任主任委员。

1983 年：10 月在南京召开了第二次全国消化系病学术会议，选举郑芝田为主任委员。本届委员会协助和促进各省市成立消化病学分会，成立消化内镜学组。

1987 年：11 月在昆明召开第三次全国消化系病学会议，选举王宝恩为主任委员。大会特邀了十位来自日本、西德、澳大利亚的外国学者和中国香港的学者们进行了国际交流，本次会议，拉开了中国消化病学与国外学术交流的序幕。

1991 年：11 月在北京召开了第四次全国消化系病学术会议，选举贾博琦为主任委员。其后，学会与日本消化学会及东南亚国家消化学会的联系和交流日益密切，也是我国消化病学与国际消化病学正式接轨的开端。

1995 年：9 月在武汉召开了第五次全国消化系病学会议，选举潘国宗为主任委员。本届委员会在主任委员的积极领导下，举办了数十次学术研讨会，为后来专委会更好地进行学术会议交流奠定了良好基础。

1999 年：10 月第六次全国消化病系学术会议在西安召开，选举萧树东为主任委员。本届消化学分会与墨尔本的 Blackwell-Science Asia 合作出版了英文版《*Chinese Journal of Digestive Diseases*》（季刊）。2001 年 11 月在上海召开第二届中国消化系疾病学术周，有 2000 多名代表参加会议，并邀请了国内外众多知名专家学者进行演讲。

2000 年：中华消化病学分会加入了世界胃肠病学组织和亚太胃肠病学会，在全世界和亚太地区最具权威的专业学术组织中占有了一席之位，潘国宗被选为 OMGE 理事会理事，萧树东被选为 APAGE 理事会理事。2002 年，林三仁被选为 APAGE 理事会理事。

2003 年：3 月消化分会在广州举行换届选举，林三仁当选为第七届消化病学分会主任委员。本次会议对全国 10 200 名消化专科医师进行登记，对某些疾病诊断标准问题，学会及时组织专家讨论并达成一致意见，制定出了多个指南及共识。

2006年：7月消化分会在长春市举行换届选举，樊代明当选第八届主任委员。2008年10月在西安举行第八次全国消化系病学术会议，并于当年成立中华消化病学院，樊代明担任院长。

2009年：12月在广州召开了第九次全国消化疾病学术会议，会议期间举行换届改选，樊代明连任主任委员，杨云生当选候任主任委员，这是专委会第一次设立候任主委制度。

2013年：9月21~24日，世界胃肠病学大会暨亚太消化疾病周（Gastro 2013 APDW/WCOG）在上海世博会议中心胜利举行，樊代明任大会主席，李兆申担任执行主席，这是世界胃肠病大会55年来首次在中国举办。11月杨云生就任第十届消化病学分会主任委员。

2014年：9月杨云生代表消化病学分会与美国胃肠病学会主席签署合作备忘录，共同承认对方为本国最具代表性的本专业学术机构。10月在中华医学会第14次全国消化系病学术会议上，首次引入美国消化疾病周、欧洲消化疾病周大会精华荟萃报告专场，设立18个分会场，成为消化病学分会组织的历届最大的学术会议。12月，樊代明当选新一届APAGE副主席，杨云生、吴开春教授当选常务理事。

2015年：3月中华医学会消化病学分会（CSG）受英国消化病学（BSG）邀请，在英国伦敦皇家医师学院召开中英消化学会联席会议，为中英双方消化病学交流合作奠定了新的开端与基础。5月在美国消化疾病周（DDW）期间，首次召开中文会场，奠定了中国消化病在国际上的重要地位。

2018年：1月陈旻湖就任第十一届主任委员，唐承薇教授当选候任主任委员。9月在大连召开第十八次全国消化系病学术会议，参会人数创历届之最。

（作者：中山大学附属第一医院　陈旻湖）

"我是新中国同龄人"

跟着共和国一起成长

——北京协和医院鲁重美教授访谈

新中国成立 70 年间，多位老专家亲历了我国消化学科发展和进步，协和医院消化科工作 41 年的鲁重美教授就是其中之一。在祖国 70 岁生日之际，她作为新中国同龄人，与本报记者分享了她个人和学科发展的故事，回首这段光辉岁月。

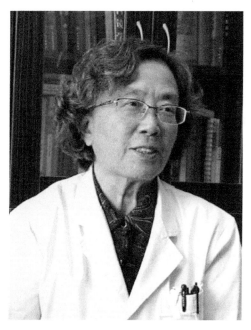

鲁重美教授

一、进入协和学习，是人生一大转折点

鲁重美是跟着共和国一起成长的，共和国的经历就是她的经历。

"上山下乡是在怀化，1973 年参加工农兵学员入学考试，考取第一名，进入湘雅医学院，那时叫湖南医科大学，1976 年毕业后留校任教。但是我总觉得，虽然读了工农兵学员，毕竟底子比较薄，还是需要进一步学习。1978 年，国家恢复研究生招生制度，我看到协和面向全国医学院校招生，就报名了。我爸爸（鲁恩赐，时任湘雅医学院外科主任）听说后，就讲你肯定考不上，因为协和内科主任张孝骞教授治学严谨，严格，严厉，要求高。我说考不上就考不上，但这样可以逼着我学东西。考试结果还不错，大概有 100 多名考生，我考了第 3 名。之后跟着 8 个同学一起到北京复试，就这样被录取了。这是我这一辈子很大的一个转折点。"鲁重美回忆道。

鲁重美报考协和医院消化科研究生，是因为父亲鲁恩赐的建议。鲁恩赐是搞消化外科的，希望女儿能搞消化内科。就是因为这个动机，鲁重美与消化内科结缘，于 1978 年 9 月到协和医院报到。

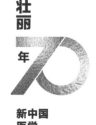
二、在协和学习的难忘一事

鲁重美到了协和医院之后，师从我国著名医学家张孝骞教授。

"张老师对我的要求十分严格，说你是工农兵学员，医学基础不够扎实，要求我从实习医生做起，而其他一起考取内科的所有研究生，都是做住院医师。我决心严格要求自己，克服一切困难坚持下去。做实习医生期间，除了在病房值24小时班，我还写了140多份大病历。1982年底，《中级医刊》找张老师约稿，题目是'写好大病历的体会'，张老师让我来写。他看了我写的稿子以后，认为我这一年没有白费，能够体会到他的良苦用心，只有这么一步一步地去实践，才能够成长为一名合格的医生。这是给我印象很深的一件事情，我父亲也非常支持我这么去做。老一辈都认为这是做好住院医师的基础。"

协和严谨，求精，勤奋，奉献的精神，需要一代又一代年轻人去继承和发扬。最终目的是为病人服务，使来协和的患者得到最精准的诊断与治疗。

三、目睹消化内镜技术的蓬勃发展

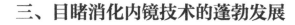

鲁教授说，最初协和消化科只有一间十几平方米的胃镜室，而且是纤维胃镜，数量也很少。当时的胃镜大约11mm粗，患者做检查时特别难受。在协和陈敏章教授带领下，消化内镜起步虽然艰难，但大家团结一致奋力拼搏。消化科要求所有消化科医生熟练掌握胃镜和肠镜，这是消化科医生的基本功之一，继而根据每个人的特点"量体裁衣"，深入发展。

协和医院是国内第一家开办内镜学习班的，全国各地的年轻医生都来学习，一共办了几十期。现在全国大约有数万消化科医生能熟练掌握消化内镜，还成立了相应的亚专科学会和协会。以前胃里长个东西，就得靠钡餐，但是也不知道是良性还是恶性的，鉴别诊断较困难。现在的消化道内镜技术使胃肠道内镜检查几乎没有盲区。

另外，胰胆疾病也可通过超声内镜，逆行胰胆管造影（ERCP）等，结合放射诊断，例如核磁胰胆造影（MRCP）等数项新的技术，对患者进行更为精准的诊断与治疗。医疗技术和器械的长足发展大大促进了消化疾病的诊治。目前全球都在研究和发展消化道内镜机器人，其前景广阔辉煌。

最后，鲁教授还强调，科技创新和发展使医生手中掌握的"武器"越来越多，但是最根本的还是医生们为患者服务的那颗真诚的心。

（作者：中国医学论坛报　杨力实）

一切努力，
只为守护"自由呼吸"
——砥砺奋进 70 载，筑梦呼吸新时代

　　六月的一天，我们来到广州医科大学附属第一医院，见到正在会议室内查看 X 线片的我国呼吸病学领军人物钟南山院士（曾任中华医学会会长，第五、六届中华医学会呼吸病学分会主任委员），聆听到一部关于我国呼吸学科曲折而又波澜壮阔、值得特书的 70 年发展史——"从前，有句老话叫'十痨九死'，1949 年我国结核病死亡率估计达到 200/10 万，而 2017 年降至 2.6/10 万。从 2013 年严重急性呼吸综合征（SARS）时期，医生们'奋不顾身'，到甲型 H1N1、H7N9 禽流感时期'有效应对'，再到 2018 年 P4 实验室实现'积极防控'。从一张胸片定乾坤，到计算机体层摄影（CT）等高精度检查，再到自主研发出简便、价廉、可以筛查下肢静脉栓塞的简易红外成像……"次日，

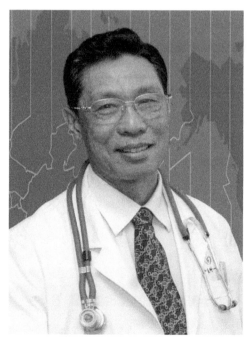

钟南山院士

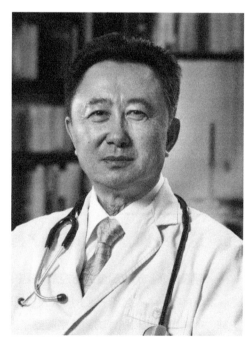

刘又宁教授

我们还来到了第七届中华医学会呼吸病学分会主任委员、《中华结核和呼吸杂志》现任总编、解放军总医院刘又宁教授的办公室，聆听到为我国呼吸学科建立和发展作出突出贡献的前辈故事，深深感慨——学者们的所有努力，都只是为了守护患者的"自由呼吸"。

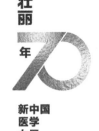

一、70 载光辉，见证中国呼吸学科长足发展

新中国成立初期，呼吸内科作为内科专业的一个分支，仅在少数医院建立了专科，肺功能等是临床工作重点。中国呼吸病学发展大致分三个阶段。

（1）第一阶段：肺结核防治阶段（新中国成立初至20世纪60年代末）

1949年前后，我国的结核病十分猖獗，据不完全统计，患病率高达3.63%（1948年）和5.12%（1949年），病死率为208.60/10万（1951年）。至20世纪60年代末，主要任务是肺结核防治，此间形成了呼吸学科的雏形，国内最早建立呼吸科的单位（如上海中山医院等）与结核科有着密切的历史联系。

（2）第二阶段："呼吸四病"防治阶段（20世纪70年代初至90年代中期）

20世纪70年代初，针对我国慢性支气管炎的发病情况，周恩来总理向全国医务界发出号召，要求广大医务工作者做好慢性支气管炎等呼吸系统疾病群防群治工作，很快就在全国掀起了开展慢性支气管炎研究高潮。此后，全国逐渐开展"呼吸四病"（指感冒、慢性支气管炎、肺气肿、肺心病）防治研究。此间，各单位逐步建立开展了呼吸疾病诊疗的技术体系，如肺功能检查、血气分析、机械通气、支气管镜检查等。各医院先后在内科中建立起呼吸专业组，后又设立独立的呼吸科。

（3）第三阶段：现代呼吸病学阶段（20世纪90年代中期至今）

我国的呼吸病学进入全面发展阶段，哮喘、肺部感染、肺癌、呼吸衰竭的防治，介入呼吸病学技术的开展等得到了系统性推进。其中，呼吸病学与危重症医学的捆绑式发展成为现代呼吸病学的一种发展趋势。

二、这些经典，值得载入学科史册

（一）呼吸慢病：历次调查为防控策略提供了坚实依据

2000年以后，中国开展了几次大规模的流行病学调查，对于更新中国慢阻肺、哮喘患病率和指导防治策略起到了重要作用。2002—2004年，由钟南山院士牵头，在全国七个省市的城市和农村开展了基于肺功能检测的慢阻肺流行病学调查，首次向全球提出了中国慢阻肺患病率高、防治水平不足的状况。该研究发现，我国 40 岁及以上人群慢阻肺患病率为 8.2%，1/3 以上慢阻肺患者无明显症状，仅有 35.3% 的慢阻肺患者曾诊断过慢阻肺相关性肺病。10 年后，王辰院士牵头，组织开展了全国 20 岁以上人群的慢阻肺大型流行病学调查。该研究发现，其患病率高达 8.6%，40 岁以上人群患病率高达 13.7%，较 10 年前患病率明显提高。2019 年，王辰院士等在《柳叶刀》发表的另一项流行病学调查显示，我国 20 岁及以上人群哮喘患病率 4.2%，患病人数达到 4 570 万。

钟南山院士表示，"流行病学调查对于我国慢阻肺、哮喘等防治起到了推动作用。例如，科技部'十三五'期间，国家加大了对慢性呼吸系统疾病的研究资助：慢阻肺作为慢病，首次被纳入国家重点研发计划'重大慢病防控研究'。而且，慢阻肺患者还享受了慢病防控的经济补助和免费药物治疗等。一系列的政策措施，有助于提高我国慢性气道疾病的防治水平。此外，根据王辰院士等研究，可以推算大约 95% 的慢阻肺患者属于早期，他们没有症状或只有轻微的症状，绝大部分都没检查过或看过医生，直到有明显症状时才去看医生，但此时已是慢阻肺中晚期患者，肺功能降低了 50% 以上，错过了最佳治疗时间。慢阻肺，能不能像高血压、糖尿病一样进行早期干预？会不会对病程发展有所阻止？这样的研究费时耗力，国际上还没有人做过。我们在社区花了 10 年时间筛查出早期患者，又通过居委会劝服患者应用单药（噻托溴铵）治疗。2017 年，开盲时，我们惊喜地发现，这些患者没有明显症状，但是肺功能有显著改善。目前，研究还在继续开展中。我相信，关于慢阻肺早期干预，再经过 5~10 年研究，就能得出更明确的结论。"

（二）抗击 SARS：呼吸学界成为救治患者的主力军

2002 年 12 月 22 日，广州呼吸疾病研究所接诊的第一例"非典"患者是从河源市人民医院转来的，随后患者出现呼吸衰竭，送该患者的随行医生、护士和司机也发生了感染情况。2013 年 1 月，河源市人民医院多名医务人员染病。在经过激烈的学术争议后，依据多番论证及临床实践，最后确诊该病例为由冠状病毒引起的严重急性呼吸综合征（SARS）。因为重症肺炎和急性呼吸窘迫综合征（ARDS）是 SARS 患者主要的临床表现，呼吸学界成为这场重大突发性公共卫生事件中救治患者的主力军。

刘又宁教授介绍，"SARS 流行之初，多数人并没有预见到后来会发展成一场世界范围的灾难，开始由于在死者剖检中找到类似衣原体的成分，有关部门曾宣布'非典'是由衣原体引起的。钟南山院士与专家组，根据病例临床特点和对使用可以覆盖衣原体的抗菌药物无效的现象，及时提出'SARS 的病原体不是衣原体，有可能是病毒'的结论，并与中国香港同道合作，进一步证实。钟南山院士的事迹在中国几乎是家喻户晓，且已扬名海外，他的功劳已铭刻历

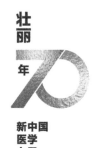

史。在当时的情况下，他能挺身而出，除冒着染病于身的危险外，还要承受很大的精神与心理压力！"

最让刘又宁教授难忘的是2003年，他为北京拉响第一声SARS警报的经历："2003年3月1日凌晨，一位来自山西不明原因肺炎的女性患者转至解放军总医院，接诊的佘丹阳医生等根据病史与既往治疗反应，已断定该患者就是'非典'。但当时北京正值'两会'期间，要想对北京的患者作出'非典'的诊断，是需要足够胆量与勇气的，由当时作为科主任的我出面拍板自然就是义不容辞的了。经过仔细问病史、查体及复习相关资料后很快就确定了诊断，并及时向上级报告，这打响了北京抗击SARS第一枪，妥善处理收纳患者本人及其家属，有效延缓了SARS在北京地区的传播。此后，大批医护人员，也是匆忙上阵，他们深知危险却没有一个人退却，个个勇往直前，赴死而不拒，为抗击SARS作出了巨大的贡献。"

"我们当时提出的'三早'（早发现、早诊断、早隔离）及'三合理'（合理使用皮质激素、合理使用无创通气、合理防治继发感染）的防治措施，成为后来我国'四早、四合理'防治策略和我国SARS诊治指南的基础，也为广东省SARS病死率全球最低（3.8%）与我国的总体病死率位于国际上较低水平（6.6%）作出重要贡献。此外，这对呼吸系统疾病诊治，尤其是重症医学的发展，起到了重大推动作用，也为后来有效应对H1N1、H7N9等禽流感疫情奠定了基础。"钟南山院士如是评价。

（三）传承经典：更加重视中医药在呼吸疾病防治中的作用

钟南山院士介绍，用现代科学来证实传统的临床经验，将其变成循证医学结果，将大有可为，我们应该更加重视中医药在呼吸疾病防治中的作用。近几年，逐渐有了更多的成功案例，这就让大家走这条路的决心越来越大。

案例一：常规治疗联合使用经典名方玉屏风颗粒，52周时，可显著减少中重度慢阻肺患者急性加重的风险32.3%，与慢阻肺稳定期广泛使用的支气管舒张剂包括长效β2受体激动剂（LABA）和长效抗胆碱能药（LAMA）以及吸入糖皮质激素（ICS）预防慢阻肺急性加重的作用相当。

案例二：钟南山院士回忆，"1973年，我就有一个梦想，一直想验证太极拳这一柔缓的、循序渐进的运动方式对于慢阻肺的康复作用，但是，始终苦于没有现代医学方法。近10年，我们研发了呼吸中枢驱动检测系统。该系统可以采集膈肌肌电等多种生理信号。研究发现，太极拳是传统肺康复锻炼合适的替代方法，甚至可能获得更好的远期收益，并且该方法简便、价廉，适用于第三世界国家。"

案例三：复旦大学附属中山医院白春学教授组织的全国多中心研究显示，中药复方血必净注射液可显著改善重症社区获得性肺炎患者的肺炎严重程度指数，降低死亡率，减少机械通气持续时间和 ICU 住院时间。论文 2019 年 6 月 3 日在线发表于《重症医学》（Crit Care Med）杂志。

（四）成果转化：发展适合国情的"效优、简便、价廉、安全"的药物、技术、器械

2007 年，钟南山院士领衔的一项大规模研究发现，预防性口服一种常用的廉价祛痰药物羧甲司坦，可减少 24.5% 的慢阻肺急性加重，使慢阻肺常规治疗费用减少 85%，每人每年可节约治疗费用 3 670 元，平均每例患者的急性发作治疗费用可节约 2 480 元。该项研究以最高票数被评为《柳叶刀》2008 年度优秀论文。此外，钟南山院士团队还研发出简易红外成像，不用超声就可以筛查下肢静脉栓塞，还开发出简易方法代替支气管激发试验诊断哮喘等。钟南山院士指出，"如何把研究成果转化为产品，发展适合国情的'效优、简便、价廉、安全'的药物、技术、器械，是重要的思路。"

三、致敬前辈：传递先锋力量

刘又宁教授介绍，在我国呼吸学科发展历程中，出现了很多泰斗人物，除了钟南山院士外，如裘祖源、吴绍青、李华德、朱贵卿、穆魁津、于润江等，他们为我国呼吸学科发展作出了巨大贡献。

吴绍青（1895—1980 年）

我国著名的肺病学家，也是中国防痨事业的先驱。主要学术贡献如下：第一，总结数十年经验和研究成果，于 20 世纪 50 年代中后期提出了"有病必查、查出必治、治必彻底"的结核病防治基本策略，坚持联合、规范和足够疗程，以防止耐药，保证疗效及最大程度减少复发，做到"治必彻底，治寓于防"。第二，研发国产异烟肼，开启结核病化疗新时代。1952 年，由罗氏公司研发的异烟肼在美国上市，但对新中国实行封锁。吴绍青教授通过协作成功研制出国产异烟肼，并迅速向全国推广，惠及全国结核病患者。第三，1956 年开始，吴绍青教授开展肺功能测验技术的研究，并出版了我国第一本关于肺功能的参考书，填补了当时国内的空白。

裘祖源（1904—1988 年）

我国著名的防痨专家，为我国防痨事业和中国防痨协会的发展作出了重大贡献，担任过《中华结核和呼吸杂志》第一、二届总编辑。主要贡献如下：第一，现代结核病防治模式的先导，最早尝试由单纯生物学模式，向生物、心理

和社会医学模式的转变。第二，创建我国第一个结核病流行病研究室。第三，首次报告了我国城市、农村、少数民族结核病流行病调查结果。第四，建立结核病试验区，使防病治病与研究结合起来。

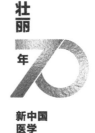

朱贵卿（1908—1983 年）

我国泰斗级的呼吸内科学及结核病学专家。北京协和医院呼吸科是朱贵卿教授亲手建立起来的，此后在罗慰慈教授、朱元珏教授领导下发扬光大，相当长一段时间影响巨大。朱贵卿教授逝世前抱重病主编了我国第一部《呼吸内科学》，在那个年代该书堪称我国权威性专业著作并获奖。朱教授一生注重培育人才，为我国培养了大批优秀的临床医学专家。

穆魁津（1917—1997 年）

我国呼吸病学的先驱，同时又是我国呼吸病学专业早期创始人和奠基人之一。穆教授曾任中华医学会呼吸病学分会第一任主任委员、第二任名誉主任委员、《中华结核和呼吸杂志》第一届编辑委员会副总编。1986 年，穆教授召集全国六大行政区的相关人员在全国范围内开展了肺功能正常值的测定，首次获得国人的大规模临床数据，这是 20 世纪 50 年代以来第一次大规模采用现代仪器和测试方法取得的科学数据，集中反映了当时条件下我国人民肺功能的基本状况并制定了国人肺功能正常值，后来为学界广泛引用。

李华德（1924—2019 年）

孙忠亮教授、贾友明教授、吴绍青教授的后继者，他是我国呼吸功能测定和机械通气的开拓者之一，长期致力于呼吸衰竭的基础研究和临床防治，具有丰富的临床实践经验，主编或参与编写了《肺病学》《肺心病学》《机械呼吸器的临床应用》《人体生理学》《实用内科学》等学术著作，并撰写了大量有关呼吸病理生理、肺功能测验和呼吸衰竭等方面的科研论文。刘又宁教授感慨道，"李华德教授动手能力超强，还自行研制了肺功能仪和呼吸机。据说，大查房时，李教授曾带着一把螺丝刀，遇见血气分析仪坏了，当场就告诉大家如何修理。呼吸专家必须会动手，这是个传统，几乎全球知名专家都具备这个特点。"

于润江（1925—2018 年）

我国呼吸病学界颇具盛誉的前辈。于润江教授编写的《内科讲座·呼吸分册》《急重症抢救和监护》等，出版于 1981—1983 年——正值知识匮乏、百废待兴的时代，上述著作给予国内呼吸科医生很好的指导。1989 年，由他牵头创建了隶属于卫生部的中国医科大学呼吸疾病研究所，他所领导的呼吸科也被教育部认定为首批国家重点学科。

四、走向未来，中国呼吸学科机遇与挑战

钟南山院士指出，目前，呼吸学科最大的挑战在于呼吸慢病（肺癌、哮喘、慢阻肺、间质性肺病等）防控。近几年，尽管肺癌患者 5 年生存率有了较大进步，但并未超过 20%。而且，中国医疗负担并未实现全覆盖，肺癌靶向药物以及慢阻肺二联、三联药物都很昂贵，诸如特发性肺纤维化疾病，患者一年药费就要十几万元。因此，我们应该尽量进行早期筛查，发展适合国情的"效优、简便、价廉、安全"的药物、技术、器械。此外，我国在临床研究方面实际上有很大优势，其中临床资源众多，病种丰富，可以建立大数据平台，对很多疾病的临床亚型进行分析，进而可以对疾病发生、发展会有更新的认识。未来十年，最困难的疾病应该会得到有效控制，特别严重的患者会减少。中国肺癌患者 5 年生存率预计将会提升至 30% 及以上。

最后，钟南山院士表示，"青年医师不要满足于做一名合格的医生。书上有的，要去学。书上没有的，要学会去突破。"

刘又宁教授也指出，"呼吸科重任在于慢阻肺、肺癌，而这两个疾病的'源头'都与吸烟和空气污染有关，因此，呼吸科医生要带头严格控烟，并且大力宣传改善空气质量的重要性。同时，也不要轻视感染，我个人认为呼吸科医生如果不会治疗肺炎，就是治不好病的医生。为何这么讲？因为哮喘、慢阻肺，都要终身用药，肺癌更不用说，肺纤维化也很难治愈，只有肺炎能够彻底治愈。因此，呼吸科医生应该继续在我国各临床科室中发挥引领作用，重视感染性疾病的诊治与研究。"

学科档案：中国呼吸学科发展大事记

1952 年：吴绍青教授与中国人民解放军军事医学科学院合作，自力更生，成功合成了结核病治疗药物异烟肼，迅速在全国推广应用。

1953 年：我国结核和呼吸专业方面最具有影响力、权威性的学术期刊——《中华结核和呼吸杂志》（当时期刊名称《中华结核病科杂志》），经中华医学会批准创刊，裘祖源教授为总编辑，吴绍青、朱贵卿、崔谷忱、何穆为副总编。

1961 年：吴绍青、李华德等编写出版了我国第一本有关肺功能测验的专著——《肺功能测验在临床上的应用》。该书对呼吸生理、肺功能测验的价值、测验方法、肺功能正常值和各类肺疾病肺功能的改变均作了重点阐述，同时对测验方法和步骤的描述极为详尽。

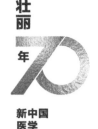

1980 年：在广州召开第一次全国内科学术会议期间，与会的呼吸病学专家抓住时机成立了由 47 人组成的中华医学会呼吸病学分会第一届委员会，选取穆魁津为主任委员，孙忠亮、段生福为副主任委员。

1986 年：穆魁津教授召集全国六大行政区的相关人员在全国范围内开展了肺功能正常值的测定，首次获得国人的大规模临床数据。

1989 年：由于润江教授创建的中国医科大学呼吸疾病研究所被教育部认定为首批国家重点学科。

1990 年：刘又宁教授等编写并出版了《机械通气与临床》。该书是国内第一本系统论述机械通气的专著，是当时从事临床机械通气者不可多得的重要参考书。

1991 年：第一届中日呼吸疾病学术研讨会在京举行，共有 276 名代表参加，其中日方代表 41 名。

1996 年：在北京国际会议中心召开了第四届亚太呼吸病学术会议（APSR），这是 APSR 第一次在中国召开，也是由中华医学会呼吸病学分会主办的第一个大型国际会议。

2003 年：SARS 疫情突如其来的暴发，给全国乃至全世界造成了极大的危害。全国呼吸科医生们"临危不惧"，与其他科医生共同奋斗，自 6 月份起，SARS 传播得到了有效控制。

2005 年：钟南山院士当选为中华医学会会长，是有史以来第一名学者会长。

2006 年：从此年开始，由刘又宁教授牵头完成了全国性大样本成人社区获得性肺炎（CAP）和医院获得性肺炎（HAP）流行病学调查，并开展了肺真菌病的全国多中心回顾性分析，首次明确我国下呼吸道感染不同于国外病原学流行病学特点。

2007 年：钟南山院士等发表在《柳叶刀》上的研究发现，羧甲司坦可有效预防慢阻肺急性加重，还可以显著减少医疗费用。

2013 年：H7N9 禽流感疫情来袭，与 SARS 同样突如其来，中国的卫生应急有序进行，被世界卫生组织誉为"全球典范"。

2017 年：钟南山教授团队在《新英格兰医学杂志》上发布 Tie-COPD 的研究成果，证明慢阻肺早期干预有效。

2018 年：王辰院士牵头的"中国成人肺部健康研究"的首项成果显示，我国慢阻肺患者人数逼近 1 亿，已经成为与高血压、糖尿病"等量齐观"的慢性疾病。

（作者：中国医学论坛报　邢英）

祖国才是事业发展的福地

——访天津医科大学总医院呼吸与危重症医学科陈宝元教授

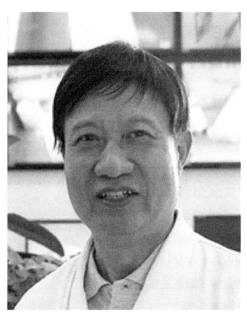

陈宝元教授

一、"当时，睡眠呼吸疾病是一个全新的领域"

1989 年，陈宝元教授在加拿大卡尔加里大学"阿尔伯塔睡眠中心"留学。陈教授的导师是国际上非常有影响力的睡眠呼吸疾病专家雷莫斯（John Remmers）教授和怀特洛（William Whitelaw）教授，他们也是睡眠呼吸疾病的开拓者之一。

当时，睡眠呼吸疾病的临床工作在发达国家也仅仅处在开始阶段。国际上，尚无电脑系统操作的多导睡眠图（PSG），只是用基础生理学研究的多导生理记录仪做睡眠监测和研究。这种仪器无电脑系统操控，仅是用热笔纸记录一夜患者睡眠状态下的生理信号。一位患者一夜记录纸的厚度可达 10~15 厘米，分析一个患者的记录资料（进行睡眠分期）需要几个小时的时间。

陈教授在"阿尔伯塔睡眠中心"，参与了第一套计算机控制的 PSG、第一代治疗睡眠呼吸暂停综合征的无创呼吸机（CPAP、Auto-CPAP、BiPAP）研制与临床研究，并开展了多项阻塞性睡眠呼吸暂停综合征发病机制的临床和基础研究。陈教授回忆道，"当时，睡眠呼吸疾病是一个全新的领域，国内又十分缺乏具有专业知识和技能的医生和研究人员。我坚信，随着国家改革开放的力度不断加大和政策的不断推进，具有一定睡眠医学专业知识的我，在国内的睡眠呼吸疾病领域一定会有所作为，基于这样一个时代背景和想法，我回到了阔别几年的祖国，开始了我的中国睡眠呼吸疾病的临床和学术生涯。"

二、"很自豪能为睡眠呼吸疾病领域
奉献一份力量"

回国后，陈教授的工作立刻得到天津医科大学总医院领导的支持。医院在经费很紧张的情况下，花了很大一笔钱从国外购进了国内第一台高质量信号记录睡眠监测设备——多导睡眠监测仪。很快，陈教授的工作就进入了轨道。

陈教授回忆道，"回国后，我有幸参加了我国睡眠呼吸疾病领域的开拓者黄席珍教授举办的第一次全国睡眠疾病学术会议（北京），并且作为东道主协助黄教授组织举办了第二届全国睡眠疾病学术会议（天津），此次会议不但规模空前，还具有显著的国际学术会特点，国际上8个国家的睡眠学会主席到会。"

回国后第4年，中华医学会呼吸病学分会成立了"睡眠呼吸障碍学组"。该学组成为呼吸病学分会的第八个学术分支。陈教授被荣选为呼吸病学分会常委，睡眠呼吸障碍学组的副组长、组长等学术职务。近20年，学组召开了7次全国性睡眠呼吸疾病专业学术会，组织了多项关于睡眠呼吸暂停的多中心临床研究。

近年来，特别是近10年来，国内睡眠呼吸疾病领域有了快速的发展。睡眠呼吸疾病（特别是睡眠呼吸暂停）的临床诊治工作在全国各个省市普遍开展，全国的睡眠实验室数量至少有1 000家。为推进和规范国内睡眠呼吸疾病，学组组织制定和发表了多个睡眠呼吸暂停相关的临床工作诊治指南和专家共识。在基础研究方面，这些年来我们创新性地开展了睡眠呼吸暂停模式间歇低氧系统性损伤和干预的研究。全国范围内该方向研究，获得近百项国家自然科学基金的支持，累计科研经费高达3 000多万。

回国后，陈教授从一名主治医生，晋升为主任医师、二级教授，还作为博士和硕士生导师，培养过几十名研究生与国外留学生，为我国和国际的睡眠呼吸疾病领域输送了急需的人才。此外，陈教授在国内多个学术组织担任重要的学术职务，在引领学科发展和制定学科规范中有重要的影响力。

"回想起回国后这些年的历程，我深深地体会到，祖国才是我事业发展的福地。我能用国外学到的知识，为患者服务，为中国的睡眠呼吸领域奉献，能作为中国的学者在国际会议上讲述中国的研究成果，感到由衷的光荣和自豪。我发自内心的感谢祖国对我的培养，感谢这个伟大的改革开放时代，让我能有机会为我热爱和执着的睡眠呼吸疾病领域奉献一份力量。"陈教授感慨道。

（作者：天津医科大学总医院　王俊苏）

传承开拓精神，探索未知奥秘
——70 年神经学科回溯与展望

在人类进化为优势物种的漫漫历史长河中，大脑作为高级中枢发挥着重要作用。然而，鉴于大脑的特殊功能，且处于颅骨的严密保护中，长久以来医生对脑部疾病的认识并不足够，针对疾病的诊断和治疗方式同样捉襟见肘。步入近代以后，科学技术突飞猛进，神经科医生力求跟随科技发展的步伐，跨越认知的鸿沟，不断拓宽诊疗的边界。我国神经科同样是在新中国成立后实现了快速发展，其中具有里程碑意义的是哪些事件？哪些医疗决策改变了患者的疾病进程？

恰逢新中国成立 70 周年，我们带着这些疑问采访了在神经科各亚学科领域建树颇丰的崔丽英教授、张振馨教授、王拥军教授和凌锋教授。70 年来我国神经疾病诊疗水平稳步提升，他们是见证者和亲历者，同时也是缔造者和贡献者。从他们的口述中，我国神经科发展的历史长卷铺展开来，让我们跟随笔者掀开扉页，重温那些神经学科历史上举足轻重的改变……

一、初创之路：老档案记录我国神经科从无到有的故事

中华医学会神经病学分会主任委员、北京协和医院神经病学系主任崔丽英教授介绍，早在 1919 年，北京协和医院校董事会即聘请安德鲁·伍兹（Andrew H Woods）任神经学系主任，并筹建北京协和医院神经精神科。1921 年北京协和医院正式开诊，成立神经精神科，安德鲁·伍兹为负责人。

1934 年，北京协和医学院毕业生许英魁加入神经精神科，并于 1938 年赴德国、美国、英国考察，同年在著名期刊《大脑》（Brain）发表论文，阐述一氧化碳中毒脑病病理特点，引起国际医学界巨大反响，被许多国外教科书引用。

但纵观全国，直至新中国成立前夕，我国 27 所医学院校中，仅有 12 所

有专职医生讲授神经病学，全国神经科工作者 30 余人，专科床位仅有 200 张左右。

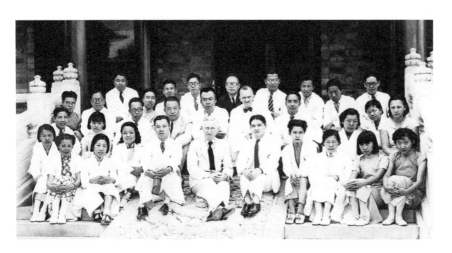

1936 年北京协和医院神经精神科在医院西花园的合影第二排左起第六人为第三任外籍科主任理查德·雷曼（Richard S. Lyman）教授，第二排左起第五人为许英魁教授，第一排左起第七人为冯应琨教授

    1948 年，北京协和医院复院，许英魁成为首任国人神经科主任。1951 年 8 月，中华医学会神经精神科学会成立，许英魁出任第一届主任委员。1954 年，中华医学会神经精神科学会成立，决定创立《中华神经精神科杂志》，并于随后组成了以许英魁教授为首的编委会。1955 年 3 月 13 日，《中华神经精神科杂志》创刊号问世，由人民卫生出版社出版，为季刊。1959 年，改为双月刊，并开始刊登英文目录和主要论著的英文摘要。

    北京协和医院神经科的第二任国人主任冯应琨教授在 1955 年建立了全国第一个临床脑电图实验室，是我国临床脑电图学的奠基人。他编写出版的《临床脑电图学》和《脑电图图谱》是国内有关脑电图的权威性著述。他首创改进的蝶骨电极，不仅普及到全国，也让欧美同行知道了中国有个"Y K Feng"。

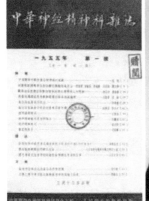 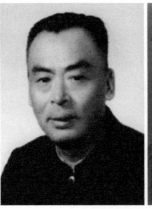 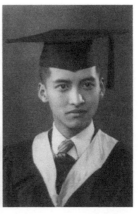

《中华神经精神科杂志》第 1 期封面书影（左）；许英魁教授（中）；冯应琨教授（右）

1963 年 11 月 25 日至 12 月 2 日，第一届全国神经精神科学术会议在广州召开。《中华神经精神科杂志》从 1964 年第 1 期起，较详细地报道了这次大会的内容，重点介绍了有关脑血吸虫病的病理，脑血管疾病的临床、病理及外科治疗，颞叶癫痫的临床、脑电生理，颅内肿瘤快速显微诊断和手术治疗，神经系统疾病的脑脊液转氨酶测定等，集中反映了新中国成立以来我国神经病学、神经外科学和精神病学的成就和进展。

郭玉璞教授曾任《中华神经精神科杂志》总编，1994 年《中华神经科杂志》独立成刊，他担任第一届总编，传承和发展了神经病理，91 岁高龄仍坚持临床工作一线。汤晓芙教授在国内最早组建了肌电图和临床神经电生理学组，为国内培养了较多的临床神经电生理方面的优秀人才。

崔丽英教授感慨道，在她 2002—2018 年担任北京协和医院神经科主任期间，一直得益于前辈李舜伟主任和刘秀琴主任的培养和言传身教。传承和发扬北京协和医院的文化和精神是责任，更是医院可持续发展的精髓。

二、回顾经典研究：中国原创为临床实践注入新活力

（一）脑血管病治疗从"望天收"到有证可循

1. 脑血管病防控初见成效

2013 年，在国家科技部和国家卫生计生委疾病预防控制局的支持下，北京市神经外科研究所联合中国疾病预防控制中心慢病中心共同完成了全国卒中流行病学专项调查，数据显示我国卒中防控有 4 个令人鼓舞的变化。现任中国卒中学会常务副会长、首都医科大学附属北京天坛医院常务副院长的王拥军教授简要介绍道，"第一，我国卒中发病年龄越来越高，表明我国一级预防非常到位，对推迟发病起到重要作用；第二，无论是城市还是农村，卒中致死率均有下降；第三，城市的卒中发病率在下降；第四，一年卒中复发率与欧美国家持平，已经降至 8%~10% 之间，说明我国的卒中二级预防卓有成效。过去卒中治疗基本是'望天收'，而如今我国卒中防控的这些成绩和进步来之不易，应归功于越来越多的中国医生遵循指南进行治疗。"

我国卒中防控的可喜变化还应归功于我国政府对卒中防控工作的高度重视和统筹组织。卒中筛查和防控项目的开展使得更多的临床医生开始关注卒中预防；国家医疗质控体系的建立和完善使得临床的规范化程度越来越高，中国脑血管病医疗质量研究已经成为国际医疗质量研究的耀眼明星，脑血管病主要医疗质量指标已经达到国际先进水平；从第十一个五年计划以来，政府对脑血管病的临床研究投入日益加大，到第十三个五年计划期间，研究投入达到历史高

峰，使得更多的临床医生有热情和有能力参与国际脑血管病的研究；丰富多彩的科学普及活动使得全民脑血管病防控素质日益提高。

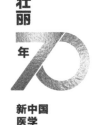

2. 循证医学带来的可喜变化

时针倒转至 1978 年，当时我国刚刚改革开放，王拥军教授恰好步入大学校门，1982 年毕业后走上工作岗位。回忆起那时脑血管病的治疗情景他仍历历在目，"当时 CT 等影像设备还没有引进，医生很难鉴别患者到底是出血性卒中还是缺血性卒中，只能依靠临床量表和腰穿结果，急的、重的就判断患者可能是出血性卒中；一般治疗方案是肝素（5 000 单位／每天）加烟酸（1g）扩血管，病房仿佛浴室一般，每个患者都像喝醉酒一样满面通红，这样的场景可能现在医生都难以想象。"

改变要从 20 世纪 90 年代说起。国际上一个个重磅临床研究接连发表，改变了卒中急性期治疗和二级预防的传统治疗方案。1995 年的 NINDS 研究奠定了静脉溶栓在急性期治疗的地位，约 1/3 的患者因此获益，治疗效果大幅提升，令临床医生非常欣喜。在二级预防方面，1996 年 CAST 和 IST 试验先后证实阿司匹林可以用于缺血性脑血管病二级预防；1999 年 PROGRESS 研究证实控制血压在卒中二级预防中的有效性；2006 年发表的 SPARC 研究证实，对于非心源性缺血性卒中或短暂性脑缺血发作（TIA），强化降低胆固醇可使卒中的相对风险降低。随着研究证据不断公布，指南随之不断更新，我国医生开始逐步遵循指南进行规范治疗。

3. 中国原创的力量

既往几乎所有改写指南的研究均来自国外，但在 2013 年，我国的 CHANCE 研究在《新英格兰医学杂志》（N Engl J Med）发表，它为非致残性脑血管病患者提供了更有效的复发预防方案，改写了国际指南。像是在沉闷的湖心中投入了一枚石块，一时间 CHANCE 研究的影响播散开来，我国学者士气大振，科研信心满满。CHANCE 研究像是一针"兴奋剂"，为我国卒中临床研究事业注入了新的活力，从此神经科的同道开始追求改写指南等更高的临床科研目标。

而作为 CHANCE 研究的领导者，王拥军教授对记者讲述了他第一次参加国际会议的难忘经历。"2001 年我第一次赴美参加国际卒中大会，发现竟然有十余个分会场，每个分会场的话题我都很感兴趣，不知道该选择哪一个。整个会场也几乎看不到中国人，很多参会者见到我非常惊讶。"而现在随着中国与国际的学术交流不断加深，国际大会甚至会为中国单独开辟专门的会场，这种改变是巨大的。

（二）揭示中国痴呆和帕金森病流行现状的真相

根据世界卫生组织（WHO）官网数据，2019 年全球约有 5 000 万痴呆患者。每年新增病例 1 000 万。阿尔茨海默病（AD）是痴呆最常见的形式，约占痴呆病例的 60%~70%。痴呆患者总数到 2030 年将达 8 200 万，到 2050 年将达 1.52 亿。根据国际阿尔兹海默病协会报告，全球每 3 秒就新增 1 例痴呆患者。我国现有痴呆患者约为 900 万，其中痴呆期 AD 患者约有 600 万，已居世界第一，同时也是全球增速最快的国家 / 地区之一。

然而在十余年前，学术界和公众对帕金森病和痴呆在中国流行现状的普遍认知却并非如此。"中国是世界上帕金森病最少的国家，也是痴呆的低危地区"——这一错误结论被 WHO 引用长达 25 年之久。直到 2005 年，两篇关于中国帕金森病和痴呆亚型患病率的文章发表之后，有关帕金森病和痴呆的认知误区才得以扭转。

这两篇文章的作者都是北京协和医院的张振馨教授。她领导全国四个城市在约 5 万 55 岁以上居民中进行痴呆的患病率、发病率、死亡率调查，并研究疾病的危险因素和保护因素，以及遗传因素在该病发生中的作用。张振馨教授也凭借帕金森病、痴呆的临床、流行病学和病因研究，荣获 2006 年中华医学科学技术进步奖一等奖；凭借帕金森病和痴呆流行病学及干预、控制研究，荣获 2008 年国家科学技术进步奖二等奖。

众所周知，流行病学调查是对耐心和毅力的考验。对于来自上海的大家闺秀张振馨教授来说，下乡是家常便饭。她坚持让临床医生去做流行病学调查，以保证诊断和数据的准确性。即便如此，她拿到所有数据还是要反复核查 5 遍才确认。

张振馨教授这样理解流行病学调查，"在和患者不断接触交流过程中，医生不断积累诊断经验，这些是光看书本学不到的。通过大量的临床实践，医生整体的诊疗水平才能得到提升。流行病学调查不仅可以反映疾病的流行情况，更能为临床科研提供新的线索和方向。"

随着我国人口老龄化趋势的加剧，痴呆防治面临严峻挑战。张振馨教授特别强调，应重视对轻度认知损害的宣传和科普，只有从这个阶段进行干预，患者发展为痴呆的可能性才会降低。

三、面向未来：人工智能在"招手"

2019 年 6 月 24 日《柳叶刀》（*The Lancet*）在线发表的研究显示，卒中是中国成人第一致死病因。70 年之中我国神经科的疾病谱不断变化，近年来脑血管疾病占比呈现上升态势。虽然我国脑血管病防治工作已经取得了一些

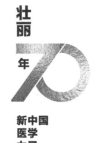

成绩，但依然任重道远，挑战总是和机会并存，时代为我们带来了新的历史机遇。

王拥军教授在中国卒中学会第五届学术年会暨 2019 天坛国际脑血管病会议上发布了我国首部《中国脑血管病临床管理指南》，与指南同步发布的脑血管病诊疗人工智能（AI）辅助决策系统让人眼前一亮。依据我国的现实国情，约 70% 的患者能够接受规范化诊疗，基层的水平更低一些。临床医生面临的问题是如何快速根据患者情况和指南推荐进行临床决策。而这套全新亮相的 AI 辅助决策系统将更好地解决这个问题，它是"专家的大脑"与"图书馆"的结合体，可以将患者的临床信息、影像特征和检验信息进行综合汇总，实现对患者可能病因的科学分析；与纳入系统的最新临床研究证据和指南有机整合在一起，制定出个体化的治疗方案。这一系统可以使更多基层患者得到高质量诊疗服务，减少不必要的医疗支出，为医疗可及性作出贡献。

如此"酷炫"的 AI 辅助决策系统是否真的可以改进临床质量？这需要进一步开展随机对照研究来验证它的有效性。一项基于脑血管病临床诊疗辅助决策系统的医疗质量改进研究——金桥工程Ⅱ已经启动，将对此进行验证。能否依靠大数据和人工智能这些新工具弥补我国基层医疗的短板？先进可靠的医疗辅助手段能否成为医生的好帮手？让我们拭目以待。

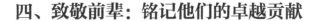

四、致敬前辈：铭记他们的卓越贡献

在神经科发展过程中，诸多专家投身学科建设，张沅昌教授、黄克维教授、黄友岐教授和刘多三教授等，都为我国神经科发展作出了不可磨灭的贡献。

张沅昌

国内较早从事神经病学的开拓者之一。1950 年回国后，历任神经病学研究所所长和上海华山医院神经内科主任。1980 年筹建上海第一医学院神经病学研究所。

黄克维

我国神经病理学创始人之一。1939 年任成都中央大学医学院教授。1983 年在国内外首先提出成人脊髓性肌萎缩为独立性疾病。

黄友岐

1948 年任湘雅医学院附属医院神经精神科主任，1954 年起接受卫生部委托为全国各地高等医学院校培养神经病学骨干，主编全国高等医药院校规划教材《神经病学》第 1 版和第 2 版。

刘多三

著名神经病学家、神经病理学家，1953 年创立白求恩医科大学神经内科，1955 年创立神经病理室。1980 年，白求恩医科大学第一医院神经内科成为全国第一个国家神经内科培训中心，刘多三教授任主任。

王新德

著名神经病学专家，原中华医学会神经病学分会主任委员，《中华神经科杂志》名誉总编辑，原卫生部北京医院脑系科主任。1962 年主编的专著《脑血管疾病》出版。

学科档案：中国神经学科发展大事记

1921 年：北京协和医院创立我国首个神经精神科。

1926 年：中国首例多发性硬化症患者病例报道发表。

1937 年：许英魁教授在《大脑》杂志上发表有关一氧化碳中毒病理特点的论文，在国际上引起很大反响，成为一氧化碳中毒病理变化的经典著作之一。

1952 年：成立中华医学会神经精神科学会，许英魁教授任第一任主任委员。

1955 年：《中华神经精神科杂志》创刊号问世。

1963 年：中华医学会第一届全国神经精神科学术会议在广州召开，收到论文 312 篇，其中神经科 118 篇。

1981 年：第一届全国脑血管病学术会议在苏州召开。

1984 年：中华医学会神经精神科学会肌电图和临床神经电生理学组成立。

1994 年：中华医学会神经精神科学会一分为二，成立中华医学会神经科学会和中华医学会精神科学会，《中华神经精神科杂志》也分为《中华神经科杂志》和《中华精神科杂志》。

2013 年：CHANCE 研究在《新英格兰医学杂志》发表，随后研究成果作为推荐意见写入美国心脏学会／美国卒中学会发布的《美国卒中二级预防指南》和《急性缺血性卒中早期管理指南》。

（作者：中国医学论坛报　张丽媛）

"我是新中国同龄人"

"祖国在我心中至高无上！"

——访北京宣武医院神经外科凌锋教授

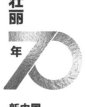

壮丽
70
年

新中国
医学
力量

2019年6月19日，夏日清晨明媚的阳光穿过中国国际神经外科研究所（CHINA-INI）的全玻璃外墙，这所形似大脑结构的建筑颇具未来感，2018年12月刚刚落成并投入使用，是亚太地区较大规模的神经科学医疗、科研和学术交流平台。我国脑科学领域的顶尖医生都亲切地称它为"智慧大脑"，他们汇聚于这晶莹剔透的建筑共同探索神经科学的奥秘。我们正是在这颇具哲学意味的建筑中采访了CHINA-INI的执行所长、北京宣武医院神经外科首席专家凌锋教授。

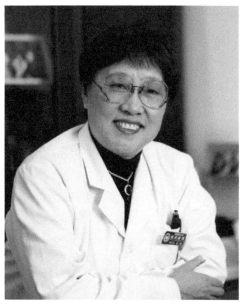

凌锋教授

一、中国志愿医生发起人——中国首位神经外科女博士

一踏入办公室，年近七旬的凌锋教授笑意盈盈起身迎接我们，她身着自己设计的白衣，手扶腰背部，似乎不太舒服，但声音依旧洪亮如钟，"我刚从宁夏回来，这次去宁夏又发展了150位志愿医生，就是回来之后腰不太舒服。"

中国志愿医生团队是一支由全国著名医疗专家组成的精干团队，致力于国家级贫困区县的医疗帮扶，2017年3月由凌锋教授发起成立，旨在通过"义诊扶贫、人才技术培训"等方式，精准支援贫困地区医疗机构建设、救助弱势病患群体、推动医疗援外工作。

在凌锋教授办公室的墙上最显眼的位置贴着3张半人高的表格，上面密密麻麻写着804个国家级重点贫困县及片区。在两年多的时间里，她和450多名志愿医生，走过了14个省份的106个贫困县，每到一处她就会在那个县的名字上盖一个小脚丫的印章。

凌锋教授是我国第一位神经外科女博士，她最早将神经介入放射学由法国引入中国。早年在法国留学期间，她经历了哪些一波三折？作为最早一批留学海外的医生，在她的心目中，又是如何理解"祖国"二字的？我们一起来听听凌锋教授的故事。

二、海外学有所成后，第一时间回归祖国怀抱

作为改革开放后较早一批留学生，凌锋教授回忆道，"我们刚到法国的时候，看到一次性的导管、注射器都好生羡慕。"凌锋教授伸出右手无名指，向我们展示了她打造影剂时，不小心被玻璃注射器割伤留下的瘢痕。我们国家当时的导管、导丝和注射器等器械非常稀缺，只能反复使用。

回国时，凌锋从法国带了4大箱导管、导丝和注射器。她还花了7 000法郎积蓄买了水溶性造影剂，足够用好几年的。她去上海到处找生产商，咨询国内是不是也可以做类似的导管导丝，得到的回复都是我们能做，但做不了这么细、这么软。

"当时真是什么都羡慕，什么都是别人的好，但是心里一直都有一个信念——将来我们国家的一定比他们的好。"她在法国拼命努力学习，一年之内拿了2张文凭，导师也问她愿不愿意留在法国继续读博士？凌锋教授当时心里想：要读就读咱们国家的博士，我们的博士不比别的国家差。

仿佛听到祖国的召唤一般，她对自己说，"我是第一个被派到这里学习的，我得把这项技术带回去！让更多的中国人能享受这项技术。"于是在结业考试后的第3天，凌锋就毅然决然地踏上了回国的飞机。

三、在世界学术舞台展示中国力量和大国责任

"祖国在我心里是至高无上的，没有祖国，个人就是一片随风飘零的叶子，而有了祖国，我们就有权利在世界大会上讲话，针对某个问题提出自己的观点和看法。正是因为国家的强盛，我们才更有底气和自信。"

2015年凌锋在罗马申办世界神经外科大会（WFNS）发表演说，完美解答了组委会成员的犀利提问：中国能支持多少发展中国家的医生参会？"我国可以支持50人全面免费学习1个月，并为100人解决食宿，免注册费。"中国能否给所有国家的代表签证？一位比利时专员"抢答"："她是他们国家的政协委员，没问题的！"

"我们的申办非常顺利，毫无悬念一次通过。其实正是因为我们的国家强

大了，在世界上承担起更多大国责任，我作为代表才能挺直腰杆在国际大会上作出庄重承诺！"凌锋自豪地说。

从努力学习国外先进技术，到如今作为东道主举办国际大会，在世界舞台发出中国之声，改变就发生在这翻天覆地的 40 年。

（作者：中国医学论坛报　张丽媛）

壮丽
70
年

新中国
医学
力量

以人为本，建设健康中国
——回顾中国妇产科学发展历程

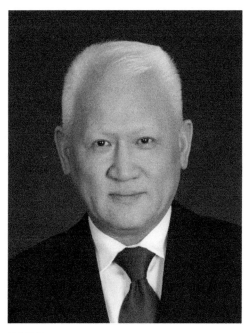

沈铿教授

翻开厚重的妇产科学篇章，回望新中国成立以来的学科发展历程，脑海中顿时浮想联翩，林巧稚、绒癌、红房子医院、试管婴儿、保生育……那些人、那些事争先恐后地扑面而来，一窝蜂似的想要从胸中迸发而出，一时间，竟不知从何下笔。

"过去我们妇科肿瘤的治疗模式是以瘤为主，（只要）把肿瘤治好了，其他的都不管；现在的治疗目标是以人为本，肿瘤治好了，人的生活质量也要保证，这就给妇科肿瘤大夫提出了很多的任务和新的要求。"在北京协和医院妇产科学系办公室里，听到中华医学会妇产科学分会现任主任委员、北京协和医院妇产科学系主任沈铿教授微笑着同时很认真地说出这番话时，一切似乎豁然开朗起来。"从'以病为主'到'以人为本'，这就是变化的核心，不管是妇产科还是妇科肿瘤，治疗的时候都要想到人。"

一、初创之路：由点及面，星星之火传遍全国

严格说来，我国妇产科的起源最早可以追溯到春秋战国时期，那时中医已经开始出现内科、外科和妇（产）儿科的分工，《史记·扁鹊仓公列传》中更记载名医扁鹊曾于赵国邯郸为"带下医"，以治疗妇科疾病为主。不过，若论西医妇产科在中国的萌芽，则主要发生于19世纪末、20世纪初，一些传教士医生在广东、福建等沿海城市率先开始妇产科医疗工作，将西医的理念带入中国。1911年后，随着妇女思想的自我解放，越来越多的年轻女子开始进入学堂，学习医学知识，正是在那个时期，中国的妇产科学迎来了快

速建立和发展的契机。

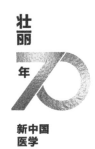

（一）人才队伍组建

20 世纪初期，以杨崇瑞、王淑贞、林巧稚、梁毅文等为代表的一批有志于投身祖国医药卫生事业的知识女青年，先后从协和医学院等高等院校学成归来，甚至远赴海外的顶级医学中心修习，她们怀揣着满腔热忱，分别扎根于北京、上海、广州等地，在潜心专业研究和临床工作的同时，也孜孜不倦地为我国妇产科学事业的发展壮大播撒火种，培养人才，为新中国成立后的学科建设夯实了基础。

例如，上海西门妇孺医院妇科主任兼上海女子医学院教授的王淑贞，积极引进国外的先进医疗技术与教学方法，使妇产科得到了迅速发展。她认为，医、教、研三方面的工作必须结合进行，医学科研工作是教学医院的重要任务之一，医学科研既要为医疗服务，又要为教学服务。在培养研究生、进修医生方面，她也做了大量细致的工作，完全属于高标准、严要求，绝不容许半点糊弄。

（二）框架体系搭建

以妇幼保健为例，1928 年，杨崇瑞在中华医学会第七次大会上报告"我国助产教育"，提及产科教育计划，拟在各省创办国立产科学校及附属医院以供实习。自 1929 年起，她陆续创办了 60 所助产学校。1930 年，拟定《助产士管理法》，设讲习所培训旧式接生员，呼吁新旧式助产士一律登记注册。从此新式接生方法逐渐得到推广，成为我国妇婴保健史上的一项重大改革与进展。

1949 年 9 月，中国人民政治协商会议审议通过《共同纲领》，明确提出"注意保护母亲、婴儿和儿童的健康"。10 月底卫生部成立，内设妇幼卫生局，地方各级卫生部门内设妇幼卫生处（科），建立了自上而下完整的妇幼健康行政管理体系。1950 年开始探索设立妇幼保健专业机构，逐步构筑起保障妇女儿童健康的专业服务阵地，为妇幼健康事业发展奠定了基础。

（三）学会组织构建

1937 年 4 月，中华医学会第十二次大会在上海召开。大会期间，内科、外科、妇产科、小儿科等 12 个专科宣布成立学会，隶属于中华医学会，马士敦担任第一届妇产科学会会长。专科学会的成立，为全国妇产科医生提供了学术交流的专门平台，成为联络各地妇产科学精英的良好纽带，标志着我国妇产科学专业告别各自为政、开始齐心协力共谋发展的时代。

1952 年，继第二次全国卫生会议后，中华医学会第十七次大会在北京召开，林巧稚当选为中华医学会妇产科学分会主任委员。1965 年，在林巧稚的主持推动下，召开了中华医学会第一届妇产科学术会议。

二、成就经典：凝聚智慧，以患者需求为导向

近百年间，我国妇产科学事业发展瞬息万变，特别是在物联互通的信息化时代，各项创新成果层出不穷，治疗更加精准（靶向药物）、手术更加微创（腔镜、机器人）、距离也不再成问题（VR）……这些都无一例外地在推动着整个行业快速前进。然而，若要从中选择两个最具划时代意义的成果，那么大剂量化疗根治绒癌和大陆首例试管婴儿诞生无疑是最当之无愧的经典代表。

（一）大剂量化疗根治绒癌

曾经在相当长的一段时间里，绒癌对于所有女性而言都是"死神"的代名词，它的恶性程度高，转移发生快，即使手术切除子宫也可能无济于事，因此，并没有十分行之有效的治疗手段，死亡发生率高达90%以上，一旦发生转移，患者生存期可能只有半年。

从1949年开始，北京协和医院妇产科宋鸿钊教授及其团队展开了持续数年的研究探索，在先后尝试了氮芥、甲氧氮芥、中药紫草根等多种药物均以失败告终后，一种名为6-巯基嘌呤（6-MP）、用于白血病治疗的化疗药物让情况出现了转机。起初，他们按照白血病治疗方案小剂量、长疗程给药，结果疗程尚未结束患者便已离世，但尸体解剖发现该药物对肿瘤细胞实际已起效，于是他们调整策略，将治疗方案改为大剂量、短疗程，终于在1958年第一例绒癌肺转移患者经治愈后出院。

此后，他们再接再厉，不仅开拓了更多适用于绒癌的化疗药物，摸索出最适剂量、搭配组合与不同给药途径，极大地降低了死亡率，更重要的是，证明了单纯药物化疗治疗绒癌的可行性，让保留子宫成为可能，使患病女性避免了生育功能的损失。

（二）大陆首例试管婴儿诞生

20世纪60年代，北京大学第三医院妇产科张丽珠教授在门诊常常会遇到一些闭经的女学生，而在治疗月经病等女性生殖内分泌疾病时，又会接触到许多不孕不育的患者，于是，张丽珠教授将研究重点转向了生殖内分泌与不孕不育领域，在国内率先开展性激素检测技术，并建立了国内最早的生殖内分泌实验室。

1984年，张丽珠教授及其团队开始研究体外受精和胚胎移植技术（IVF-ET，即试管婴儿），当时正值改革开放初期，研究经费有限，设备条件也相对落后，她却并未因此打退堂鼓。那时候通用的取卵技术是腹腔镜取卵，可大

量病例调查研究发现中国的情况有其特殊性——北方地区患者的输卵管阻塞有31.3%是由结核引起的，对这些患者使用腹腔镜时很难看到卵泡。重重困难之下，她们只好采取"曲线救国"的策略，在开腹手术治疗盆腔疾病的同时取卵，以手摸寻找卵泡位置。此后，这种方法才慢慢地被张丽珠教授发明的B超引导下一根针取卵所替代，而后者也在1989年因创伤小、可重复进行等优点被列为常规取卵法。

卵子取出来后需要立即进行体外受精，但是受精成功率并不高，同样的条件和操作往往要重复多次。功夫不负有心人，1988年3月，我国大陆首例试管婴儿终于在北京大学第三医院诞生，标志着我国辅助生殖技术达到国际先进水平。此后，我国首例赠卵试管婴儿、首例冻融胚胎试管婴儿、首例代孕母亲试管婴儿等相继诞生。张丽珠教授团队在上千次的试炼之后，将临床妊娠率从早期的6.4%提升至32%，活婴率达到20%，标志着中国从此在试管婴儿技术上迈入国际领先行列，张丽珠教授本人也被誉为"神州试管婴儿之母"。

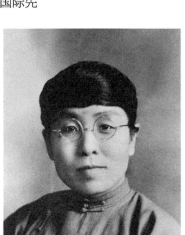

杨崇瑞

三、致敬前辈：肩负"第一"，
她们步履坚定

高山仰止，景行行止。在漫长而艰苦的岁月中，在杨崇瑞、王淑贞、林巧稚、梁毅文等先辈的带领下，一代又一代医学专家致力于我国妇产科学事业建设，拓荒开疆，殚精竭虑，不仅构建了完整的妇产

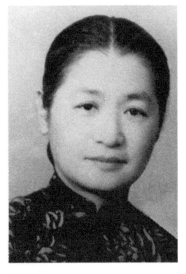

王淑贞

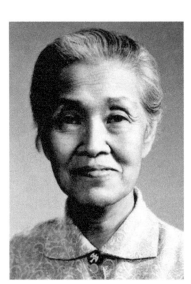

林巧稚

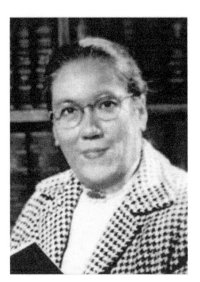

梁毅文

科学专业体系，形成了集医教研于一体的妇产科学教育框架，而且不断开拓创新，带着累累硕果数次登顶国际妇产科学界的舞台，向世界展示了中国妇产科学界的整体实力。

杨崇瑞（1891—1983 年）

中国近代妇幼卫生事业创始人，中国助产教育的开拓者，原中华人民共和国卫生部第一任妇幼卫生局局长。

1929 年，她筹建了中国第一所现代化的助产学校——北京国立第一助产学校和附属产院；1933 年创办南京中央助产学校，亲任校长；她在全国陆续建立了60 余所助产学校，培养了大批妇幼卫生人才，填补了我国妇幼卫生事业的空白。

20 世纪 20~30 年代，她帮助建立了初级卫生保健的基本原则，得到了国际认可。30 年代初，她就预见到人口问题的严重性，提出"限制人口数量，提高人口质量"的主张，主编《节育讯》，创办"节育指导所"，堪称我国倡导计划生育的先驱。

王淑贞（1899—1991 年）

中国现代妇产科学的奠基人之一。

1926 年，她在上海西门妇孺医院（红房子医院）创建了我国医学史上第一个妇科，是该院有史以来第一位担任科主任的中国人。1932 年，就任上海女子医学院院长，成为该院首任中国籍院长。1952 年，上海西门妇孺医院、上海红十字医院、中山医院妇产科合并，改组为上海第一医学院附属妇产科医院，她被任命为院长、教研室主任。

她担任院长 20 余年间，常常举办学术活动、专题报告及全国性培训班，为国家培养了大批妇婴保健人才。在 20 世纪 50~60 年代，上海第一医学院附属妇产科医院堪称我国妇产科学学术活动的中心。

她先后编写了多部专著，1960 年主编《妇产科学》是我国第一部高等医学院校妇产科学经典教科书，1977 年荣获全国科学大会奖；1979 年主编《妇产科理论与实践》荣获国庆 30 周年献礼奖，1982 年获全国优秀科技图书一等奖；1986 年主编中国医学百科全书《妇产科分卷》；1987 年主编《实用妇产科学》，获 1990 年全国优秀科技图书一等奖。

林巧稚（1901—1983 年）

中国现代妇产科学的主要开拓者和奠基人之一，中国科学院第一位女学部委员。

她在国内最早开展孕期母体免疫预防新生儿破伤风工作。1938 年，她对胎盘前置和胎盘早剥进行深入观察，发现鸦片成瘾是中国女性胎盘早剥的原因，

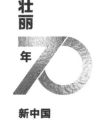

胎儿高死亡率和早产与孕母营养不良关系密切。她亲手接生五万多个孩子，被称为"万婴之母"。

1940年起担任北京协和医院第一位中国籍妇产科主任。在国内首先对妇产科进行学科规划，先后成立了生理产科、病理产科、妇科、妇科肿瘤、妇科病理、妇科内分泌、计划生育等专业组，在诸多方面开展研究。20世纪40年代组建中和医院妇产科，50年代筹建北京妇产医院并任院长，为祖国培养了一代又一代优秀的妇产科事业接班人。

梁毅文（1903—1991年）

中国现代妇产科学的奠基人之一。

1932年，她采用自体输血法挽救了宫外孕破裂致大出血患者的生命，是华南地区采用自体腹腔血液回输的第一人。1949年赴美国纽约深造时着重研究脱落细胞学，是第一位进行脱落细胞研究的中国专家。

她一生从事妇产科专业临床和研究长达67年，在兼任华南学院、广州医学院教授期间，培养了大批医学人才，与北京协和医院林巧稚并称"南梁北林"。

四、展望未来：数风流人物，还看今朝

几代人的不懈奋斗与坚守，终于换来振奋人心的辉煌成果。这些"肉眼可见"的数字增长，离不开国家医药卫生政策的大力扶持，更离不开广大妇产科医务人员、妇幼保健机构从业者数十年如一日的辛勤付出，以及时时不忘"以人为本"的照护原则。以妇科肿瘤领域为例，在多年的临床历练和实践中，以沈铿、马丁、吴小华等为代表的一批中坚力量，切实践行了"以人为本，以解决患者需求为先"的人文关怀理念。

《中国妇幼健康事业发展报告（2019）》中指出，新中国成立前，妇幼健康服务能力缺如，孕产妇死亡率高达1 500/10万，婴儿死亡率高达200‰，人均预期寿命仅有35岁；新中国成立后，妇女儿童健康水平不断提高，2018年全国孕产妇死亡率下降到18.3/10万，婴儿死亡率下降到6.1‰，人均预期寿命达到77岁，优于中高收入国家平均水平。新生儿死亡率、5岁以下儿童死亡率分别从1991年的33.1‰、61.0‰，下降至2018年的3.9‰、8.4‰，城乡、地区差距持续缩小。

此外，针对不同历史时期妇女主要健康问题，集中力量开展普查普治，2009—2018年农村妇女"两癌"（宫颈癌、乳腺癌）筛查项目覆盖范围由200个县（市、区）扩大至1 700多个，共计为8 500万妇女提供宫颈癌筛查，为2 000万妇女提供乳腺癌筛查。

国家癌症中心 2018 年发布的我国癌症患者生存情况显示，随着妇科肿瘤诊治水平的不断提高，宫颈癌、子宫体癌、卵巢癌的 5 年相对生存率分别从 2003—2005 年的 45.4%、55.1% 和 38.9%，提高到 2012—2015 年的 59.8%、72.8% 和 39.1%。

（一）为宫颈癌患者保留生育功能

从过去到现在，宫颈癌都是我国十分常见的妇科恶性肿瘤，传统的治疗方法主要是广泛性子宫切除和根治性放疗，接受手术的女性都将失去生育功能。21 世纪初，几位国内顶尖专家不约而同地将保留生育功能纳入到宫颈癌患者的手术预期目标中。

2002 年复旦大学附属肿瘤医院吴小华教授采用经腹盆腔淋巴结切除和根治性宫颈切除术（RAT），2004 年北京协和医院沈铿教授采用腹腔镜联合阴式广泛性子宫颈切除术（RVT），分别为年轻宫颈癌患者开展保留生育功能的手术，仅切除患病部分的宫颈，保留子宫从而保留生育功能，既为患者解除癌症痛苦，又让她们的生育权利免遭剥夺。2014 年，吴小华教授开设了国内第一个"宫颈癌保留生育功能诊疗"门诊，依托多学科协作（MDT）综合平台，为初诊患者提供手术咨询和指征评估，并为术后患者提供随访和备孕指导。华中科技大学同济医学院附属同济医院马丁院士课题组开展了宫颈癌新辅助化疗研究，结果发现，对年轻宫颈癌患者给予新辅助化疗后，经宫颈锥切术后病理检查显示癌变消退、腹腔镜淋巴结切除病检阴性，在严密随访条件下，可不切除子宫和卵巢，保留其生育功能。

（二）探索适合中国国情的宫颈癌筛查策略

筛查是癌症防控策略中的重要环节，若能早期发现、早期治疗宫颈癌，患者预后将会大为改观。

2004 年，沈铿教授在全国发起了一项名为"子宫颈癌的预防及癌前病变规范化诊断与治疗推广"的项目，集宫颈癌普查、教育和规范化治疗于一体，旨在对国内尤其是西部地区的妇女进行免费的子宫颈癌筛查。八年后，该项目在全国 23 个省、市、自治区建立了 120 个示范基地和示范点，覆盖人群近 3 亿，筛查出宫颈病变患者 89 万例，及时地诊断和治疗将有助于这些患者避免宫颈癌的发生。

2013 年和 2015 年，马丁院士研究团队先后发现中国人群宫颈癌易感基因位点和 HPV 整合位点，从而建立了宫颈癌预警模型和早期防治新策略，对于筛查宫颈癌易感人群、风险预测和防控极具参考价值。

不念过往，不畏将来。前辈们用热血和汗水铸就的丰功伟业，对所有妇产科后辈而言，既是基石——让他们站得更高，看得更远；也是镜子——提醒他

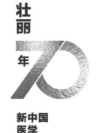
们时刻谨记"以人为本";更是动力——鞭策他们勇往直前,再创佳绩。

随着我国社会经济的发展和综合国力的提升,各行各业都站在了新的历史关口,妇幼健康事业也迎来了新的发展机遇。2019年7月15日,国务院印发《国务院关于实施健康中国行动的意见》,明确提出"实施妇幼健康促进行动"的主要任务,要求"针对婚前、孕前、孕期、儿童等阶段特点,积极引导家庭科学孕育和养育健康新生命,健全出生缺陷防治体系;加强儿童早期发展服务,完善婴幼儿照护服务和残疾儿童康复救助制度;促进生殖健康,推进农村妇女宫颈癌和乳腺癌检查",力争"到2022年和2030年,婴儿死亡率分别控制在7.5‰及以下和5‰及以下,孕产妇死亡率分别下降到18/10万及以下和12/10万及以下"。

展望未来,我国妇幼健康事业依然任重道远,但每一位妇产科人都信心满怀,在"以人为本"的理念感召下,在建设"健康中国"的伟大征程中,他们正策马加鞭,奋勇向前。

学科档案:中国妇产学科发展大事记

1926年:上海西门妇孺医院创建了我国医学史上第一个妇科。

1929年:中国第一所现代化助产学校北京国立第一助产学校成立。

1937年:中华医学会妇产科学会正式宣告成立,马士敦担任第一任会长。

1953年:《中华妇产科杂志》创刊,魏一斋出任第一、二届总编辑。

1958年:第一例绒癌肺转移患者经大剂量化疗后治愈,从北京协和医院出院。

1965年:中华医学会第一届妇产科学术会议召开。

1988年:我国大陆首例试管婴儿在北京大学第三医院诞生。

1989年:北京协和医院吴葆祯首先阐明了卵巢癌淋巴转移的规律,推行卵巢癌肿瘤细胞减灭术,显著提高治疗效果。该研究获得1989年国家科学技术进步二等奖。

1992年:我国首例赠卵试管婴儿诞生。

1995年:我国首例冻融胚胎试管婴儿诞生。

1996年:我国首例代孕母亲试管婴儿诞生。

1998年:我国单精子卵浆内注射试管婴儿诞生。

2006年,以郎景和为负责人的子宫内膜异位症课题组,提出"内膜决定论"的发病学说以及"源头治疗"的新型治疗策略,建立各型子宫内膜异位症的诊疗规范,获得2006年国家科学技术进步二等奖。

（作者:中国医学论坛报　黄蕾蕾）

"我是新中国同龄人"

如果生命重来，我还要选产科

——访山东大学齐鲁医院妇产科刘锡梅教授

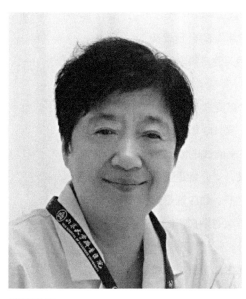

刘锡梅教授

"我这一生在产科工作四十多年，整天忙忙碌碌，接生的孩子用万计数。在山医（注：现山东大学医学院，原山东医学院、山东医科大学）给大学生、研究生、留学生上课，在临床工作中培养的学生全国各地都有。现在快70岁了还很忙很快乐，如果再选择还要选产科。"

——刘锡梅，写于2019年7月14日

一、干一行，爱一行

在那个特殊的年代，"上大学"犹如救命稻草般，点燃了每一位渴望改变命运的知识青年心中的焰火。1973年，时年24岁的刘锡梅便牢牢地抓住了那次珍贵的机会，从原济南军区山东生产建设兵团考入了潍坊医学院。"那年是考试和推荐相结合，不是光靠推荐的。不分专业，考分够了就上学了，（我）愿意学医，去了潍坊医学院。当时学制短，3年半，毕业以后就来齐鲁医院妇产科工作，到现在40多年了。"回忆起当年的情景，刘锡梅教授依然难掩内心的不平静，往事如昨，历历在目。

谈到山东的妇产科"圈子"，刘锡梅教授赞不绝口，自豪感溢于言表。"山东医学院妇产科很厉害，在全国的名次也比较靠前，在苏应宽、江森等老前辈的带领下，临床、教学、科研都比较好，老一辈们传帮带，风气很好。特别是我们医院的老主任江森教授，在全国都很有名气，提起山东的妇产科专家就没人不知道他，主编了很多妇产科方面的书籍，比如《妇科手术学》《实用妇科学》《实用产科学》等。那时候全国性的宫颈癌学习班就是在我们医院办的，各种妇产科手术如宫颈癌根治术、卵巢癌根治术、腹膜外剖宫产术等，起步比较早，在全国名列前茅。"

虽然现在从事的主要方向是产科，但刘锡梅教授绝对可以称得上是妇产科的"多面手"。"刚参加工作的时候，在妇产科什么（病）都看，常见的也是肿瘤比较多，像宫颈癌、子宫肌瘤、卵巢癌。我在妇科、产科还有计划生育科都待过。还去援外，到坦桑尼亚工作两年。后来，妇产科要分专业，那时候老师们都比较喜欢我，愿意让我上产科，我就去了。"这一分科就坚持了几十年，勤勤恳恳，自得其乐。直到现在退休返聘回医院，每周十多台手术依然是刘锡梅教授的工作常态，而此次采访也一度因突发的手术日程而不得不暂停、延迟。

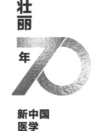

二、说说产科的"不一样"

四十多年的从医经历，不仅让她完成了从"小白"到"老手"的自我成长与蜕变，也让她见证了与国家政策调整、医学技术进步休戚相关的产科学发展变化。

"经过这么多年的变迁，产科和以前有点不一样，第一个就是剖宫产率。原来（产妇）自己生的比较多，剖宫产率大概在 11%~12%，到 90 年代末期增长到 20%，后来一度高涨，但最近又有点下降。"剖宫产率曲线的波动恰好与国家计划生育、全面放开二孩等政策的施行一一对应起来，"分娩是正常的生理现象，不能剖宫产做的太多，我们这里相对来说（剖宫产）适应证是比较严格的，但是因为一些社会因素或者其他因素，比如独生子女时期初产妇比较多，而初产妇一是不好生，二是害怕分娩过程中有什么意外，就选择剖宫产了；再比如现在孩子比较大、高龄产妇，担心分娩过程中新生儿窒息，也会选择剖宫产。这两年放开二孩，经产妇又多了，没什么特殊情况都倾向于顺产，所以剖宫产率又下来了。"

刘锡梅教授提到，产科另一个重要的变化是现在围生儿的存活率明显提高。"像综合性医院危重患者多，例如子痫前期心脏病等孕产妇增多，导致早产儿增加。但是呼吸机、促胎肺成熟活性物质的应用大大提高了早产儿的成活率，只要是孕 28 周、体重 1 000g 的新生儿，大部分都能存活，这与新生儿科的业务水平提高直接相关。我们医院就有 26~27 周早产儿、体重 850g 也成活的案例。"

在对学科未来寄语时，刘锡梅教授认为我们应该积极响应国家倡导优生优育、提高人口素质的号召，加强宣传和重视降低孕产妇及新生儿的死亡率，做好孕前、孕期及分娩期处理，监测母体和胎儿健康，提倡自然分娩，有条件的医院应开展无痛分娩。

（作者：中国医学论坛报　黄蕾蕾）

儿科不姓"小"，70年变化大

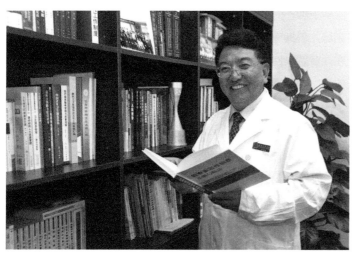

王天有教授

5月一个周一的清晨，我们来到中华医学会儿科学分会主任委员、首都医科大学附属北京儿童医院王天有教授的办公室。谈起儿科的大事小情，王教授如数家珍，在他的娓娓讲述中，中国儿科学70年的发展如一幅磅礴画卷，徐徐展现——"从新中国成立初期全国仅有不到10所儿童医院，到今天全国已建成超过100所儿童医院；从过去只有省/市级医院成立儿科，到现在众多二级/一级医院都建立起儿科诊室；从一个综合性小学科，发展到各亚专业分支齐全的大学科；从过去'听故事'，到今天我们可以在世界舞台上讲故事"……王天有教授感慨，"新中国成立70年，也是中国儿科事业、儿科队伍不断壮大的70年，儿科领域发生了翻天覆地的变化！"

一、这些成绩，见证了中国儿科学的发展

新中国成立70年，我国人均预期寿命翻了一番，从35岁猛增至77岁。国家卫生健康委员会在近期例行新闻发布会上直言，"这其中最重要的贡献就是我国5岁以下儿童死亡率的下降"。同期发布的《中国妇幼健康事业发展报告（2019）》指出，我国新生儿死亡率、婴儿死亡率和5岁以下儿童死亡率分别从1991年的33.1‰、50.2‰和61.0‰，下降至2018年的3.9‰、6.1‰和8.4‰。这既得益于政府和社会的持续关注、儿童医疗服务体系和相关法规政策的逐渐完善，更离不开儿科学科的发展与儿科医护人员的贡献。儿童是祖

国的未来，儿科发展举足轻重。

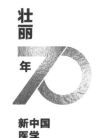

壮丽70年

新中国医学力量

（一）几十载深耕细作，亚专业枝繁叶茂

王天有教授介绍，从 1937 年现代儿科先驱者富文寿、祝慎之、高镜朗、诸福棠等发起成立中华医学会儿科学分会，到 1943 年诸福棠主编的《实用儿科学》出版，中国现代儿科经过几十年的发展，已分化发展为基础儿科学、发育儿科学、预防儿科学、社会儿科学、临床儿科学等分支齐全的综合学科。

各亚学科专业在诸多领域跻身国际先进行列，包括新生儿专业的新生儿窒息、新生儿黄疸等领域；呼吸专业的感染性疾病、哮喘和呼吸介入治疗方面；血液病专业对儿童各种类型白血病的综合诊治等诊疗实力与日俱增。尤其值得一提的是，儿童保健专业已在我国建立了国际上独一无二的专业体系，三级妇幼保健网几乎覆盖到每一个角落。随着各领域儿科指南、共识的相继问世，儿科疾病的诊治逐渐走向规范化。近些年，在儿童感染性疾病、代谢性疾病、心血管系统疾病、消化系统疾病、呼吸系统疾病、血液系统疾病等多领域共推出专家指南共识逾 100 项。

过去，在国际学术领域"听故事"的中国儿科同道，如今奋发走上了"讲故事"的舞台，纷纷在国际顶尖学术期刊发表论文，学术进展令世界瞩目。一批优秀份子孜孜不倦，为中国儿科赢得了诸多份量级国际奖项：荣获"丹尼斯 - 布朗金奖"的张金哲院士、"亚洲突出贡献儿科医师奖"的胡亚美院士、"安万特 - 巴斯德奖"的杨永弘教授、"道格拉马奇奖"的江载芳教授、"亚洲杰出儿科医师奖"的赵正言教授等，他们不仅为中国儿科跻身世界先进行列代言，更为中国儿科持续发展注入了榜样的力量。

（二）二十年兜兜转转，不改对儿科的爱

谈及儿科，总绕不开儿科医疗资源的供需矛盾。这一矛盾有多方面原因：儿童不是成人的缩小版，其疾病病情进展快、个体差异大、病情易延续；孩子不懂表达，导致疾病诊治困难；1998 年，高等教育改革，医学院的本科教育取消了儿科专业，儿科人才供给源泉突然断流，导致医生短缺；20 世纪后期，受医疗政策和环境影响，三甲医院陆续取消经营状况不佳、医疗风险较高的儿科，儿科接诊能力总体下降……面对独生子女时代父母对孩子就医的高要求，和随后二孩时代激增的儿童就医需求，儿科供需矛盾日益凸现。

令人欣喜的是，最近几年，在党中央、国务院的高度重视下，多部委出台《关于加强儿童医疗卫生服务改革与发展的意见》，全国 20 所高校在停招 18 年后恢复儿科本科招生。在一揽子政策支持下，儿童医院数量明显增加，儿科服务能力不断提升，儿科医务人员数量逐步增多，加之儿科医生的职业荣誉感逐渐得到社会认可，一些儿科医生重新回到了自己热爱的岗位。

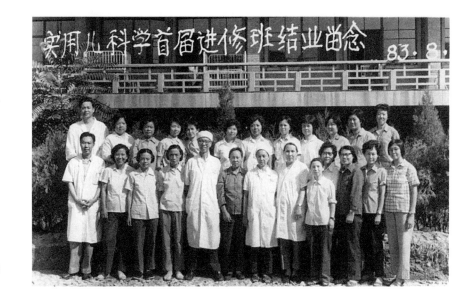

1983 年实用儿科学首届进修班结业留念

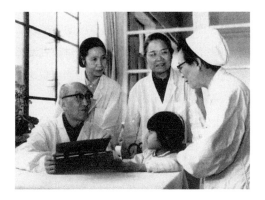

诸福棠、胡亚美等和小患者

《2017 中国卫生和计划生育统计年鉴》相关数据显示，儿科医疗资源供给需求矛盾依然突出，设置儿科的医疗机构仅占总数的 32.8%，儿科病床仅占医院床位总数的 5.42%，儿科医师占医师总数的 4.0%。而儿科门急诊人次却占门诊急

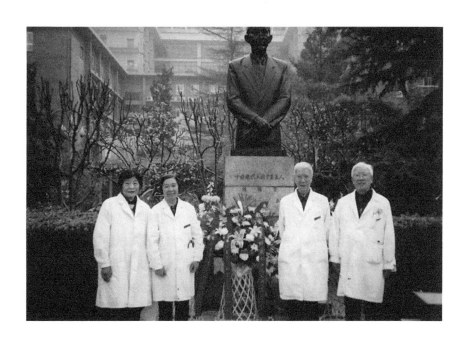

北京儿童医院四老，左起：
江载芳（呼吸病专家教授）、
胡亚美（血液病专家院士）、
张金哲（外科专家院士）、
潘少川（骨科专家教授）

诊总数的 9.0%，儿科出院人数则占医院出院总数 8.92%。平均每千名儿童仅有 0.52 位儿科医生，而国际配置标准为每千名儿童拥有 1 名儿科医师。

尽管"短板"依然存在，12 万儿科医生凭借对职业始终不变的爱，坚守岗位、敬业奉献，扛起了 4 亿儿童的健康重任。

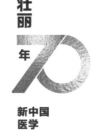

二、这些经典，值得载入学科史册

（一）大型现代儿科医学全书《实用儿科学》问世

20 世纪 30 年代末，在早期儿科医疗实践中，我国现代儿科医学奠基人诸福棠深切感受到中国儿科医疗事业急需一部全面的大型现代儿科医学全书。结合中国国情、民族和地域特点编写一本具有中国特色的现代儿科医学全书成了诸福棠奋斗的目标。经过夜夜耕耘，苦战五载，1943 年 1 月，80 万字的《实用儿科学》出版了。

诸福棠在写初稿时，亲自动手写了 80% 的内容。他的同事和助手范权、苏祖斐、吴瑞萍、邓金鎏等人都参加了编写。诸福棠开创了儿科医学著书发挥各自专长、集体协作的先河。以后该书的多次再版也遵循和发扬了诸福棠这种集大家之专长，采各地之优势的精神，保持了《实用儿科学》的权威性。

《实用儿科学》既汲取了当时世界上先进的儿科医疗知识和临床经验，又密切结合中国具体情况，对各地的地方病、传染病、常见病、多发病等特点，都做了详细论述。

诸福棠还把他预防为主、重视保健工作的医疗思想贯穿在《实用儿科学》著作之中，在 20 世纪 30 年代还没有人如此准确具体地提出这一先进的医疗观点。

（二）有效控制脊髓灰质炎、麻疹、腺病毒肺炎

20 世纪 50 年代，脊髓灰质炎（俗称小儿麻痹症）和麻疹严重危害我国儿童健康。我国自主研制的脊灰减毒活疫苗和麻疹疫苗，为中国人预防和消灭小儿麻痹症、降低麻疹发病率和死亡率提供了有力武器。

诸福棠是胎盘球蛋白的发明人，在麻疹疫苗问世之前，胎盘球蛋白对控制麻疹的流行发挥了极重要的作用。20 世纪 60 年代，麻疹减毒活疫苗在国际上迅速发展。诸福棠参加并组织领导了这项国内麻疹减毒活疫苗的试制工作，与北京、上海、长春等地儿科工作者一起团结协作，最后取得了成功。1964 年，在北京召开的国际科学讨论会上，诸福棠代表中国七个研究单位做了题为《麻疹人工自动免疫的研究》的学术报告，受到国内外科学家的一致赞扬。这项科研成果推广到全国的城市乡村，控制了历年频繁发生的麻疹大流行，麻疹不再

成为危害儿童的大患。

1958 年和 1963 年，我国暴发了较大规模的腺病毒流行，疫情较严重。当时腺病毒肺炎患者死亡率较高，但由于它多见于儿童、且不传播给医务人员，因而没有引发全社会恐慌。首都儿科研究所与中国医学科学院病毒系合作，从临床重症肺炎患儿的标本中分离到了腺病毒并确定了病原学关系，确定了 3、7、11 型是我国儿童腺病毒肺炎的最常见病原，推动了疾病地有效控制。

（三）小儿白血病，不再是死神的代名词

20 世纪 70 年代，我国小儿白血病病死率高，治疗难度大，患上白血病基本上就等于宣判了死刑。

在国内尚无成功经验可借鉴的情况下，1977 年，北京儿童医院胡亚美和课题组同志借鉴国外文献，利用仅有的几种抗癌药物开始了临床试验治疗。中国儿童体质差，承受不了大剂量的药物，但剂量不足又不能有效地控制病情，因而需要找到属于中国自己的儿童白血病适用方案。

通过不断探索、不断总结、不断修改方案，至 1982 年儿童白血病的临床研究取得了初步成果，5 年持续缓解率为 53%。至 1992 年儿童急性淋巴细胞白血病 5 年存活率已达 74%。2008 年国内组建了第一个儿童淋巴细胞白血病多中心研究协作组，至 2016 年入组病例超过 2 000 例，5 年无病生存率超过 80%，其中标危急性淋巴细胞白血病无病生存率在 90% 以上，达到国际先进、国内领先水平。

中国方案解决中国问题，这些成果在我国儿科学发展史上留下了浓墨重彩的一笔。

三、致敬前辈：他们引领了中国儿科学的发展

在我国儿科学发展历程中，出现了很多泰斗人物：诸福棠、祝慎之、高镜朗、张金哲、胡亚美、黄澄如、郭迪、颜守民、潘少川等，他们为中国儿科事业的发展作出了不可磨灭的贡献。

诸福棠

我国现代儿科医学奠基人，他对儿科的突出贡献集中在以下三个方面。一，牵头研制麻疹减毒活疫苗并推广至全国，降低了麻疹的发病率和病死率，使这一危害儿童健康的主要传染病在我国得到了有效控制。二，在繁忙医疗教学之余，广泛收集材料，参考国外大量文献，并于 1943 年首版了大型现代儿科医

学全书《实用儿科学》。三，和友人吴瑞萍、邓金鍌一起创建了北平私立儿童医院，并将其发展壮大，创立了北京儿童医院，提出了"公慈勤和"的院训，培育了一代又一代的儿科医师。

祝慎之

与诸福棠、富文寿、高镜朗等人筹建中华医学会儿科学分会。儿科学分会于 1937 年在上海成立，祝慎之任首届主任委员。

高镜朗

1923 年，高镜朗与颜福庆等人共同创办国立上海医学院。回国后，开设上海最早的儿童专科医院——福幼医院。新中国成立后，参与筹建上海第二医学院和新华医院。1954 年，受聘担任上海第二医学院儿科系主任。1978 年指导成立上海市儿科医学研究所，并任所长。

张金哲

1950 年在北大医院创建了小儿外科，成为我国小儿外科创始人中声望最高的一个。1955 年起在新建的北京儿童医院外科工作，创建和完善了全国最大的小儿外科中心。先后培养了数百名小儿外科医生和近 20 名硕士、博士、博士后研究生。1997 年当选为中国工程院院士；2000 年获英国皇家学会"丹尼斯 - 布朗金奖"，该奖为国际小儿外科界最高成就奖；2002 年获"2002 年印度小儿外科甘地金奖"。

胡亚美

在 20 世纪 50 年代研究制定了适合我国国情的小儿营养性贫血治疗和预防方案。60 年代悉心研究婴儿腹泻的病因、发病机制和临床特点，制定并推广了合理的输液疗法，使该病的病死率由 20% 下降至 1%。1976 年在我国率先开展儿童白血病治疗，取得了突破性进展。她曾任北京儿童医院院长、中华医学会副会长；现任北京儿童医院名誉院长。1994 年，胡亚美当选为中国工程院院士。

四、展望未来，儿科发展的挑战与机遇

（一）诊疗模式发生转变

王天有教授介绍，过去的儿童营养性疾病、儿童传染病、儿童感染性疾病呈下降趋势，而出生缺陷与遗传代谢性疾病、儿童肿瘤、儿童心理行为疾病、

小儿肥胖、糖尿病等儿童慢性病呈上升趋势，变异的新型病原体疾病时有发生。

随着儿童疾病谱的变化，儿科诊疗技术与模式发生了重要转变：生物医学模式向生物 - 心理 - 社会医学模式转变；传统医学模式向精准、循证、整合医学模式转变；"单一救治模式"向"防 - 养 - 治"的一体化模式转变；传统化疗、放疗的细胞攻击模式向靶向性、生物治疗模式转变。

（二）新技术不断涌现

儿科诊疗正在不断开创和应用新技术：生命组学技术方面的探索包括基因组学、蛋白组学、代谢组学、微生物组学等；生物治疗方面，儿科已开展了 CAR-T 细胞疗法治疗急性淋巴细胞白血病、急性淋巴瘤等，发展前景较好；免疫抑制疗法、分子靶向治疗等也在儿童再生障碍性贫血、Ewing 肉瘤等领域应用；干细胞与再生医学领域，地中海贫血的半相合骨髓移植成功率在世界名列前茅；儿童肝移植、急性白血病自体造血干细胞移植、神经干细胞移植等发展势头强劲；数字化诊疗技术在全国各地逐步开展，医疗大数据和人工智能已开始用于儿童常见病的智慧诊断……这些新技术将有力推动儿科未来地快速发展。

（三）"整合"才能突破瓶颈

面对儿科医疗资源供需矛盾，儿科诊疗缺乏专属标准，儿童用药研发领域问题亟待解决，儿科领域学术影响落后于成人、人才体系建设存在困境等诸多瓶颈，王天有教授认为关键在于整合：通过时、空、人三个纬度进行整合，实现"预防 - 治疗 - 康复"一体化，"基础 - 临床 - 转化"一体化，"产前 - 儿童 - 成人"一体化；建立国家 - 省 - 市 - 县纵向四级分级诊疗，使患者有序就诊；加强临床儿科医生、儿科研究人才、儿科医学生培训，建立完善的人才梯队，让不同的人才在自己擅长的领域发光发热。

采访最后，王天有教授看着我们，目光坚定地说道，"只要政府重视、社会认可、儿科医生努力，儿科的发展前景将一片光明！"

学科档案：中国儿科学发展大事记

1937 年：我国现代儿科先驱者富文寿、祝慎之、高镜朗、诸福棠等发起成立了中华医学会儿科学分会。中国第一所儿童医院在上海建立。

1938 年：《中华医学杂志》开设儿科专号。

1943 年：诸福棠主编的《实用儿科学》出版。

1947 年：中华医学会儿科学分会召开了第一届全国儿科大会。

1950 年：创办《中华儿科杂志》。

1973 年：中华医学会儿科学分会加入了国际儿科学会。

1990 年：中华医学会儿科学分会加入亚太地区儿科学会。

2013 年："中国儿科医师奖 - 终身成就奖"和"中国儿科医师奖"成为儿科医师最高奖项。

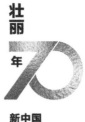

（作者：中国医学论坛报　孙云）

"我是新中国同龄人"

儿科医生孟小英：
"他们不叫我孟大夫，都叫孟奶奶"

最大的快乐，就是孩子们病好了

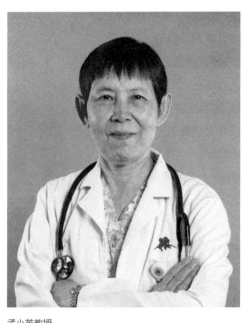

孟小英教授

"我们这代人，与祖国共同成长，血脉相连，无论经历了什么，都特别热爱生我养我的这片热土。很多东西都是在那个时代背景下潜移默化形成的，包括道德观、责任感、对自己的要求等，它们就像烙印一样印在了心底。"

一、"上大学给我人生带来的改变是翻天覆地的"

"1948 年，母亲在山东解放区怀孕，南下到上海，呱呱落地的我迎接了新中国第一声礼炮，从此与祖国共同经历了 70 年的风风雨雨。六七十年代下乡大潮席卷全国，我来到内蒙古生产建设兵团，6 年后回京，分配在朝阳门医院成为地段保健医，医学知识的匮乏使我产生了强烈的深造愿望。"

恰当此时，高考制度恢复了。29 岁的年龄，老高一的学历，重新学习困难重重。朋友们好心劝说，上什么大学，赶紧结婚吧。但是复旦大学毕业的父母坚决支持，他们对孟小英说，一定要上大学，很多东西要靠自己争取！一个月的时间里，她在家人和保健科老师的帮助下，经过艰苦的努力，终于考上了北京第二医学院。"上大学给我人生带来的改变是翻天覆地的，对我们'老三届'来说，这个机会尤其宝贵，我非常珍惜。同班同学们都比我年轻约 10 岁，基础知识也比我扎实，我付出了更多的努力，学习成绩一直名列前茅。"

至于为何选择了儿科，孟小英有着自己的想法："我喜欢学医但又害怕与成人打交道，孩子们特别单纯，天真可爱，所以我第一志愿就报了儿科"。毕业后她留到了北京儿童医院儿内科工作，因工作需要 1988 年转到教育处，在儿科医学教育领域辛勤耕耘了 20 年，同时坚持出门诊。尽管工作压力大，挣得也少，但看着一批又一批学生成长为儿科医生，挑起儿科医学的栋梁，孟小英觉得很幸福。"能够从事世界上最崇高的两个职业是老天给我的眷顾。"

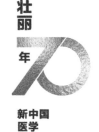
二、"如果不学习，我感觉这一天都白过了"

儿科医生的忙与累，收入低下是众所周知的。北京儿童医院一年 300 余万人次的门诊量，医生每天都是超负荷工作，10 小时、12 小时是常有的事。回家后的时间也不属于自己，找文献、查资料，学习新知识，为患儿找寻更好的治疗方法。孟小英教授说，"干了医学这一行，就是累一辈子，学习一辈子。学习是生活的一部分，如果我一天不学习，没有知识的增长和收获，感觉这一天都白过了"。

作为老师看到学生们在临床上的打拼特别心疼，"看到他们很晚了才下手术，才正经吃上一顿饭，有的孩子年纪轻轻就得了心肌炎，实在是太辛苦了！"

2009 年退休时，孟小英攒下来的公休假有 200 多天，她笑着说，"有的同事比我还多，我们都习惯了这样的生活，脑子里没有休假的概念。退休后我才知道，除了工作和学习，生活原来还可以是丰富多彩的。"

三、"我喜欢临床工作，感谢家长们对我的信任"

不知道是不是因为长期跟孩子们打交道的原因，孟小英教授脸上总是带着笑，"我喜欢做临床，家长和孩子们都不叫孟大夫，他们一声声孟奶奶，叫得我心里可甜了"。与信任相伴而来的是沉甸甸的责任感，"患者和家长对医生的信任，实际上是给医生无形的压力。孩子是全家的命根子，我特别理解家长，会尽自己最大的努力去帮助他们。最大的快乐，就是孩子们病好了"。

儿科被大家称为"哑科"，小患者不会和医生交流；儿科疾病起病急、进展快、病情复杂多变，增加了诊断和治疗难度。患者再多，必须坚持首诊负责制，孟小英说，"看不明白的患者不会轻易放走，那样回家我会睡不着觉的"。

退休后孟小英来到社会资本举办的儿童医院出诊，在这里患者少了，沟通时间更充裕了，"除了诊断和治疗疾病以外，我可以详细地跟家长交流，告诉他们什么情况可以在家观察、如何护理、什么情况必须来医院等，必要时第二天会打电话追踪孩子的病情。我跟很多家长变成很好的朋友，我们互相信任，共担风险，让孩子免除不必要的检查和治疗痛苦。家长也在成长，有些小问题他们学会自己在家解决、不来找我了，我会特别欣慰。家长总说感谢我，其实我特别感谢他们对我的信任、配合和宽容。"

（作者：中国医学论坛报　孙云）

中国口腔人砥砺前行的70年

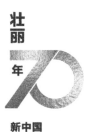

通过我国几代口腔人的不懈奋斗，口腔医学和临床医学一样，取得了显著的成绩。在采访中华口腔医学会会长俞光岩教授时，俞会长为我们总结了口腔医学领域70年来所取得的五个方面的成就，同时在展望未来口腔医学发展时，也为我们指出了目前所遇到的三个问题。

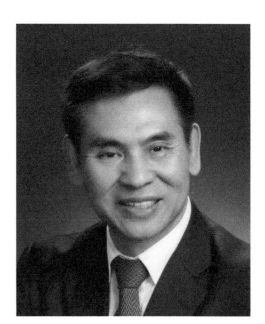

俞光岩教授

一、从牙医学到口腔医学

1949年新中国成立后，百废待兴，急需大批实用型人才。党和政府高度重视教育和人才培养，在此期间，根据国家的统一部署，仅保留了四川医学院口腔医学系、北京医学院口腔医学系、第四军医大学口腔医学系、上海第二医学院口腔医学系（1952年初，上海牙医学校并入震旦医学院牙医系组建而成）在内的4所院系，陆续将牙医系学制调整为2~5年，牙科学更名为口腔医学。

（一）北大医学院将牙医学系改称口腔医学系

毛燮均教授是新中国成立后，北京大学医学院首任牙医学系主任，他的内心充满对新中国的热爱和高涨的政治热情（毛教授时任北京市人大代表），以及对牙医学教育的无限热爱。毛燮均教授在1949年和1950年分别发表《中国今后的牙医教育》与《牙医教育谈片》两篇文章，其中蕴含着对中国口腔医学来说"金子般的思想"——"革新中国的牙医教育是发展牙科为口腔医学专业"。1950年7月，其向上级提出把牙医学系更名为口腔医学系的申请报告。1950年7月13日，北京大学医学院第八次院务委员会议通过了牙医学系"为求符合实际起见，拟改称口腔医学系"的申请报告，并呈报中央人民政府卫生部。

1950 年 7 月 24 日，中央人民政府卫生部批复同意："你院第八次院务委员会议通过了牙医学系改称口腔医学系，本部准予备案。此致北大医学院。"1950 年 7 月 31 日，北大医学院第 822 号发文，将牙医学系改称口腔医学系的申请请学校备案并呈教育部。1950 年 8 月 10 日，由中央人民政府教育部第 625 号批复如下：北京大学医学院，7 月 31 日第 822 号呈悉。你院牙医系改称口腔医学系事准予备案。

（二）全国牙科改为口腔科

1950 年 8 月 7~19 日，中央人民政府卫生部和军事委员会卫生部在北京联合召开了新中国第一届全国卫生工作会议。根据中央人民政府的要求，会议决定按照前苏联模式，确定医疗部门将牙科改为口腔科，医学教育部门将牙医学系、院改为口腔医学系、院，英文由 dentistry 更名为 stomatology。参加此次大会的有北京医学院毛燮均教授、华西医学院邹海帆教授和王顺靖教授等。

在北大医学院院刊中，毛燮均教授就将牙医学系改称口腔医学系一事发表了他的观点："每种科学的发展所经的过程大都一样。内容由简而繁，范围由小到大，牙科医学也是如此。经过近代一百余年的研究和发展，将牙科医学扩成为口腔医学。它的内容不仅是牙齿，而是口腔全部。它的范围是由口腔而联系到人体全身。"

（三）不只是名称的改变

正如张震康教授所述：牙医学改称为口腔医学，不仅是一个学术名称的改变，而且是牙医学发展史上的突破。尤其在新中国刚刚诞生时，全国牙医总数仅为五六百名；牙医学在中国非常落后，牙医学本身在中国还未发展壮大却毅然由牙医学更名为口腔医学，这不能不说是一个理念超前的壮举，这不能不说是从旧社会走过来，被压得喘不过气来的中国知识分子思想大解放的成果。回顾中国现代口腔医学的发展史，几代中国口腔人为此作出的努力，使我国口腔医学学科与医学有机结合，内涵不断扩大，形成了具有特色的中国现代口腔医学教育模式，成为中国现代医学中一个重要的组成部分。

二、70 年奋斗，硕果累累

（一）形成了具有中国特色的口腔医学教育体系

第一方面是形成了具有中国特色的口腔医学教育体系。在 20 世纪 50 年代初，由毛燮均教授首先提出，把"牙医学"更名为"口腔医学"。我国口腔医学专业的在校生，如五年制口腔医学生，在学习期间，除了学习基础医学知

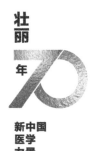

识外，还有将近一年的时间学习内科、外科、妇科、儿科等临床医学知识。所以，我们的口腔医学毕业生不仅具有像国际上其他国家那样的牙科知识储备，而且同时具有临床医学方面的知识。我国的口腔医学毕业生，学习的知识面更宽。由此而来，我国口腔医生毕业后从事的专业范围也就更宽。这样就形成了一个具有中国特色的口腔医学教育体系。

口腔医学的专业范围和国际上的牙科学相比有什么不同呢？比如，口腔颌面外科，在西方一些国家，口腔颌面部肿瘤手术是由头颈外科或肿瘤科医生来做的，而在我国，口腔颌面肿瘤是由口腔颌面外科医生来做的；再比如说唇腭裂手术治疗，在国际上很多是由整形外科医生来做，而在我国，口腔颌面外科医生也可以做唇腭裂修复手术，而且具有丰富的经验；再比如唾液腺疾病，此类疾病的治疗在国外常常是由耳鼻喉科的医生去做的。总体来说，我们形成了具有中国特色的口腔医学教育体系。

（二）形成了颇具规模的口腔医师队伍

第二方面，是形成了一支 20 多万人的口腔医师队伍。据现在粗略的统计，全国口腔医生有 20 多万，虽然，我国口腔医生和人口总数的比例相比于发达国家，仍然比较低（我国大约是 1∶7 000），但我们已经形成了一支颇具规模，由 20 多万口腔医生组成的庞大的医师队伍。可以说，我们现在已经是一个口腔医学的大国。

在世界牙科联盟（FDI）的会员人数，我们在 10 名以内，在国际牙科研究会（IADR）的大会上，我们参会的代表人数位列第三，仅次于美国和日本。

（三）民营口腔医疗的快速发展

第三方面，我国的民营口腔医疗得到了快速的发展。在实施改革开放后，尤其是 20 世纪 90 年代以后，我国的民营口腔医疗发展的速度很快。

大家都知道，在 20 世纪 70 年代以及之前，我们都是清一色的公立口腔医疗机构，之后，逐渐有少量民营口腔医疗机构出现；在 20 世纪 90 年代，民营口腔医疗机构和医生的数量慢慢增多；进入 21 世纪，民营口腔医疗得到了快速地发展；到现今，在我国 20 多万的口腔医生中有一半以上是民营口腔医生。民营的口腔医生为广大人民的口腔健康提供了很好的服务，为保障人民的口腔健康作出了很大的贡献，这是我国口腔医学二十多年来快速发展的成果。

（四）民众的口腔健康意识和行为有明显改善

第四方面，是我国居民的口腔健康意识和口腔健康行为有了明显的改善。类似于一些像"9.20"（全国爱牙日）之类的口腔医学科普活动，使老百姓的口腔健康意识有所增强，口腔健康行为，如一天刷牙两次等，有所改善。所以总体来说，在这 30 年间，我国民众整体口腔健康水平有明显提高。

（五）口腔医疗相关产业正在兴起

第五方面，国内的口腔医疗设备器材等相关产业正在兴起。原来的设备、器械、材料等几乎都依赖于进口，很少有国产的。但最近二十年来，国产的口腔医疗设备器材等有了快速的发展，特别表现在如口腔综合治疗台的制造上，我们相关的企业，无论在数量还是在质量上，都达到了相当高的水平，在出口方面，也占到了一个很高的比例；再如一些高端的如锥形束 CT（CBCT），与之相关的七八家企业，近年来发展得很快，不仅仅满足于国内，出口方面也占很大的比例。所以总体来说，我国的口腔医疗设备器材等相关产业保持着一个很好的发展趋势。

三、展望未来：从口腔大国到口腔强国

这 70 年取得了很大的成绩，但相比发达国家，相比我国快速发展的经济水平，口腔医学的整体水平还有着很大的差距。中华口腔医学会俞光岩会长对我们未来要做的工作与解决的问题也指明了方向。

（一）民众口腔健康意识需进一步提升

我国民众的口腔健康意识的提高和口腔健康行为的改善还不够理想。据第四次全国口腔疾病流行病学调查结果显示，一天刷牙两次、使用含氟牙膏及疾病就诊的比例还相对较低。因此，我们还需继续加强口腔健康的科普宣传，进而提高民众的口腔健康意识，进一步改善口腔健康行为，把一些常见的口腔疾病，如龋病、牙周病等的发病率降下来。

（二）提升口腔医生的整体水平

我国虽有 20 多万的口腔医师队伍，但相比发达国家，我国医生的水平参差不齐，整体有待提高。我们应着力于提高口腔医生专业水平和专业素质，这包括在校口腔医学生和已工作的基层口腔医生。

对在校口腔医学生，我们应进一步提高高校教育水平，提高毕业生水准。近两年来，中华口腔医学会倡导"口腔医学院校帮扶共建"活动，对一些新办的口腔医学院校，提倡和老校、名校对口帮扶，来解决师资力量不足、资源设备短缺、教学质量不高的问题。对基层口腔医生，应积极参与到中华口腔医学会在近十多年来组织的"口腔健康促进口腔医学发展西部行"活动中来，我们组织基层的口腔医师到大医院免费进修，请专家到西部基层通过召开研讨会、

培训会等方式来提高基层口腔医师的专业水平。我们希望通过这些措施有效提高口腔医师整体水平。

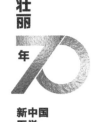

（三）促进口腔医疗设备器材等产业发展

近几年来，我国的口腔设备器材产业，虽然有很快的发展，但目前临床上还是大量的依赖进口产品，国产的口腔器材在市场上所占的比例还较低。所以，我国的口腔医疗器材等的发展还需要加快步伐。

我们鼓励口腔医学专业人员和口腔医疗相关产业进行密切合作，共同研发我们自己的产品，提高产品质量；我们同样鼓励口腔医疗机构和口腔医师更多的使用国产的医疗设备器材，促使我国的口腔医疗产业有更快更好地发展。

总体来说，我们已经是一个口腔大国，但距离成为口腔强国还很远，希望政府、社会和专业人士共同来助力口腔医学行业的发展，为健康中国，为建设口腔强国作出贡献。

学科档案：中国口腔医学发展大事记

1950 年：8 月，中央人民政府卫生部和人民军事委员会卫生部在北京召开新中国第一次全国卫生工作会议。会议决定医疗部门将牙科改为口腔科，医学教育部门将牙医学系改为口腔医学系，英文由 dentistry 改为 stomatology。口腔医学专业确定为全国高等医药本科专业，成为医学、口腔医学、公共卫生学、药学四个一级专业之一。

1951 年：中华医学会口腔科分会成立，主任委员朱希涛。同年开始招收高级口腔专科班，学制 3 年。

1954 年：高等教育部、卫生部在北京联合召开全国高等医学教育会议。会议决定按照前苏联口腔医学教育的组织机构，口腔医学系设立口腔内科学、口腔颌面外科学和口腔矫形学三个教研室。

1958 年：全国口腔医学界第一个口腔医学研究所在四川医学院成立。

1960 年：我国第一批口腔专业教材出版，包括《口腔内科》《口腔颌面外科》《口腔矫形学》及《口腔科学》。

1962 年：卫生部召开高等医药院校教育工作会议，毛燮均、席应忠、夏良才、王翰章参加会议，决定将口腔医学学制改为六年。

1963 年：中华医学会第一届全国口腔学术会议在成都召开。

1972 年：口腔医学恢复招生，学制 3 年。

1978 年：我国引进和开展颅颌面联合根治技术，邱蔚六院士在上海第九人民医院采用颅颌面联合切除术治疗 1 例颞下窝软骨肉瘤患者，率先将颅颌面外科联合根治技术应用到口腔颌面部恶性肿瘤的治疗中。

1980 年：《口腔种植学》被纳入高等医学院校卫生部规划教材，在陈安玉教授领导下，成立了全国第一个人工牙种植科研组，组织口腔修复学、口腔材料学部分科研人员开始对人工骨材料、人工牙种植材料以及临床研究展开了系列研究。

1982年：在加拿大多伦多市召开了种植牙"骨结合"理论的国际学术会议中，王大章教授作为中国唯一特邀代表参加了会议，随后发表文章，正式将种植义齿的概念引入国内。第一次全国范围口腔健康流行病学调查开展。后分别在1995、2005、2015年开展第二、三、四次全国口腔健康流行病学调查。我国恢复学位制度以来的第一位医学博士马绪臣毕业于北京医学院口腔医学系。

1988年：教育部统一全国高等口腔医学教育为3、5、7三个学制，在全国3所院校试办口腔医学7年制。

1989年：卫生部、教委等9个部委联合签署，确定每年9月20日为全国爱牙日。卫生部全国牙病防治指导组与顾问组成立，制定了"2000年我国口腔卫生保健规划目标"。国家教委决定在我国高校建立国家重点学科点，口腔医学首批重点学科为：口腔组织病理学（北京医科大学口腔医学院）、口腔内科学（第四军医大学口腔医学系）、口腔颌面外科学（华西医科大学口腔医学院）、口腔修复学（华西医科大学口腔医学院）。

1991年：第四军医大学口腔医学院和西北轻工业合作，历时22年，成功合成了可铸玻璃陶瓷并试用于临床。

1993年：我国第一届唇腭裂治疗学术研讨会在大连召开，正式提出唇腭裂序列治疗的概念，并成立了全国唇腭裂治疗协作组。

1994年：中华口腔医学会正式加入国际牙科联盟组织，张震康教授任中国部主席。中国牙病防治基金会成立。

1995年：完成了第二次全国口腔健康流行病学调查。北京大学口腔医院吕培军教授等在国内建立了第一个牙科CAD/CAM的专门实验室。

1996年：中华口腔医学会成立，首任会长为张震康教授。

1999年：中国被国际牙科研究会（IADR）接纳为正式成员。我国引入了口腔颌面锥形束CT（CBCT）机，是国际上最早使用CBCT的国家之一。我国引进了第一台牙科手术显微镜，用于牙髓病的治疗。

2001年：口腔颌面外科专家上海交通大学附属第九人民医院邱蔚六教授成为中国口腔医学界的第一位中国工程院院士。北京大学口腔医学院口腔专业招收第一届八年制学生。

2002年：我国成功开发、研制出具有自主知识产权的口腔修复CAD/CAM系统，并成功设计制造出人工牙冠。

2004年：周学东教授等编写的《龋病生态防治的应用基础研究》和田卫东教授等编写的《口腔颌面部骨修复技术的系列研究》获教育部科技进步一等

奖；邱蔚六院士荣获中国医师协会颁发的第一届中国医师奖。

2006年：世界牙科联盟（FDI）大会在深圳举办，这是我国大陆首次举办FDI大会。中国成为继美国之后第二个拥有无托槽隐形矫治技术自主知识产权的国家。

2012年："严重颜面战创伤缺损与畸形的形态修复和功能重建"项目获2011年国家科学技术进步一等奖，主要完成人赵铱民、郭树忠、金岩、刘彦普等。

2015年：我国口腔医学界产生第二位中国工程院院士——上海交通大学口腔医学院张志愿教授。

2016年：《中国居民口腔健康行为指南》2016—2017全面口腔护理行动方案正式发布。

2018年：金岩教授团队宣布成功实现了牙髓再生。

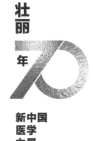

壮丽
70
年
新中国
医学
力量

（作者：中国医学论坛报　郝帅　米思颖　魏子明

审阅：北京大学口腔医院　俞光岩）

"我是新中国同龄人"
他最喜欢的身份始终是口腔医生
——访山东大学齐鲁医院魏奉才教授

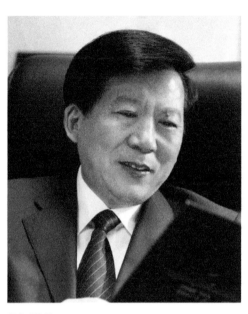

魏奉才教授

1975年，魏奉才以优异的成绩从青岛医学院医学系毕业，被分配到了山东医学院附属医院（现为山东大学齐鲁医院）。与新中国同龄的他那一年26岁，满怀一腔热血，踌躇满志，下决心要在临床无论内外妇儿哪个科，干出一番事业来。可他万万没想到，医院让他去口腔科报到，这让他很不情愿。当时全国只有北医、华西、四医大和上海第二医学院有口腔系，口腔医生奇缺，齐鲁医院口腔科必须由临床医学的毕业生充实队伍。尽管不情愿，魏奉才还是接受了医院的安排，在口腔领域一做就是44年，从不情愿到热爱；从一名口腔科小大夫，到知名颌面外科专家、山东省口腔医学会会长、山医口腔医学院院长、齐鲁医院院长，这期间经历了多个身份的转变，而他最喜欢的身份，始终是口腔医生。

一、感受差距与发展

生在新中国、长在红旗下的魏奉才最能感受到祖国70年来的巨变，这种变化在近30年尤为明显。我们的采访安排在齐鲁医院口腔科门诊，"这是口内（科）、这是口外，这是正畸"，魏奉才先带我们参观了一圈儿，"现在看病的流程真是方便先进了，从挂号到诊治再到交费取药，在口腔科就可以全部完成，不用东跑西跑，口腔颌面外科的各种手术，我们这儿基本都能完成，患者也不用跑到北京、上海了"。见证了齐鲁医院口腔科几十年的发展，魏奉才感慨万千。1986年山东省选拔了包括魏奉才在内的4名口腔医生远赴加拿大里加纳大学口腔医院研修学习。在加拿大，魏奉才切身感受到国内口腔卫生健康与加拿大的巨大差距。20世纪80年代口腔种植、加工厂在加拿大已经很普及、很成熟，但对于魏奉才来说却还是新名词，尤其是加拿大在口腔预防、口腔卫生保健领域的理念、技术和重视程度，同当时国内相比真是天壤之别，在加拿大的每一天，他都恨不得当两天用，想方设法多学多看多记。同去的 4 个人中，其他 3 个都留在了加拿大，只有**魏奉才**完成学习后回国了。"那个时候人们都觉得留在国外是正常的，回来反而让人觉得很诧异"，**魏奉才**非常理解那三位医生的选择，也不是没有动摇过，但他想起了临出国时医院院长和书记亲自送他到火车站，想起了科里同事们的期待，1 年之后他还是回到了自己熟悉的医院。

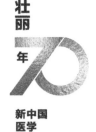

二、坚持发展口腔颌面外科

1988 年他成为齐鲁医院口腔科主任，从此带领着他的团队在口腔尤其是口腔颌面外科领域辛勤耕耘，积极探索。口腔颌面外科是口腔医学的重要组成部分，**魏奉才**一直认为，公立口腔医院或口腔科一定要开展口腔颌面外科的临床和科研工作，"口腔颌面外科更贴近大的临床医学，会让医生有巨大的成就感"。工作开展之初，他们也是经历了种种困难。

1994 年，他们接诊了山东东营一位 19 岁的小伙子，患有严重的下颌前突（俗称"地包天"），需要进行矫正手术。此前**魏奉才**虽然学习了很多这方面的知识，但还没有开展过一例手术，而且手术需要的一些器械，如来复锯、拉钩等也不具备。憋着一股劲儿的他决心一定要做这台手术，他亲自跟后勤器械科师傅一同研究、加工制作出手术需要的器械，反复推敲手术方案，终于成功完成了齐鲁医院口腔科第一例下颌前突矫正手术。此后，**魏奉才**一直保持该学科在省内的领先地位，成为山东省口腔颌面外科的一面旗帜。

三、患者始终是第一位

在**魏奉才**成长的道路上，对他影响最大的是他的两位研究生导师——山医的孙涌泉教授和华西的王翰章教授。**魏奉才** 1984 年获得口腔医学硕士学位，他是孙涌泉的第一个研究生，也是全山东省第一个口腔专业的研究生。虽然师从孙涌泉，但当时山医还没有口腔硕士学位授予资格，**魏奉才**的硕士学位是华西授予的，华西的王翰章教授也是他的课题指导老师。有幸得到两位口腔界前辈的言传身教，让**魏奉才**受益终生。在他眼里，两位老师亦师亦父，除了教给他如何做学问，还教给他如何对待病患。老师们的一举一动，他看在眼里，学在行动中。

1989 年他接诊了一位 40 多岁来自齐河的农民，患者是严重咽峡蜂窝织炎，已经压迫呼吸道，出现呼吸困难，必须收入院采取治疗措施，否则有生命危险，但当时口腔科已经没有空床，更为难的是患者经济非常困难，根本交不起住院费。这时候魏奉才亲自到住院处，"这个患者一定要收进来，要不然就没命了，我做他的担保。"最终口腔科加床收了患者。经过及时治疗，患者很快康复了，医院也免了患者的住院费用。

如今，魏奉才自己的学生已是桃李满天下，像孙涌泉教授和王翰章教授要求他那样，他也要求自己的学生精进业务，不断创新手术，同时也用自己的行动告诉学生，患者永远都是第一位的。

除了是一位知名的口腔颌面外科专家，魏奉才还从 1999 年至 2011 年，担任了 12 年的齐鲁医院院长，口腔医生做三甲综合医院院长，这在全国也不多见。如今 70 岁的魏奉才早已从院长的岗位上退下来了，但每周四上午的专家门诊基本雷打不动，我们的采访几次由于患者需要魏奉才亲自去看而中断，他说，他愿意在口腔医生这个岗位上干一辈子。

（作者：中国医学论坛报　郑桂香）

1949
—
2019

新中国
医学
力量

壮丽
③
在

医学热词

第三章

爱国卫生运动：
我国卫生工作的伟大创举

爱国卫生运动始于 1952 年，是新中国成立以来大大小小的"运动"之一。如今大规模群众运动的时代已经过去，这些"运动"大都告别了历史舞台。然而，爱国卫生运动不仅延续至今，而且仍发挥着巨大作用，各级政府仍保留着高规格的爱国卫生运动委员会，这在新中国的历史上绝无仅有。爱国卫生运动是新中国卫生奇迹的主要经验之一，是中国人的创新。

一、动员起来，粉碎敌人的细菌战争

早在第二次国内革命战争时期，党就把组织军民开展群众卫生运动，搞好卫生防病工作，当作关系到革命成败的一件大事来抓。1933 年，毛泽东同志在《长冈乡调查》一文中指出："疾病是苏区中一大仇敌。发动广大群众的卫生运动，减少疾病以至消灭疾病，是每个乡苏维埃的责任。"

1941 年陕甘宁边区成立了防疫委员会，开展以灭蝇、灭鼠，防止鼠疫、霍乱为中心的军民卫生运动。1949 年新中国成立后，继续贯彻预防为主的卫生工作方针，开展群众性卫生运动。

1952 年春，美国在侵朝战争中，对朝鲜和我国发动了细菌战争。当年 3 月 14 日，政务院决定成立中央防疫委员会，任务是领导反细菌战，开展爱国卫生运动。3 月 19 日，中央防疫委员会向各省、市、自治区发布反细菌战的指示，要求各地做好灭蝇、灭蚊、灭蚤、灭鼠以及杀灭其他病媒昆虫的工作。7 月 10 日，《人民日报》发表题为《进一步开展爱国卫生运动》的社论，指出爱国卫生运动是一项重大的政治任务。

保家卫国的浪潮，推动了群众性卫生防疫运动的深入发展。在中央防疫委员会的领导下，各地迅速掀起了群众性卫生运动的新高潮。运动规模之大，参加人数之多，收效之显著，都是空前的，广大城乡的卫生面貌都有了不同程度地改善。

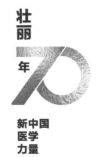

当时的人民群众把这项伟大的运动称之为"爱国卫生运动"。党中央肯定了这个名称并指示各级领导机构以后统称为"爱国卫生运动委员会"，并将"卫生工作与群众性卫生运动相结合"定为卫生工作的一项原则。与此同时，毛泽东同志也号召："动员起来，讲究卫生，减少疾病，提高健康水平，粉碎敌人的细菌战争。"

二、移风易俗，改造国家

爱国卫生运动不仅受到全国上下的一致拥护，也得到了国际上的赞誉。在社会主义革命和社会主义建设的各个历史时期，都显示出了重要的作用，取得了丰硕成果。到现在为止，爱国卫生运动已经走过了 67 年不平凡的历程。

2017 年，世界卫生组织（WHO）授予中国政府"社会健康治理杰出典范奖"，对中国爱国卫生运动的成就作出了表彰。时任世界卫生组织西太区主任的申英秀在颁奖致辞中表示，早在"健康融入所有政策"成为全球口号之前，中国就已经通过爱国卫生运动践行着这一原则；早在"健康城市"理念诞生之前，爱国卫生运动就已经通过更好的环境和个人卫生创造了它们；早在世界其他国家开始讨论健康的社会决定因素之前，中国就已经制定出了一套解决这些问题的框架；早在世界其他国家认识到以人为本的初级卫生保健的重要性之前，中国的赤脚医生就已经在为社区提供这种保健服务。在步入可持续发展时代之际，中国的爱国卫生运动能为全球提供许多重要的借鉴经验。

正如申英秀主任所说，爱国卫生运动虽然是在经济文化比较落后的情况下产生的，却和现代的医疗卫生理念不谋而合。回眸这些年，随着社会结构的变化，爱国卫生运动的形式也在不断变化，但是其中最根本的理念——预防为主、全民共建、全民共享，却是一直在坚持和发扬的。

爱国卫生运动是一笔宝贵的历史遗产，他突破了发展中国家无法实行的高投入、高技术的医学模式，发挥每个人作为健康生产的主体作用，走爱国卫生运动与群众相结合的道路，既讲究个人卫生，又讲究公共卫生，提高个体免疫力，同时提高群体免疫力形成人群免疫屏障，人人讲卫生，"以卫生为光荣，以不卫生为耻辱"，以较低的成本实现了较高的健康绩效。

爱国卫生运动在六十多年的发展进程中取得了很多的成就：①显著提高人民群众健康水平，人均期望寿命从新中国成立初期的 35 岁提高到 2015 年的 76.3 岁，婴儿死亡率降至 2016 年的 7.5‰，孕产妇死亡率降至 2016 年的 19.9/10 万；②明显改善城乡环境卫生面貌；③有力提升了全民族文明卫生素质；④有效促进了经济社会协调发展。通过开展国家卫生城市创建活动，居民对市容环境的满意度、对食品安全的满意度、对生活状况的满意度大大提高，取得了良好的社会效益。

三、爱国卫生运动大事件时间轴

1949 年：组织开展群众性卫生运动。

1952 年：成立各级"爱国卫生运动委员会"。

1958 年：毛泽东同志起草的通知中提到，要把爱国卫生运动与"除四害"讲卫生结合起来。

1960 年：《1956 年到 1967 年全国农业发展纲要》把"除四害"列入其中；党中央发出《中共中央关于卫生工作的指示》，提出了"以卫生为光荣，以不卫生为耻"的口号。

1978 年：中共中央、国务院于 1978 年 4 月决定，重新成立中央爱国卫生运动委员会（爱卫会），并发出了《关于坚持开展爱国卫生运动的通知》。

1979 年：建立健全各级爱卫会办公室，并配备专职干部。

1981 年：中央爱卫会等 9 个部门发出《关于开展文明礼貌活动的联合倡议》。

1986 年：《中华人民共和国国民经济和社会发展第七个五年计划》提出，完成农村改水任务目标是农村爱国卫生运动的首要任务。

1989 年：《国务院关于加强爱国卫生工作的决定》中将爱国卫生工作纳入了社会发展规划，并建立了爱国卫生月制度，将此后每年 4 月份定为"爱国卫生月"。

1990 年：为贯彻《国务院关于加强爱国卫生工作的决定》，全国爱国卫生运动委员会决定开展"卫生城市""国家卫生城市"的创建活动。

1996 年：全国卫生工作会议在北京举行，提出新时期卫生工作的奋斗目标和工作方针，并于次年年初发布《中共中央、国务院关于卫生改革与发展的决定》。

1997 年：《关于开展创建国家卫生镇活动的通知》中提出，要开展"国家卫生乡镇（县城）"的创建活动。

2003 年：《关于在抗击非典斗争中积极开展讲文明讲卫生讲科学树新风活动的通知》中提出，要开展"三讲一树"活动，开展以防治"非典"为中心、以清除卫生死角为重点的爱国卫生运动。

2006 年：《全国爱卫会关于加强农村爱国卫生工作推进社会主义新农村建设的指导意见》提出要加强农村爱国卫生运动，推进社会主义新农村建设。

2010 年：《2010—2012 全国城乡环境卫生整洁行动方案》启动以乡村改厕为重点的全国城乡环境卫生整治行动。

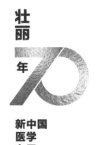

2014 年：《全国爱卫会关于进一步推进农村改厕工作的通知》中提出，要进一步加快推进农村改厕工作。

2015 年：《国务院关于进一步加强新时期爱国卫生工作的意见》中，强调了城乡卫生整治、农村改水改厕等重点任务。

2016 年：《"健康中国 2030"规划纲要》提出，要"共建共享，全民健康"。

2017 年：爱国卫生运动 65 周年暨全国爱国卫生工作座谈会中提出了"以人民健康为中心，政府主导，跨部门协作，全社会动员，预防为主，群防群控，依法科学治理，全民共建共享"的新方针。

2019 年：《2019 年全国爱国卫生工作要点》中提出，要有效落实全国卫生与健康大会精神和《"健康中国 2030"规划纲要》要求。

爱国卫生运动具有发展精神文明和物质文明、移风易俗、改造国家的深远意义，是我国卫生工作的伟大创举，反映了中国卫生工作的鲜明特色。公民文化卫生素质的提高与文明卫生习惯的养成，为我国建设文明、卫生、健康、幸福的现代化国家作出了贡献。

（作者：中国医学论坛报　李云琪、孙云）

中西医结合：
保障健康的"中国方案"

　　"中西医结合"的概念是在 1956 年毛泽东关于"把中医中药的知识和西医药的知识结合起来，创造中国统一的新医学、新药学"的讲话之后，逐步在我国医学界出现的，首见于 1959 年 1 月 25 日《人民日报》中的《认真贯彻党的中医政策》社论，此后得到中国医学界的普遍运用。

一、发展历程

（一）起步

　　20 世纪 50 年代末至 60 年代中是中西医结合蓬勃发展的时期，西医辨病与中医辨证分型相结合的诊治方法，是这一阶段临床工作的重要发展之一。

　　它集合了中医与西医两种诊断方法，对疾病的认识更为全面、细致，作出的诊断更接近疾病的本质，治疗针对性更强，体现了中西医之间取长补短的优点。

（二）曲折中前行

　　20 世纪 60 年代中后期至 70 年代中期，中医及中西医结合工作处于停顿萎缩状态。党的十一届三中全会及全国科学大会的召开，给我国科学工作带来了春天，也给中医、中西医结合工作带来了无限生机。1980 年，卫生部召开会议提出"中医、西医和中西医结合这三支力量都要大力发展，长期并存"。从此，中西医结合开始作为与中医、西医并列的一支医药卫生力量，活跃在我国医药卫生界。

　　进入 21 世纪之后，中国中西医结合事业不仅更加广泛地取信于民，而且得到国家政府更充分地肯定和政策法规更有力地支持。2003 年开始施行的《中华人民共和国中医药条例》，从法规层面上确认了中西医结合的合法性和合理性。2007 年提出的"促进东西方医学优势互补、相互融合，为建立具有中国特色的新医药学奠定基础"，对中西医结合事业的发展产生重要的推动作用。

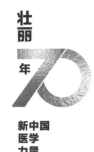

壮丽70年

新中国医学力量

（三）深入发展

党的十八大以来，以习近平同志为核心的党中央坚持中西医并重，把中医药摆在了国家发展战略层面的重要位置，中医药事业迎来了"天时、地利、人和"的大好时机。

2013年8月20日，习近平在会见世界卫生组织总干事陈冯富珍时表示，中方重视世界卫生组织的重要作用，愿继续加强双方合作，促进中西医结合及中医药在海外的发展，推动更多中国生产的医药产品进入国际市场，共同帮助非洲国家开展疾病防治和卫生体系建设，为促进全球卫生事业、实现联合国千年发展目标作出更大贡献。

2016年8月19日，习近平出席全国卫生与健康大会的讲话中指出，要着力推动中医药振兴发展，坚持中西医并重，推动中医药和西医药相互补充、协调发展，努力实现中医药健康养生文化的创造性转化和创新性发展。

习总书记深入解答了什么是中国特色的卫生与健康发展之路的问题，为全球卫生治理给出"中国答案"、提供"中国方案"。

二、探索与提升

新中国成立后，从根本上改变了中国的面貌，为中西医结合研究提供了全新的政治经济、思想文化、科学技术背景。成千上万中西医结合工作者孜孜不倦、前仆后继的努力钻研，不仅促进了中医药现代化发展，而且使中西医结合医学成为我国防病治病、保护和增进人民健康的重要方法和手段，并形成了我国卫生工作及医药科学一大优势。

（一）理论研究和科研成果举世瞩目

60余年来，中西医结合临床医学的进步和成就巨大。

中医药学术理念诸如重视人与自然关系的"天人相应"学说，以及中医治病讲究"八纲""八法"的综合研究与临床应用，结合现实，发展了病证结合治疗观与辨证论治治疗观的协调与融合、宏观微观结合，不仅提高了诊断水平与治疗水平，也从哲学层面发展了临床诊治疾病的新思维。

20世纪60年代，在人类饱受疟疾之害的情况下，屠呦呦接受了艰巨的抗疟研究任务。"青蒿一握，以水二升渍，绞取汁，尽服之。"在青蒿提取物实验药效不稳定的情况下，正是这句出自东晋葛洪《肘后备急方》中对青蒿截疟的记载，给了屠呦呦新的研究思路。通过改用低沸点溶剂的提取方法，富集了青蒿的抗疟组分，屠呦呦团队最终于 1972 年发现了青蒿素，青蒿素及其衍生物的临床应用在国际上影响巨大。

在《黄帝内经》注重"气血两和"理念的启迪下，中国中医科学院西苑医院发展了现代活血化瘀学派，将活血化瘀治法用于不同类型冠心病及血运重建术后的防治，采用随机对照研究（RCT）方法取得级别较高的循证医学证据，辐射全国，开发了系列中成药，研究了其现代药理学及分子生物学机制。

此外，感染性疾病包括重症急性呼吸综合征（SARS）与流感的治疗研究，骨折"动静结合"治疗原则的运用，肿瘤"扶正固本"法及其方药的维持治疗应用，糖尿病分期辨证论治治疗进展，风湿性关节炎寒热辨证机制及其疗效研究进展，心血管病证候及辨证治疗研究，再生障碍性贫血补肾化瘀解毒方药的发展，功能性消化不良的辨证治疗，认知功能障碍的治疗研究，针刺治疗多种功能性疾病的效果研究，有关中药临床应用不良反应的研究等，辐射全国，不一而足。

（二）人才培养和学科发展欣欣向荣

1981 年，国务院学位委员会正式确立招收培养硕士与博士学位的中西医结合学科，之后又确立了中西医结合基础与中西医结合临床学科；同年，中西医结合学会成立。

我国中西医结合科技队伍茁壮成长，并涌现出一大批中西医结合专家，成为各学科领域的学术和技术带头人，特别是如中国科学院院士陈可冀教授、沈自尹教授，中国工程院院士吴咸中教授等，作为中西医结合领域的专家，进入了我国最高学术机构。还有更多的两院院士关切和支持中西医结合研究，如吴阶平教授等。中西医结合的瞩目发展，必将吸引更多的科学家和科技工作者投身于中西医结合研究。

1. 我国中西医结合高等教育枝繁叶茂

中新网在纪念毛泽东同志西学中批示六十周年大会报道中指出，目前全国共有 48 所高校开设了中西医结合医学本科教育，有 45 所和 18 所高校分别开展中西医结合硕士和博士的培养，构建了较为系统的教育和课程体系。

2. 中西医结合临床医疗蒸蒸日上

目前已形成以中西医结合医院为主体、综合医院中西医结合科室为基础、基层医疗机构为补充，系统完善的中西医结合服务体系。

截至 2017 年底，全国中西医结合医院已达 597 家，床位数达 10 万多张，2017 年服务患者 6 600 多万人次。

中西医结合医疗服务能力不断提升，在 SARS、甲型流感、肿瘤、心脑血管病防治中，发挥着不可替代的作用。

70 年来，中西医结合医学从中西疗法的并用、配合，不断走向中西医学的互鉴、交融，逐步构筑了中西医结合的新医学体系，中西医结合在医疗、科研、教育等领域取得了长足进步，在保障民生健康与国家社会进步方面，作出了不可磨灭的贡献。21 世纪必将是中西医结合医学及传统医学与现代医学相结合更快发展的世纪。

（作者：中国医学论坛报　李云琪、姚瑶）

壮丽
70年
新中国
医学
力量

疫苗糖丸：
让中国实现无脊髓灰质炎目标

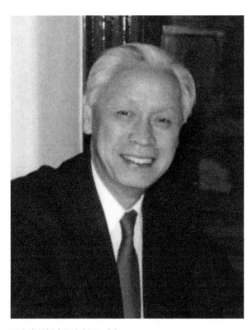

顾方舟教授（图片来源："中国医学科学院新闻中心"微信公众号）

脊髓灰质炎（简称"脊灰"）是一种严重危害人类健康的急性病毒性传染病。我国于 20 世纪 50 年代开始有流行报道，此后流行报道不断，20 世纪 60 年代，全国每年脊灰发病人数达 10 000~43 000 例。中国医学科学院生物学研究所于 1960 年成功研制出首批脊灰减毒活疫苗，并于 1963 年成功研制便于全国广泛推广的固体剂型——糖丸，自此，我国脊灰年平均发病率大幅度下降。2000 年，世界卫生组织（WHO）证实，中国本土脊灰野病毒的传播已被阻断，成为无脊灰国家。

2013 年 5 月，第 66 届 WHO 通过了《2013—2018 年全球消灭脊髓灰质炎终结战略计划》。为响应世界卫生组织消灭脊髓灰质炎终结战略计划的整体安排，我国于 2015 年成功自主研发了 Sabin 株脊灰灭活疫苗，并将脊灰灭活疫苗纳入国家免疫规划，为我国和全球消灭脊灰作出了重大贡献。

一、什么是脊髓灰质炎

脊髓灰质炎是由脊灰病毒引起的急性传染病，多见于儿童，俗称"小儿麻痹症"。脊灰病毒按抗原性不同，分为Ⅰ型、Ⅱ型、Ⅲ型 3 个血清型。脊灰病毒一般通过粪 - 口途径进入人体胃肠道，繁殖后进入血液循环系统。大部分感染者感染后无症状；部分感染者可出现发烧、头痛、呕吐等轻微症状；也可出现颈强直等神经系统症状但不发生麻痹；极少数感染者病变累及脊髓前角灰质及脑神经，导致肌肉麻痹，其中，有 5%~10% 的患者因呼吸肌麻痹而死亡，幸存者多留下跛行、截肢等终身残疾。

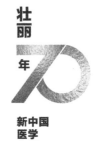
二、勇于探索，"糖丸"的诞生

从我国开始有病例记录至1938年，已有14个省市有散发的脊灰病例报告。1953年国家卫生部将脊灰列为法定报告传染病，同时疫情报告日益增多，发病地区也不断扩大。1955年江苏南通及山东青岛地区发生流行，发病率分别为32.1/10万和50/10万。此后流行报告不断，1959年南宁市的发病率竟高达150.6/10万。20世纪60年代，全国每年脊灰发病人数为10 000~43 000例。

1958年8月，国务院科学规划委员会（简称"国家科委"）决定在云南建立"猿猴实验生物站"，生产脊灰疫苗和开展以猿猴为对象的医学生物学研究工作，卫生部决定由中国医学科学院负责具体的筹建工作。其后，经中国医学科学院提议，国家科委于1959年1月13日正式批准将"猿猴实验生物站"改名为"医学生物学研究所"。

1959年3月，卫生部派顾方舟等一行4人赴苏联学习脊灰疫苗制造技术。当时国际上研制出两种脊灰新疫苗，即灭活疫苗及减毒活疫苗。顾方舟等根据当时获得的资料，结合我国人口众多、经济不够发达等具体情况，决定选择活疫苗技术路线。1960年初，医学生物学研究所（简称"生物所"）生产出第一批脊灰减毒活疫苗，经全国11个城市的儿童服用，证明其免疫效果良好，安全可靠。

研究证明，广泛服用活疫苗可以阻断脊灰野病毒散播，但在我国要想消灭脊灰流行，必须使农村地区的儿童也能够服用疫苗。早期的液体疫苗在使用前需稀释，而稀释后的疫苗保存时间短，不利于广大农村、山区推广使用。经反复研究，并结合孩子们爱吃糖的习性，1961年，生物所与上海信谊制药厂合作，采用中药制丸滚动技术及冷加工工艺，于1963年成功研制糖丸剂型，以后又进一步研制出二价、三价活疫苗糖丸，其在各种温度下的保存时间明显超过液体疫苗，并在300万儿童中应用后，证实其效果与液体活疫苗相同。

数十年的实践证明，在当时的国情下，实施脊灰减毒活疫苗这一决策是我国控制和消灭脊灰迈出的关键一步。据17个省市自治区的不完全统计，1959年脊灰平均年发病率为5.03/10万；1971年28个省市自治区的统计资料为2.12/10万，较1959年下降57.9%；1976年仅为0.50/10万，又较1971年下降76.4%。1978年我国开始实行计划免疫，脊灰病例数继续下降，1983年全国报告3 296例，发病率为0.32/10万，1988年达最低水平，发病率仅为0.062/10万。1989年中国政府响应第41届WHO关于2000年在全球消灭脊灰的决议，确定了我国消灭脊灰的目标和策略。1990年，全国消灭脊灰规划开始实施，在各级政府的领导和有关部门的共同参与下，动员全社会的力量，加强计划免疫。1991年，我国政府向国际社会就中国实现消灭脊灰的目标作出承诺，陆续颁布了一系列规划与方案，并建立组织机构，保证各项措施能够贯彻落实。在接下来几年病例数快速下降，2000 年 WHO 认证中国从 1994 年 10 月起已无由本土脊灰野病毒引起的脊灰病例，实现了无脊灰的目标。

三、改革创新，调整脊髓灰质炎免疫策略

目前使用的脊灰疫苗主要有两种：口服脊灰减毒活疫苗（OPV）和注射脊灰病毒灭活疫苗（IPV）。由于脊灰病毒有Ⅰ型、Ⅱ型、Ⅲ型 3 个血清型，制成 OPV 疫苗有单价 OPV（mOPV，含 3 个血清型中任何 1 个型别）、二价 OPV（bOPV，含 3 个血清型中任何 2 个型别）和三价 OPV（tOPV，含 3 个血清型所有型别）。国外疫苗公司生产的 IPV 于 2009 年获准在我国上市，包括 IPV 单苗和含 IPV 成分的联合疫苗。经过 20 多年的历程，中国医学科学院医学生物学研究所研发的 Sabin 株 IPV 于 2015 年 1 月 14 日获得国家食品药品监督管理总局（CFDA）的生产注册申请。国产 IPV 和进口 IPV 均经过 CFDA 批准，临床试验数据显示二者均安全、有效。

在消灭脊灰的过程中，脊灰疫苗发挥了重要作用。OPV 是一种安全有效的疫苗，是全球消灭脊灰行动的首选疫苗，但在罕见的情况下可发生疫苗相关麻痹型脊灰（VAPP）和疫苗衍生脊灰病毒（VDPV）病例。全球已于 1999 年消除Ⅱ型脊灰野病毒，目前脊灰野病毒病例主要由Ⅰ型脊灰野病毒引起。2000—2014 年全球共发生 VDPV 病例 771 例，其中Ⅱ型 VDPV 病例达 679 例（占 88%）。另外 VAPP 病例中Ⅱ型也占较高比例，根据 WHO 估算，全球Ⅱ型 VAPP 病例占 40%。IPV 也可安全有效地用于控制和消灭脊灰，但不会产生 VAPP 和 VDPV 病例。

根据全球消灭脊灰的整体安排，2016 年 5 月起，全球停用 OPV 中的Ⅱ型组成部分，以消除Ⅱ型脊灰疫苗株带来的危害。此后，如果仍全程使用 OPV，接种对象将缺乏对Ⅱ型脊灰野病毒的保护。因此，WHO 不再推荐仅接种 OPV 的免疫程序，建议所有国家应至少使用 1 剂 IPV，转变脊灰疫苗常规免疫策略。经综合考虑，我国停用 tOPV，改用含有Ⅰ型、Ⅲ型血清型的 bOPV，同时引入 1 剂次 IPV。首先，IPV 可减少 VAPP 和 VDPV 病例发生，而 OPV 能提供更强的肠道保护力，可有效阻断脊灰野病毒传播；其次，考虑全球消灭脊灰还未结束，我国为防止输入脊灰野病毒传播，需要建立牢固的脊灰肠道免疫，因此不再推荐全程接种 IPV，而是需要在接种 1 剂次 IPV 后，尽早接种 OPV；最后，根据全球消灭脊灰趋势，我国需要引入至少 1 剂 IPV 的接种。脊灰灭活疫苗纳入国家免疫规划，是我国预防接种工作的一个重要里程碑，为我国和全球消灭脊灰作出了重大贡献。

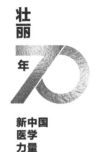

四、自力更生，与国际标准接轨

国产脊灰疫苗，同我国自主研发的其他疫苗一样，有一系列的质量安全管理保障措施。CFDA 对疫苗注册、生产制造都有明确的监管要求，并在上市使用前实施严格的批签发制度。我国对上市后疫苗的流通、储存、运输、预防接种及其监督管理也有明确规定，从而保证疫苗质量。2011 年和 2014 年，WHO 对我国疫苗国家监管体系（NRA）职能进行了两次评估，认为我国疫苗国家监管体系的药物警戒／疑似预防接种异常反应（AEFI）监测职能符合国际标准，保证了我国疫苗质量与国际标准接轨，为我国疫苗走出国门奠定了基础。

相信，随着国产疫苗逐渐得到世界认可，中国的疫苗将被输送到世界更多国家和地区，为全球免疫事业贡献中国力量，中国的免疫事业将在不久的将来进入一个崭新的阶段。

（作者：中国医学论坛报 陈秋宇）

援外医疗队：
一张烫金的"中国名片"

在长达半个多世纪的时间里，中国援外医疗队的身影遍布在亚洲、非洲、拉丁美洲、欧洲和大洋洲等需要医疗援助的地区。他们兢兢业业，无私地为当地的健康医疗事业发展而努力，向世界人民展现了中华民族勇于担当的奉献精神和悬壶济世的博爱精神。

据国家卫生健康委国际交流与合作中心提供的数据，我国自 1963 年向阿尔及利亚派出第一支援外医疗队至今，56 年间先后向 71 个国家累计派遣援外医疗队员约 2.6 万人次，诊治患者约 2.8 亿人次。其中，先后向非洲 48 个国家累计派遣援外医疗队员约 2.1 万人次，诊治患者约 2.2 亿人次。目前共有 1 082 名医疗队员在 56 个国家的 117 个医疗点开展对外医疗援助工作。

一、第一支援外医疗队，开启了与
第三世界国家合作的新局面

1962 年，非洲板块上最北端的国家阿尔及利亚在经历了 10 年浴血奋战之后，终于战胜了法国殖民者，迎来了民族的解放和独立战争的胜利。然而，此时的阿尔及利亚早已是满目疮痍，国家百业待兴。雪上加霜的是，战争结束后，法国在撤军的同时也一并撤走了医务人员，而当地的医疗机构早已在连年战争中遭到重创，无奈之下，阿尔及利亚政府只能向国际社会呼吁医疗援助。

1963 年 1 月，中国政府第一个响应了阿尔及利亚的求助，决定派出医疗队支援，在开展医疗救治的同时对当地医务人员进行培训，帮助他们重建医疗卫生体系。在周恩来总理的亲自主持下，国家卫生部从湖北、北京、上海、天津、湖南、江苏、辽宁、吉林等省市迅速抽调了 24 位医疗技术骨干，组成了我国第一支援外医疗队。1963 年 4 月 16 日，在经历了十几天的长途奔波后，首批医疗队成员终于抵达了撒哈拉沙漠边缘的城市赛伊达（Saida），在这片陌生的土地上开始了他们充满着未知的生活。

刚开始，医疗队的援助救治工作也遭遇了一些阻碍和波折——在经历过殖民者多年的蹂躏与剥削之后，面对同样是"外来者"的中国人民慷慨伸出的援助之手，阿尔及利亚的当地百姓难免会怀疑、会困惑，但医疗队员们没有被这些暂时的困难所击败，为了更好地服务当地百姓，中国医疗队打破了"让患者进城找医生"的常规，主动深入到条件最艰苦、医疗资源严重不足也是最需要医疗队的地方去。"精诚所至，金石为开"，中国医生对当地患者的悉心治疗与照顾，与当地医生们毫无保留地分享医疗知识与技术，这些点点滴滴都看在了每一位接受过救治的患者及其家属的眼里，记录在他们的脑海中，满怀的感动与谢意化作一把把"钥匙"，悄悄地打开了他们乃至更多阿尔及利亚人的心门。

正是在这样异常艰苦的环境下，中国医疗队与阿尔及利亚的医务人员紧密合作，用高超的医术拯救了难以计数的当地百姓，创下了一个个医学奇迹。在赛伊达省医院，来自上海市第一人民医院药剂科的医疗队员吕学修医生收治了一位脾脏包囊虫病患者，通过查阅资料，他发现这种病在草原属于多发疾病，于是迅速开展研究，在很短的时间里研制出检查试剂，为其后类似患者的快速确诊和治疗创造了有利条件。

很快，中国医疗队的美誉传遍了阿尔及利亚的各个角落，阿尔及利亚人民的心与中国人民的心连在一起，中国医生们成为了当地"最受欢迎的人"。1963年12月24日，周恩来总理在陈毅外长的陪同下访问阿尔及利亚，其间，阿尔及利亚政府领导人对中国医疗队赞赏有加。自此，中国援外医疗队在阿尔及利亚播撒的爱心火种，开始在非洲大陆更广阔的土地上传递、蔓延。

二、56年风雨兼程，谱写大爱之歌

56年来，伴随着非洲国家风起云涌的形势变幻，一批又一批中国援外医疗队远离祖国和亲人，在环境恶劣、医疗条件不足的情况下，毫无怨言地为当地人民提供一切可提供的医疗服务，解决包括高危传染病在内的多种疾病困扰，甚至开展了多项高难度手术，无数次地挽救当地人民的生命，也得到了当地百姓、媒体乃至国家政府的高度赞扬与肯定。在2013年中国医疗队派遣50周年的纪念活动上，关于他们先进事迹的更多细节才得以被国内的大众所知。

杭州师范大学附属医院的金文伟医生曾4次参加援中非医疗队、2次担任医疗队长，在中非战乱期间仍然坚守交战区，坚持巡回医疗，先后获得中非总统签发的"军官荣誉勋章""指挥官荣誉勋章""共和国总统勋章""共和国功勋勋章"。来自河南安阳、曾多次参加援外医疗队的李彦伟医生，在赞比亚首次开展了巨大垂体瘤手术切除、巨大脑室内肿瘤切除、蝶骨嵴巨大脑膜瘤切除等高难度手术，获得了赞比亚政府授予的"神经外科领域杰出贡献奖"的奖章。重庆市第三人民医院的张双菊医生，在4年援外工作期间，开展了多项麻醉新技术，并且在当地医院开设了疼痛治疗门诊，诊治近500例患者，巴布亚新几内亚的国内报刊《民族报》（The National）曾对此进行了专题报道。山西省长治市人民医院的杜秀凤医生连续4年前往喀麦隆最艰苦的医疗点，共诊治常见病、多发病1.2万多人次，并积极培养当地医疗骨干，帮助开展胃镜检查等新项目，被推荐为"喀麦隆总统骑士勋章"候选人。

除了努力救治当地的患者，中国医疗队的队员们还通过多种途径提高当地的医疗水平。在日常工作中以"传、帮、带"的方式，带着当地的医疗人员一起开展临床工作，帮助他们在实践中提升诊疗能力。此外，医疗队员们还举办各种形式的讲座和培训，带给他们新的理念和技术，助力提高当地医生的技术水平。前世界卫生组织（WHO）总干事陈冯富珍女士曾赞扬中国援外医疗队对其援助地医疗水平的可持续进步付出的巨大努力，"在许多非洲国家，我亲眼看到许多中国医疗队在基层工作，他们提供直接的医疗服务，同时也通过培训当地医务人员，提高他们的医疗水平而达成一种双赢的局面。"

每一次的海外医疗援助之行，队员们既担负着救死扶伤、不辱使命的沉甸甸的责任，也面临着一些难以估量和不可预测的风险，例如，战乱所引发的生命危险，疟疾、艾滋病等传染病盛行地的感染风险等。原国家卫生计生委在2013年披露的数据显示，截至2013年，已有50名中国医疗队员因疾病、工伤、战乱、意外事故等在受援国牺牲。

三、援外医疗队大事记

1963年4月6日：中国政府应邀向阿尔及利亚派遣了第一支援外医疗队。

20世纪70~80年代：援外医疗队数量大增，和非洲国家的医疗卫生合作全面展开。中国建立了援外医疗队外语培训制度。

1994年：中国首次向拉美国家派遣援外医疗队。

2003年：卫生部印发《卫生部关于援外医疗工作人员管理办法（试行）》。

2005年：我国向受援国派遣医务人员数目累计突破2万人。

2008年：卫生部办公厅印发《援外医疗队员选拔和出国前培训暂行规定》。

2013年：中国医疗队派遣50周年纪念会议在京召开，表彰先进个人和先进集体。

2013年：中国-非洲部长级卫生合作发展会议召开，中非卫生官员签署《北京宣言》，推动中非卫生领域合作深化发展。

2015年2月27日：中国援非医疗队被评为"感动中国"2014年度人物。

四、援外医疗队派遣 50 周年先进个人
（排名不分先后）

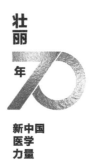

壮丽
70
年
新中国
医学
力量

杭州师范大学附属医院　金文伟

重庆市第三人民医院　张双菊

上海市杨浦区中心医院　马丽山

广西壮族自治区人民医院　乔世辉

河南省安阳地区医院　李彦伟

江西省中医院　许金水

山东大学齐鲁医院　郑金勇

天津市人民医院　佟玲

辽宁医学院附属第二医院　陈玉秀

山西省长治市人民医院　杜秀凤

大爱无疆，一次次义无反顾地出发，一张张勇于奉献的笑脸，一声声饱含深情的感谢，谱写了中国援外医疗队的华丽篇章，也再度彰显了中国人民与生俱来的大国气度。中国援外医疗队，以技艺精湛的医疗水平、艰苦奋斗的拼搏精神、开放包容的合作态度，向全世界人民展现了一张含金量极高的"中国名片"。2013 年，在中国援外医疗队派遣 50 周年之际，习近平主席曾在援外医疗队表彰大会上高度评价了队员们的成就与产生的重大影响，并总结了崇高的中国援外医疗队精神——"不畏艰苦、甘于奉献、救死扶伤、大爱无疆"。

（作者：中国医学论坛报　黄蕾蕾、孙悦，
审阅：国家卫生健康委国际交流与合作中心）

经皮冠脉介入：
开创中国冠心病治疗新时代

2018 年，我国大陆地区完成经皮冠脉介入治疗（PCI）91.5 万例。时间倒回 30 年前，20 世纪 80 年代初，苏州熊重廉、蒋文平，西安郑笑莲、贾国良等在国内陆续开展经皮腔内冠状动脉成形术（PTCA）。此时的他们可能不会预料到，中国冠心病介入治疗今天能发展到如此盛况。随着介入技术及器械的不断发展与改进、一批又一批专家学者的努力推广，冠脉介入治疗得到迅速发展和广泛应用，成为冠心病治疗的重要组成部分，挽救了大量的生命。

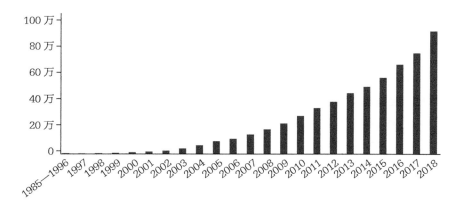

1985—2018 年中国 PCI 完成例数

一、技术革命推动学科不断发展

1977 年，格林特茨格（Gruentzig）医生在瑞士完成世界上第一例 PTCA，开创了冠心病介入治疗的新纪元。中国冠心病介入治疗虽然起步艰难，但发展迅速。整体来看，PCI 发展经历了 PTCA 时代、金属裸支架时代、药物洗脱支架时代及完全生物可吸收支架时代。

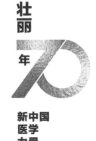

（一）PTCA 时代

PTCA 早期的推广和普及工作困难重重。一方面介入器械完全依赖进口，治疗费用高昂；另一方面，术中或术后早期血管急性闭塞和术后再狭窄等问题使 PTCA 的推广受到限制。1984—1996 年全国首次冠心病介入治疗病例注册登记资料分析显示，共有 51 家医院完成 6 213 例 PTCA（5 309 例资料完整），总体实施例数远不能满足冠心病患者的需求，且分布不均衡，主要集中在北京、上海等少数大城市。

（二）金属裸支架时代

金属裸支架的应用成为 PCI 发展中的一个里程碑。金属裸支架解决了 PTCA 导致的血管急性闭塞的问题，虽然远期再狭窄风险仍可达到 30%~50%，但是手术风险大为降低，手术适应证扩大，使更多冠心病患者受益。介入手术也不再依赖心外科的保障，冠脉介入治疗得到迅速发展。

20 世纪 90 年代初，我国开展了冠脉金属裸支架植入术，至 90 年代中后期，支架植入术在我国各地迅速发展，成为冠心病患者的主要治疗手段。

1999—2001 年全国第 3 次冠心病介入治疗病例注册登记资料分析显示，2001 年全国完成 16 345 例冠脉介入治疗，80.6% 的病变植入了支架，支架植入成功率达 99.0%。

（三）药物洗脱支架时代

由于裸支架金属异物在血管内的存在，新生内膜增生反应依然存在。因此，金属裸支架 6 个月内再狭窄发生率虽较 PTCA 明显降低，但仍高达 15%~30%。在此背景下，药物洗脱支架应运而生。

中国在药物洗脱支架应用领域几乎与国际同步。随着 2002 年 11 月美国 Cypher 西罗莫司药物洗脱支架和 2003 年 2 月 TAXUS 紫杉醇药物洗脱支架在中国上市，平均支架内再狭窄发生率降低至 10% 以下。尽管晚期或极晚期支架内血栓形成风险曾令人担忧，但经过改进后，新一代药物洗脱支架的安全性及有效性均有所提高。

同时，我国自主研发的多种新型药物洗脱支架（例如 Firehawk 支架、BuMA 支架、Excel 支架、Tivoli 支架等），取得了较好的治疗效果，显著降低了医疗费用。目前国产药物洗脱支架占全国同类医疗器械份额的 70% 以上，彰显了我国医学科技和器械研发的发展与进步。

（四）完全生物可吸收支架时代

金属支架的永久存在会导致炎症反应、新生动脉粥样硬化和支架小梁断裂等风险，还可能影响血管正常舒缩功能等。因而，完全生物可吸收支架（BRS）成为心脏介入医生所追求的下一个目标，也被认为是冠心病介入治疗的第四次革命。中国 BRS 研发紧跟国际前沿。在 2017 年国外 BRS 退市的背景下，国产生物可吸收支架 NeoVas 于 2019 年 2 月正式获批在临床使用，成为目前全球唯一同类上市产品。另外，中国自主研发的 Xinsorb、Firesorb、新型铁基生物可吸收支架等也正在积极探索中。

此外，值得一提的是，我国 PCI 规范化成绩斐然，目前是唯一一个在国家政府层面对介入技术进行管理和规范化的国家。培训、准入和质控三项制度为我国冠心病介入诊疗技术的健康发展提供了有力保障。

二、中国原创登上世界舞台

近年来，中国心血管医生多次受邀在国际大会上介绍来自中国的研究成果和经验，进行新技术、新器械的介入手术转播。中国原创、中国力量获得越来越多国际同行的认可，为世界介入心脏病学的发展作出了自己的贡献。

我国学者在左主干病变、分叉病变以及慢性完全闭塞病变等治疗技术的探讨和推广，以及经桡动脉途径介入治疗普及等方面有自己的特点和经验。在各种评分系统对病例选择及预测预后的指导价值，冠脉影像学对 PCI 的指导价值等研究领域，也有不少创新性研究成果。

我国学者发明的双对吻挤压支架技术（简称"DK-Crush 技术"），通过两次对吻，使最终对吻扩张的成功率从 70% 提高到接近 100%。系列多中心、随机对照研究已经证实 DK-Crush 对于左主干末端分叉病变和复杂分叉病变的安全性和有效性；DK-Crush 术式也被 2018 年欧洲指南推荐。

在穿刺路径的优化方面，我国走在国际前列。与传统经股动脉穿刺途径相比，经桡动脉穿刺途经可使患者不需卧床，恢复更快，对股动脉或髂动脉狭窄、闭塞、过度迂曲或穿刺失败的患者尤为适宜。目前我国经桡动脉 PCI 已达 90.51%，彰显了中国 PCI 技术的进步与优势。

在介入器械方面，除了引进国外技术和产品，我国也进行自主研发。我国自主研发的介入器械起点较高，许多也具有自身的特点和局部的创新，其中可降解涂层、无涂层药物洗脱支架、生物可吸收支架的研发和应用，已走在了世界的前列。

> 30 余年来，我国 PCI 从无到有，从弱到强，而今已跻身于心脏介入治疗大国、强国的行列，贯穿始终不变的因素是中国心血管介入医生孜孜以求、不断探索的精神。

当下心血管疾病防控形势依然严峻，期待在全国心血管同道及全社会的共同努力下，心血管疾病发病率和死亡率降低的拐点早日到来。

（作者：中国医学论坛报　晓云）

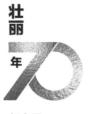

靶向治疗：
开启肿瘤治疗的个体化之门

当手术、化疗、放疗等传统治疗手段均已无法满足人们对于肿瘤控制效果的更高要求时，关于抗肿瘤治疗方法，你还会想到什么？或许当下的你会脱口而出"免疫治疗"，但在 21 世纪之初，靶向治疗一定会是人们的首选。

自 1997 年全球首个肿瘤靶向治疗药物利妥昔单抗获得美国食品与药物管理局（FDA）的批准上市至今，靶向治疗时代已经走过了二十余年。与抗肿瘤治疗的传统药物相比，靶向治疗同时具有靶向性强、副作用低、疗效好等特点，它不仅带来了抗肿瘤疗效的进一步提升，更是让肿瘤治疗从此走向了精准化、个体化的新时代。

一、全球首个靶向药物的诞生

20 世纪 70 年代，以传统化疗作为一线治疗选择的淋巴瘤，其疗效似乎已经触及了"天花板"。在丹麦免疫学家热尔纳（Niels K. Jerne）提出的"抗体形成的自然选择理论（the natural-selection theory of antibody formation）"和澳大利亚病毒学家伯内特（Frank Macfarlane Burnet）的"克隆选择学说（clonal selection theory）"的启迪下，一部分学者开始将视线转移到人体自身免疫系统，思考能否利用自身抗体，像清理细菌、病毒一样清除异化的肿瘤细胞。

由于恶性肿瘤细胞具有无限增殖的能力，如果能够扩建抗体"加工厂"B细胞，生产出大量的抗体，或许能首先解决"弹药不足"的问题。1975 年，克勒（Georges Köhler）和米尔施泰因（César Milstein）共同发现了单克隆抗体的产生原理，并首创了大量生产高度特异性的单克隆抗体的新技术——杂交瘤技术。杂交瘤细胞的成功，极大地震动了生物界，并为日后单克隆抗体在肿瘤治疗领域的广泛应用奠定了基础。1984 年，Jerne、Köhler 和 Milstein 因其在免疫学方面的成就而共同获得了诺贝尔生理学或医学奖。

单克隆抗体的成功制备，只是完成了作战准备的第一步，如何找准靶标、一击即中，即找到最有效的抗原抗体组合，则是横亘在科学家面前的又一道难题。经过一段时间的分析筛选，研究者们将目标锁定在了 CD20———一种广泛存在于淋巴瘤细胞和正常 B 细胞表面，但在造血干细胞、一部分成熟前的 B 细胞和浆细胞表面缺失的大分子。从各方面来看这似乎都是一个极佳的选择，然而，在针对淋巴瘤发起的试探性攻击中，副作用大、治疗效果差的结果出人意料。分析发现，原来 Köhler 和 Milstein 制备单克隆抗体所用的细胞均来自小鼠，即鼠源化单抗，因此引发了人体的排异反应。1985 年，人鼠嵌合单克隆抗体研制成功，改造后的抗体与人体产物更相近，可减少副作用而又保留杀伤力，实现了"武器升级"的目标。

1997 年，IDEC 制药公司宣布，针对非霍奇金淋巴瘤 B 细胞特异性抗原 CD20 的一种嵌合单克隆抗体利妥昔单抗（IDEC-C2B8）研发成功，其结合 CD20 的能力更强更稳定，清除肿瘤细胞的效果更好，全球首个靶向治疗药物由此诞生。

二、抗肿瘤靶向药物在中国：从"me too"到"me better"

中国抗肿瘤新药的研究已有 60 年的历史，但在过去相当长的一段时间里，新药研发基本上都集中在大型跨国制药企业，我们更多的只是学习和引进国外的抗肿瘤药物和方法。以靶向药物为例，2002 年，以人表皮生长因子受体 2（HER2）为靶点、用于 HER2 阳性转移性乳腺癌的人源化单克隆抗体曲妥珠单抗获批在中国上市，成为第一个进入中国的抗肿瘤靶向药物，开启了我国肿瘤靶向治疗的新时代。此后，吉非替尼、硼替佐米、索拉非尼、厄洛替尼等先后进入中国，让靶向治疗在不同癌症类型的治疗中落地、开花。

近年来，随着中国经济实力和科研能力的整体提升，加上国家政策的有力引导，民族制药企业迅速发展壮大，我国学者在临床研究和创新药物开发上的脚步也越走越快，特别是在抗肿瘤药物这类患者急需的产品开发方面，发展速度与过去相比大幅提升，成绩斐然，引起了国际同行们的普遍关注。截至目前，由我国自主研发获批上市的靶向药物已达 6 个，包括埃克替尼、阿帕替尼、西达本胺、安罗替尼、吡咯替尼和呋喹替尼，覆盖非小细胞肺癌、乳腺癌、胃及胃食管结合部腺癌、外周 T 细胞淋巴瘤、结直肠癌等多个癌种，前 4 种药物均已先后纳入国家基本医保目录，真正惠及了数量庞大的国内肿瘤患者。

作为我国首个自主研发的小分子靶向抗肿瘤药物，埃克替尼绝对是中国靶向药物发展史上最浓墨重彩的一笔。它是一种以表皮生长因子受体（EGFR）

酪氨酸激酶为靶点的小分子靶向药物，是继吉非替尼和厄洛替尼之后该领域内的全球第3个同类产品。在研究人员先期完成临床前研究后，2006—2010年，在"'十一五'重大新药创制"科技重大专项的支持下，中国工程院院士、国家抗肿瘤药临床试验研究中心主任、中国医学科学院肿瘤医院教授孙燕老前辈先后主持了埃克替尼的Ⅰ、Ⅱ、Ⅲ期临床研究。Ⅲ期临床试验（ICOGEN研究）选择以当时的标准治疗药物吉非替尼进行头对头的随机双盲对照（之后该研究也因此被业内称为"全球第一个头对头比较两个EGFR酪氨酸激酶抑制剂的Ⅲ期临床试验"），在经历了2008年因金融危机导致资金链断裂等重重困难后，经过全国27家研究中心的共同努力，终于在2010年4月得以完成。幸运的是，ICOGEN研究取得了很好的效果，埃克替尼不仅在疗效上与吉非替尼相当，而且在安全性上比后者更胜一筹。2011年，这项研究结果先后在当年的美国临床肿瘤学会（ASCO）年会和世界肺癌大会（WCLC）上展示，赢得了国外学者的高度评价。2015年，"小分子靶向抗癌药盐酸埃克替尼开发研究、产业化和推广应用"被授予2015年国家科技进步一等奖，这也是我国化学制药行业首次获此殊荣。

现在，中国的许多民族制药企业发展势头迅猛，创新产品层出不穷，国家新药审评审批制度的改革也让药品从报批到上市的速度越来越快，尽管我们与发达国家还仍有不小的差距，但在不断地超越与自我完善中，我们坚信，这种差距将会越来越小，因为我们已经从"me too"走向了"me better"。

三、中国自主研发的抗肿瘤靶向药物一览

1. 埃克替尼（2011年）

适用人群：既往接受过至少一个化疗方案失败后的局部晚期或转移性非小细胞肺癌（NSCLC），既往化疗主要是指以铂类为基础的联合化疗。

2. 阿帕替尼（2014年）

适用人群：单药适用于既往至少接受过两种系统化疗后进展或复发的晚期胃腺癌或胃食管结合部腺癌患者。患者接受治疗时应是一般状况良好。

3. 西达本胺（2015年）

适用人群：既往至少接受过一次全身化疗的复发或难治的外周T细胞淋巴瘤（PTCL）患者。该适应证是基于一项单臂临床试验的客观缓解率结果给予的有条件批准。

4. 安罗替尼（2018 年）

适用人群：既往至少接受过两种系统化疗后出现进展或复发的局部晚期或转移性 NSCLC 患者。对于存在 EGFR 基因突变或间变性淋巴瘤激酶（ALK）阳性的患者，在开始本药物治疗前应为接受相应的靶向药物治疗后进展，而且至少接受过两种系统化疗后出现进展或复发。

5. 吡咯替尼（2018 年）

适用人群：联合卡培他滨，适用于治疗 HER2 阳性、既往未接受或接受过曲妥珠单抗的复发或转移性乳腺癌患者。使用本药物前患者应接受过蒽环类或紫杉类化疗。

6. 呋喹替尼（2018 年）

适用人群：单药适用于既往接受过氟尿嘧啶类、奥沙利铂和伊立替康为基础的化疗，以及既往接受过或不适合接受抗血管内皮生长因子（VEGF）治疗、抗 EGFR 治疗（RAS 野生型）的转移性结直肠癌（mCRC）患者。

随着人们对肿瘤领域的持续探索，肿瘤治疗手段也在发生着日新月异的变化，然而，即便在免疫治疗概念大热的今天，靶向治疗在肿瘤领域的地位仍然难以撼动，从 2018 年靶向药物获批上市的情况来看，在未来相当长的一段时间里，靶向治疗依然将是不可或缺的重要选择之一。

（作者：中国医学论坛报　黄蕾蕾、原芳）

实践指南：
守正创新，做国人自己的指南

1990年，美国医学科学院（IOM）首次将临床实践指南（CPGs，以下简称"指南"）定义为"针对特定的临床情况，系统制订的帮助医务人员和患者作出恰当处理决定的指导建议（推荐意见）"，该定义很快被全球广泛认可和接受。

1992年"实践指南"被 Medline 数据库收录为主题词，并于2008年进行了更新。2011年，随着循证医学的发展及其对指南的影响，IOM 对指南的定义进行了更新："指南是基于系统评价的证据和平衡了不同干预措施的利弊，在此基础上形成的能为患者提供最佳保健服务的推荐意见"。此定义不仅强调了制订循证指南的重要目的，即为患者提供最佳保健服务，同时也强调了循证指南在制订过程中应基于系统评价的证据，并考虑其他影响因素，通过规范的共识达成一致性的推荐。

一、我国临床诊疗指南的发展历程

20世纪90年代初，我国开始引进国外指南。中国知网检索最早一篇引进"指南"是1994年《国外医学杂志·麻醉学与复苏分册》发表的"处理气道困难的实践指南——美国麻醉学会专题小组的报告"。此后有学术组织开始解读和翻译国外的指南。

随着循证医学的发展以及国内外医学交流的增多，国家级的临床诊疗指南应运而生。在原国家卫生部领导和财政部经费资助下，由中华医学会、中华口腔医学会和中华护理学会组织50多个专科分会的医学专家和学者编写，人民卫生出版社出版和发行的《临床诊疗指南》和《临床技术操作规范》。该套指南从2001年开始着手筹备，历经4年的编撰，最终形成47部指南，并于2006年开始出版，至今仍有部分指南在专科分会的组织下陆续更新。这是我国第一部由国家经费资助，全国主要学术组织参与的巨著，是我国医疗卫生工作中的一件具有里程碑意义的大事。

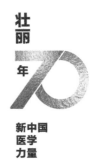

据统计，1993—2010 年，我国共有 256 个不同的指南制定小组在 115 种医学期刊上发布了 269 部指南。此后指南的数量快速增长。截至 2018 年，我国期刊杂志公开发表的指南已经超过 800 部，且每年以 100 余部的速度在增长。这种快速的增长引起了国际上的广泛关注。2018 年 2 月 5 日，《英国医学杂志》（The BMJ）发表了名为"中国医学研究（Medical Research in China）"的"中国专辑"，并为此配发了述评。这是 BMJ 创刊 170 多年来首次发表"中国专辑"。其中一篇是由兰州大学循证医学中心 / 世界卫生组织（WHO）指南实施与知识转化合作中心陈耀龙、杨克虎教授，中国工程院副院长、中国医学科学院北京协和医学院院校长王辰院士等联合撰写的《中国临床实践指南：现状、挑战和机遇》（Clinical practice guidelines in China）。在文中陈耀龙教授等人深入分析了中国临床实践指南的现状，方法学研究的进展，以及实施领域的挑战，力求探索出一条适合中国的指南制订道路。文章指出，我国临床实践指南数量增长迅速，大部分指南由中华医学会分会及其学组制订，大约有 1/3 为中医药相关指南。同时，中国每年也有大量的专家共识发布，例如在心血管领域，专家共识的数量是指南的 10 倍。

二、指南制订 / 修订需要有规可循

近年来，我国临床专家和指南方法学家在规范指南制订方面进行了许多积极探索。

由北京协和医院基本外科蒋朱明教授主编的 2008 年版《临床诊疗指南·肠外肠内营养学分册》的第一章就是"制定指南的'指南'"。该章节详细介绍了该分册的方法学原则、指南形成过程等内容，是一部参照 WHO《WHO 指南制订手册》和《指南评价工具 AGREE》的中国指南。

2013 年，中华医学会副会长吴明江主持、继续教育部左力统筹组建了以临床医师为主导、循证医学专家和指南方法学家参与的临床诊疗指南规范编写专题工作小组，蒋朱明教授任工作小组组长。2013—2015 年，工作小组举办了多次工作会议，王辰院士及中国医学科学院阜外医院高润霖院士对小组的工作给予了指导。最终，由工作小组讨论形成的《制订 / 修订"临床诊疗指南"的基本方法及程序》于 2016 年在《中华医学杂志》上发表。2018 年，该文章的英文版发表在《国际卫生保健质量杂志》（Int J Qual Health C）。

同样是在 2013 年，由中国学者发起，联合来自美国、加拿大、英国、德国等 12 个国家以及包括 WHO、EQUATOR 协作网、国际指南协会 GIN、COCHRANE 协作网、GRADE 工作组、AGREE 工作组等 7 个国际组织的 30 余名专家，共同成立了国际实践指南报告规范（RIGHT）工作组。该工作

组历时 3 年，完成了包含 7 个领域，22 个条目的报告清单。2017 年 1 月，RIGHT 声明全文正式发表在《内科学年鉴》（*Ann Intern Med*）。RIGHT 报告清单是当前全球唯一适用于指导卫生政策与体系、公共卫生和临床医学指南的报告标准，也是医学指南领域唯一一个由中国学者牵头制订的国际标准。

三、我国指南之路前景可待，未来可期

我国指南之路从无到有、从有到优。面对蓬勃发展的未来，陈耀龙教授认为，在过去的 10 年间，我国在指南制订方面已取得了诸多进展，同时也正在积极向前迈进。虽然对于我国医疗保健事业而言，指南并非是解决所有问题的灵丹妙药，然而毋庸置疑的是，制订和实施符合本国实际的高质量循证指南，却是帮助我国的患者和医务人员战胜疾病最有效的武器。

蒋朱明教授关注指南制订 20 余载，在指南制订方面做了大量细致的工作。蒋教授提出，各学术团体在编写指南过程中遇到很多问题，其中最为制约的因素是国内高质量临床研究少。如果将临床研究比作砖，指南比作房屋，那么指南制订的基本方法及程序就是建筑的图纸。坚固的房屋一定是用高质量的砖按照优质的图纸建成的。高质量临床研究证据的缺乏，让国内制订/修订者套用国外指南/国外的临床研究报告，或倾向于制订"专家共识"一类文件。鉴于此，临床医师要学习循证医学的研究方法，完成更多高质量的临床研究，为制订/修订高质量临床诊疗指南奠定基础。

参与多个指南编写规范制订的人民卫生出版社医学学术编辑中心贾晓巍主任认为，临床诊疗指南是对诊疗过程中所采用的药物、方法、工具、方案等具有指导意义的文件。虽然单个医生的临床决策只会影响到某个患者个体，但全部临床医生所做的决策总和却会对国家医疗资源合理配置和有效利用起决定性作用。因此，指南的制订/修订必须程序规范明晰，过程透明公开，参与指南制订的各方必须要公开利益冲突。

随着我国对社会医疗保障投入的不断提高，国家级指南的制订/修订工作将涉及国家医疗资源合理使用。《柳叶刀》（*The Lancet*）杂志曾于 2007 年指出，中国医学领域未来的临床研究，不仅在数量上将领先世界，在质量上也将会成为全球的领导者。届时，基于中国学者发表的高质量临床研究证据所制订出的优质指南，不仅可有效指导中国的临床实践，也有可能造福全球的医务工作者和患者。

（作者：中国医学论坛报　袁桢，审阅：蒋朱明　陈耀龙　贾晓巍）

控烟：
跟上全球履约脚步，
远离烟草危害

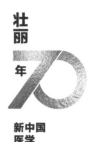

　　"吸烟有害健康"，这句印制在香烟盒上、用以警示吸烟者的宣传语，在倡导健康生活理念的当下，早已成为人尽皆知的常识。谈到吸烟的危害，似乎许多人都能随口道出一二：吸烟导致肺癌发病率增加、吸烟引发心血管疾病、女性吸烟影响更大、二手烟也会严重危害健康……如今在中国，要求公共场所全面禁烟的城市已越来越多，人们的控烟、禁烟意识也明显增强。这样的情形在过去是难以想象的，若要论背后的"功臣"，以翁心植院士为代表的医学界人士绝对是其中不可忽视的力量。

一、中国控烟事业的起步，
　　从翁心植院士开始

　　1964 年 1 月 11 日，美国公共卫生服务署（Public Health Service）发表了第一篇外科医生咨询委员会关于吸烟与健康的报告，指出"吸烟是男性肺癌和喉癌的发病因素，是女性肺癌的潜在致病因素，也是慢性支气管炎最重要的原因"。这项报告在美国引起了轩然大波，不仅迅速占据各大媒体的头版头条，成为当年最具影响力的新闻，也督促美国国会先后通过了一系列关于香烟广告、外包装标注警示语、发布吸烟对健康影响的年度报告等相关法案。

　　十多年后，在大洋彼岸的东半球，一位中国的内科医生、呼吸病学专家、中国工程院院士翁心植发现，当时中国居民的主要死因，心血管病、脑卒中、恶性肿瘤和呼吸系统疾病均与吸烟有关，于是，他亲自致信原国家卫生部部长，建议成立专门组织来领导全国的控烟工作。1979 年，经国务院批准，国家卫生部联合财政部、农业部和轻工业部发布《关于宣传吸烟有害与控制吸烟的通知》，首次在政府文件中表明控烟立场，由此拉开了我国控烟工作的序幕。

　　1984 年初，翁心植院士主持了全国吸烟情况抽样调查，对 29 个省、自治区、直辖市的 15 岁及以上人群的吸烟情况进行整群抽样调查，最终共计调查 51.96 万人。调查发现，当时我国 15 岁及以上人口的年龄标准化平均吸烟率为 34.45%，其中男性为 61.01%，女性为 7.04%；男性吸烟者随年龄增长吸烟率逐渐升高，30 岁以后吸烟率高达 70% 以上，45 岁及以上组吸烟率最高；男性吸烟者中，医生（56.74%）、教师（50.11%）的吸烟率均在 50% 以上。这项调查研究认为，75% 的男性吸烟者在 24 岁以前开始吸烟，一旦养成吸烟习惯就很难戒烟；青少年、男教师、男医师是我国控制吸烟的重点，应加强宣传教育。这是我国首次开展全国范围内的大规模居民吸烟情况调查，不仅填补了国内相关数据的空白，也为全球控烟事业的发展作出了贡献。1986 年，这项研究成果获得了原国家卫生部科技进步二等奖第一名。

此后，在翁心植院士的带领下，世界卫生组织烟草或健康协作北京中心又开展了一系列的吸烟调查、宣传教育、戒烟活动以及与控烟相关的学术科研活动，例如，对北京市、黑龙江省、武汉市的部分县市级医疗单位的医护人员吸烟情况进行调查，协助拍摄"吸烟危害健康"的电视宣传片、撰写科普文章等。1987 年 5 月 5 日，我国第一个控制吸烟的正式机构——北京市吸烟与健康协会（现更名为北京市控制吸烟协会）成立。同年 6 月 1 日，北京安贞医院宣布成为北京市第一家不吸烟医院。

1989 年 5 月 31 日，也是第二个世界无烟日来临之际，为表彰翁心植院士对控烟事业所作的贡献，世界卫生组织（WHO）向他颁发了"烟草或健康纪念奖"（翁心植院士成为获此奖项的中国第一人），并盛赞他为"中国控烟之父"。2001 年 8 月，WHO 再度将此奖项授予翁心植院士，这也从侧面印证了他对世界控烟事业的进步贡献了不可磨灭的价值与成绩。

二、加入全球控烟阵营，中国争当"排头兵"

为应对烟草流行的全球化趋势，WHO 呼吁全球各国以烟草危害健康的科学证据为基础，优先考虑保护民众健康的权利，重视烟草使用和烟草烟雾暴露对健康、社会、经济和环境的破坏性后果，共同采取行动解决问题。2003 年 5 月，《世界卫生组织烟草控制框架公约》（以下简称"《公约》"）在第 56 届世界卫生大会上得到一致通过。据 WHO 官方网站披露的数据，截至目前，《公约》已有 181 个缔约方，168 个国家或地区正式签署。

作为 WHO 的重要成员国，同时也是全球控烟的主战场之一——中国是世界上最大的烟草生产国和消费国，2003 年 11 月 10 日，我国正式签署《公约》，成为第 77 个签约国。经全国人大常委会批准后，2006 年 1 月 9 日，《公约》在我国正式生效。为积极有效地履行《公约》，2007 年 1 月，国务院批准成

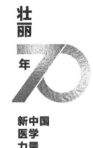

立了由国家发展改革委、卫生部、外交部、财政部、海关总署、工商总局、质检总局、烟草局等部门和单位组成的烟草控制框架公约履约工作部际协调领导小组，负责协调全国的履约工作。

自 2007 年起，中国控制吸烟协会先后以被动吸烟、无烟草青少年、烟草包装健康警示、女性吸烟、全面推行公共场所禁烟等为主题，每年发布年度控烟报告。上海、深圳、北京、西安等地先后出台控烟条例，明令禁止在公共场所、室内工作场所、公共交通工具等环境中的吸烟行为，截至 2018 年 12 月，全国已经至少有 20 个城市出台了公共场所禁止吸烟的地方性法规，城市控烟立法的脚步明显加快。控烟的同时，大力开展戒烟服务，早在 1996 年，以北京朝阳医院为代表的多家医院就先后在全国开设了戒烟门诊，为吸烟者提供专业戒烟咨询、药物治疗、行为与心理干预等医疗服务。其他控烟宣教活动如中华医学控烟行动、控烟教育走进医学院校等更是不胜枚举。

2012 年 5 月 30 日，由百余位国内外医学专家通力合作、历时一年完成的《中国吸烟危害健康报告》正式发布。这是我国第一部、也是迄今为止最具权威性的吸烟危害健康报告，系统阐述了吸烟及二手烟暴露对健康的危害、戒烟的健康益处以及烟草依赖的原因，向人们展示了吸烟危害健康的科学证据，对消除大众偏见与误解、促进积极控烟行为产生了深远的影响。

知行合一，一切都在朝着更好的方向前进。中国疾病预防控制中心 2019 年 5 月发布的"2018 中国成人烟草调查结果"显示，我国 15 岁及以上人群的吸烟率为 26.6%，其中男性为 50.5%，女性为 2.1%；从 2010 至 2015、2018 年，总体吸烟率呈逐渐下降趋势；公众对不同场所、室内环境及公共交通工具全面禁烟的支持率绝大多数都在 90% 以上；了解吸烟、二手烟会引起严重疾病的人群占比分别为 86.0% 和 71.4%；戒烟率为 20.1%，16.1% 的现在吸烟者打算在未来 12 个月内戒烟。

三、中国控烟大事记

1979 年：国家卫生部、财政部、农业部和轻工业部联合发布《关于宣传吸烟有害与控制吸烟的通知》。

1983 年：首次召开吸烟与健康座谈会。

1984 年：启动 50 多万人的全国吸烟情况抽样调查，填补国内相关数据的空白。

1990 年：中国吸烟与健康协会在北京成立。

1994 年：第八届全国人大常委会第 10 次会议通过《中华人民共和国广告法》，规定"禁止利用广播、电影、电视、报纸、期刊发布烟草广告，禁止在各类等候室、影剧院、会议厅堂、比赛场馆等公共场所设置烟草广告，烟草广告中必须标明'吸烟有害健康'。"

1997 年：第十届世界烟草或健康大会在北京召开，110 个国家或地区的代表出席会议。

1999 年：中国参加《公约》第一次工作组会议。

2002 年：成立国家控烟办公室。

2003 年：我国正式签署《公约》。

2006 年：《公约》在我国正式生效。

2007 年：八部委协调领导小组成立，负责协调全国履约工作。

2010 年：《上海市公共场所控制吸烟条例》正式实施。

2012 年：原国家卫生部首次发布《中国吸烟危害健康报告》；《中国烟草控制规划 2012—2015》出台。

2014 年：《深圳经济特区控制吸烟条例》正式实施。

2015 年：《北京市控制吸烟条例》正式实施。

2018 年：《西安市控制吸烟管理办法》正式实施。

四十载播种与耕耘，控烟行动成效初显，然而，我们深知，中国的控烟事业仍然有很大的提升空间。WHO 2019 年发布的数据表明，每年有超过 800 万人死于烟草使用，其中 700 多万人为直接吸烟者，近 120 万人为暴露于二手烟的非吸烟者；有一半的烟民因吸烟导致死亡；全球 11 亿吸烟者中，近 80% 生活在中低收入国家。

路漫漫其修远，我们应携手社会各界热心控烟事业的人们，让吸烟危害健康的理念更加深入人心，创建无烟环境，拒绝吸烟，消除二手烟危害，以控烟履约的坚实步伐，助力健康中国伟大目标的实现。

（作者：中国医学论坛报 黄蕾蕾）

抗击 SARS：
一场没有硝烟的战争

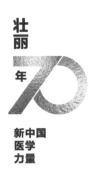

壮丽
70
新中国
医学
力量

　　SARS 是冠状病毒导致的严重急性呼吸综合征，也称非典型肺炎，简称"非典"。2002 年，SARS 突如其来，在广东省部分地区首发，随即迅速蔓延，席卷中国以及全球很多国家。SARS 传染性强，在当时致病原因不明的时间里，感染患者病死率高，同时有相当多的医务人员在救治中感染 SARS。据世界卫生组织公布的疫情显示，2002 年底到 2003 年 8 月，非典共波及全球 32 个国家和地区，感染人数共 8 422 例，死亡 916 例，平均病死率为 10.8%；我国内地累计病例 5 327 例，死亡 349 人；中国香港 1 755 例，死亡 300 人；中国台湾 665 例，死亡 180 人。2004 年，经过全国上下齐心协力顽强抗击，这场致命疫情最终消退。

一、SARS 来袭，不惧应战

　　SARS 最早于 2002 年 11 月 16 日在广东省佛山市顺德区爆发，但第一例有报告的病例是于 2002 年 12 月 15 日在广东省河源市发现的患者，1 个月后，该患者康复出院，后被认定为中国首例非典型肺炎报告病例。

　　2003 年 5 月期间，北京和香港的疫情最为严重；2003 年夏季，感染 SARS 的患者与日递减，疫情得到完全控制；到 2003 年 7 月 5 日台湾地区最后一个宣布解除非典警报，全球首次非典流行宣告结束。2003 年 11 月，广州再次出现零星病例，2004 年 3 月，北京再次发现 SARS 疑似病例，但都没有再次演变成疫潮。

　　在这场没有硝烟的战争里，很多医务人员都站在抗击非典的第一线，他们中有很多在接诊医治患者的过程中被感染，也有的因此献出宝贵生命。因救死扶伤而殉职的医务工作者们大爱无私的品质让人敬佩，他们所弘扬的民族精神、职责意识令人一次又一次感动。

　　2002 年春节，广州市各医疗单位接到了收治非典型肺炎的紧急通知，广州市第八人民医院立即成立了抢救突发性疾病领导小组和医疗小组。院党委书记杨湛年逾八旬的父母亲，从安徽来到广州过春节，她未能陪上他们一天，日夜坚守在病房。放射科刘晋新主任的父亲病危已上了呼吸机，当得知疫情，刘晋新放下电话二话没说，垂泪告别了父亲，连旅行包都未放回家，就赶到了病房。当时预防非典传染最有效的方法之一，就是与患者保持一定距离，而支气管纤维镜检查与患者完全是"零距离接触"，陈劲锋主治医师为了得到第一手资料，给患者检查一做就是 10 多个，最后自己被感染而患病。

广州市第八人民医院感染科一病区每天危重患者最多达 19 人，11 台呼吸机连轴转。为了保证患者的救治工作，很多医务人员日夜坚守在病房，连续10 多天都没有回家。其实，苦和累对医务人员来说已是家常便饭，但是非典时期最大的威胁是 SARS 具有传染性，每收治一个患者，对每个医务人员都是一次生与死的考验，但他们不顾个人安危，面对疫情，没有人退缩，过度紧张劳累加上近距离接触导致很多医务人员被感染。所幸，在这场战争中，广大医务人员经受住了严峻考验，向人民交出了一份满意的答卷。

与非典战斗的过程中，在最困难的时刻，在最危险的地方，处处可以看到医院共产党员的身影，他们把危险带给了自己，把安全留给了别人，他们用自己的实际行动，诠释了新历史时期下共产党员的情操。在这个没有硝烟的战场上，他们为广大医务人员树立了榜样：面对死神，绝不能有半点退缩。

在这场 SARS 阻击战里，全国上下体现出的凝聚力也是共同度过这次危机的关键力量。各级单位从实施严格的信息报告制度、加强宣传教育、完善应对预案、严格消毒到药物预防、物理隔离，具体措施实施到位；范围上，从学校到工厂、从城市到乡村、从公共场所到每个家庭，每个角落都不落下。全国人民万众一心，众志成城抗击非典疫情，最终经受住了这次让大多数中国人刻骨铭心的考验。

二、促进完善公共卫生应急体系

SARS 危机也暴露了我国突发公共卫生事件应对中存在的薄弱环节和诸多问题，但同时在认识上解决了多年来一直严重阻碍公共卫生体系建设的一系列重大问题。SARS 危机之后，全国上下都认识到公共卫生安全和国防安全、金融安全、信息安全等一样，是重要的国家安全问题之一，建设和完善中国公共卫生体系成为当务之急，从而加速了我国公共卫生体系、突发事件卫生应急体系建设的进程。

2003 年 5 月，国务院颁布了《突发公共卫生事件应急条例》，该条例从起草到公布实施仅花了 26 天时间，是我国历史上出台最迅速的行政法规，这也是我国应对突发事件制度化进程的开始。随后，中国先后颁布了《中华人民共和国传染病防治法》（2004年）、《国家突发公共事件总体应急预案》（2006年）等一系列法律法规及文件。2008年，国务院宣布全国应急体系基本建立。

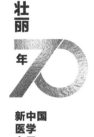

三、知己知彼，为未来准备

当这场致命疫情最终消退，关于这个未知病毒的溯源研究也随即开始。最初在2003年，国外科学家发现SARS-CoV（SARS冠状病毒）为SARS的病原体，同年，有研究团队在广东省野生动物交易市场的果子狸中分离到了SARS-CoV。因此，早期认为SARS-CoV毒株可能来自于野生动物果子狸。

然而，2005年，中国科学院动物研究所和中国香港大学研究小组在菊头蝠中发现了SARS样冠状病毒。2012年，在中东地区发现MERS-CoV（中东呼吸综合征冠状病毒），加上对其的后续研究，为SARS冠状病毒源头可能是菊头蝠提供了证据。2013年，中国科学院武汉病毒研究所实验室，成功分离出第一株蝙蝠SARS样冠状病毒的活病毒，这株病毒能够使用和SARS病毒相同的受体，并能够感染人的细胞。它被以武汉病毒研究所的英文简称命名"WIV1"，并在《自然》（*Nature*）上发表。专家表示，虽未找到和SARS病毒完全一样的病毒，但目前的研究发现充分证实了SARS病毒起源于蝙蝠，并揭示了其可能的产生方式——基因重组。

在历经了13年的病毒追踪溯源后，研究者们终于找到了SARS病毒的起源。但研究人员同时发出警告，在未来，仍可能有新的类似SARS病毒出现。除了提高警惕外，减少对野生动物及其生存环境的侵袭，杜绝野生动物的市场交易，才能有效防范新的传染病毒的传播。

四、以史为鉴，强大自身

党中央领导全国人民取得抗击非典的胜利之后，对其中的经验教训进行了深刻反思和总结，2003年成为我国现代应急管理体系建设的"元年"。2003年以后，我国逐步建成了以"一案三制"为代表的现代应急管理体系。

如今，SARS已过去近17年，我国形成了国家、省、市、县四级响应的应急体制，国务院《公共卫生突发事件应急条例》也在不断完善，其他一系列法律法规也陆续出台。政府投入了100多亿元解决各级疾控中心的硬件设施问题，在全国组建了公共卫生监测和预警系统，形成了包括疫情网络直报系统在内的一整套严格的信息报告制度，从国家到地区层面设置了较完善的应急预案体系。

从 2003 年抗击 SARS，到 2008 年汶川地震医学救援，再到 2013 年 H7N9 禽流感疫情的有序应对，2014 年西非埃博拉疫情的援外行动，崛起的中国卫生应急系统经受住了这些严重突发公共卫生事件的考验，化危为安。世界卫生组织曾评价，中国应对 H7N9 禽流感疫情，堪称"全球典范"。这 10 余年来，我们也已经找到 SARS 病毒的起源，并知道如何进行全方位、多渠道、持久性的疾病防控。

非典后，我国参与全球公共事务治理更加主动与自信，从另一方面来说，SARS 也推动了公共卫生问题的全球治理。另外，我们公共卫生领域的国际合作趋势还在向其他公共领域延伸，我国已在遏制全球变暖、防治艾滋病、打击恐怖主义、防范金融危机等领域采取了与国际接轨的治理机制和方法，通过国际合作平台提高治理的效率和能力。

历史曾带给我们伤害，但同时也教会我们如何更好地保护自己并敬畏自然，在人与环境和谐相处的过程中，探索人类文明进步的契机。

（作者：中国医学论坛报　刘莉丽）

器官捐献与移植：
让生命在阳光下延续

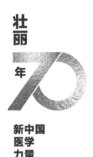

壮丽 70 年

新中国
医学
力量

器官捐献，在我国曾是一个令人讳莫如深的话题。过去很长一段时间里，由于器官来源渠道不公开、不透明，许多国人不愿意谈论器官捐献。而如今，器官全来源于公民自愿捐献，人们意识到，对于不幸离世的器官捐献者来说，他们的生命可以换一种形式在世界上延续；对于接受捐献成功移植器官的患者来说，他们将重获新生。

过去十几年里，从年均寥寥无几的自愿遗体捐献到现在每年数以千计的捐献事迹频频"感动中国"，从一度停滞的器官移植困境到现在每年数万例移植手术，中国的器官移植事业正从备受诟病逐渐到有序发展，并进一步走向法制化与公开透明，为越来越多的民众服务。

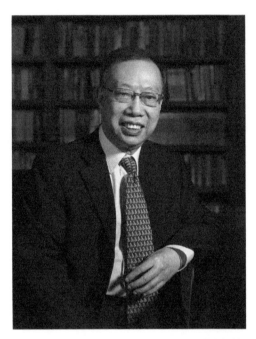

黄洁夫教授

一、改革，离不开党和政府
"壮士断腕"的决心

2005 年，中国器官移植法制化建设迈出了第一步！ 2005 年 7 月，世界卫生组织西太平洋地区的卫生高层会议在菲律宾马尼拉召开，面对西方国家代表的攻击和质疑，在党中央国务院的坚决支持下，时任卫生部副部长的黄洁夫教授在会上坦承中国使用死囚器官作为移植主要来源的事实，并表达了将推进改革，逐步建立符合中国国情移植体系的决心！这是中国首次就这一问题向国际社会正面回应，"壮士断腕"的勇气表明了中国推进器官移植事业改革的坚定决心！

破釜沉舟的勇气后是雷厉风行的行动！ 2007 年，国务院颁布具有里程碑意义的《人体器官移植条例》，中国器官移植事业开始走向法制化，条例对相关法律责任以及公民合法权益的维护作出了明确规定，任何组织或者个人不得以任何形式买卖人体器官，出卖自己身体的器官也是违法行为，依条例将移植医院从 600 多家减少到 169 家，限制"移植旅游"，中国器官移植事业走上科学化、法制化、规范化建设发展的轨道。2011 年，卫生部下发《卫生部办公厅关于启动心脏死亡捐献器官移植试点工作的通知》，提出"中国心脏死亡器官捐献分类标准"，简称"中国分类标准"：即脑死亡器官捐献（DBD）、心死亡器官捐献（DCD）、脑 - 心双死亡标准器官捐献（DBCD）。同年 5 月 1 日，《中华人民共和国刑法修正案（八）》实施，器官买卖和非自愿摘取器官"入刑"。2013 年，国家卫生计生委出台《人体捐献器官获取与分配管理规定（试行）》，确保器官捐献移植的透明、公正、可溯源性。2015 年 1 月 1 日，我国全面停止使用死囚器官作为移植供体来源，公民自愿器官捐献将成为器官移植使用的唯一渠道，自此，中国器官捐献与移植事业进入历史发展的新阶段！

二、"十年磨一剑"，让世界了解 "中国模式"

志之所趋，无远弗届。"要把人民群众的利益放在第一位，要把人民群众需要高质量的器官移植服务作为我们的使命，"全国第十二届政协常委、中国人体器官捐献与移植委员会主任、中国器官移植发展基金会理事长黄洁夫教授进一步介绍，与此同时，我国公民器官捐献体系日臻完善。2010 年，我国的人体器官捐献试点工作启动，天津、上海、广东等 19 个省市陆续成为试点地区，并建立 5 个体系——器官捐献体系、器官获取与分配体系、器官移植临床服务体系、器官移植后科学登记体系和器官移植监管体系。遵循人道主义救助原则，使器官捐献公开、透明、无偿：中国人体器官分配与共享计算机系统（COTRS）保证器官分配的公正，器官获取组织（OPO）确保移植器官质量，器官移植登记体系保障患者安全，监管机制监督条例贯彻执行。

坚持公民逝世后器官捐献自愿、无偿原则，杜绝"移植旅游"，保障器官捐献者和接受者权利；交通、航空、铁路等多部门联合出台绿色通道工作机制，保障人体捐献器官顺利转运；明确红十字会参与器官捐献的第三方职责，由红十字组织对困难家庭开展人道主义救助……以人为本、遵循伦理、符合国情的中国器官捐献与移植工作机制逐步形成。

伴随着我国器官捐献法制化、规范化的转变，中国器官捐献与移植事业也开始受到国际社会的关注与肯定。中国和世界各国的器官捐献与移植的交流从原来的"三不"政策：不接受中国器官移植专家进入器官移植协会、不准中国学者在世界上发言、不准中国器官移植文章在世界上发表，到与国际同行紧密联系、协作，我们的发展得到了世界卫生组织、国际器官移植学会的高度肯定和充分认可！"器官移植就如同一艘船，中国曾经不在船上，而如今中国已经与国际器官移植界一道，协力让这艘船越行越快，中国的努力也在引领船的方向，"世界卫生组织器官移植主管官员如是说。

"圣人之过，如日月之蚀，错之，众人检视，改之，众人仰之！"2017年在梵蒂冈举行的世界反对器官贩卖全球峰会上，工作在器官捐赠与移植事业第一线的黄洁夫教授代表中国出席了会议，生动讲述了中国故事，他铿锵有力地说道，"我国的器官移植建立在法制化基础之上！"

中国正在积极融入世界器官移植大家庭，正在逐步实现从规则参与者到规则制定者的转变，为器官移植全球治理贡献中国智慧。从国际器官移植大会到反对器官贩卖全球峰会到全球践行伦理峰会，再到世界卫生大会边会……中国专家的身影在世界器官移植舞台上频频闪耀，符合中国文化背景、符合世界卫生组织指导原则的"中国模式"成为国际器官移植会议屡屡提及的关键词。"'中国模式'为相同文化背景的国家提供了模板，"世界卫生组织称赞这是"中国的创新"！

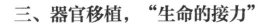

三、器官移植，"生命的接力"

近年来，我国无论是器官捐献、移植的数量，还是质量都有了大幅提升，2010年器官捐献试点以来，27个省市自治区，相继成立了117个OPO，并在"中国模式"的框架内摸索出多种适合本地区、本单位发展的OPO模式，现有器官移植资质的医院169家。

没有器官捐献，就没有器官移植。改革，同样离不开社会公众的理解与支持。2015—2018年，我国器官捐献数量连续三年保持年均20%的增幅。2015年完成捐献2 766例，捐献大器官7 785个，我国每百万人口年捐献率（PMP）大幅增长，年捐献数量位居亚洲第一位、世界第三位；2015年实施器官移植手术突破1万例，位居世界第二位。2016年，我国共完成公民逝世后器官捐献4 080例，捐献大器官11 296个，较2015年提高近50%，年捐献数量位居世界第二位。2017年，完成器官捐献5 146例，实施器官移植手术超过1.6万例，PMP达3.72。2018年，器官捐献达6 302例，实施器官移植手术20 201例。

器官捐献是神圣的事业，是生命从终结走向新的开始。当生命不可挽救时，自愿无偿捐献器官，让生命以另外一种方式延续，正在成为越来越多中国人的选择。

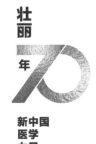

登山不以艰险而止,则必臻乎峻岭。从不被了解、不被理解,到如今令世界瞩目的全新模式,中国的器官捐献与移植事业不仅走上了世界舞台,更在走向舞台的中央。中国将继续攀登,进一步健全法律体系,完善工作机制,加大监管力度,促进跨国人员交流与合作,推动器官移植改革向纵深迈进,与世界共享中国的经验与智慧,与世界各国携手同行,共创人类器官捐献与移植事业的美好未来!

（作者:中国医学论坛报　潘慧敏,审阅:中国器官移植发展基金会　冯小健）

重大新药创制：
研发百姓用得起的好药

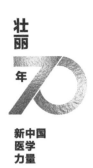

2006 年，国务院颁布了《国家中长期科学和技术发展规划纲要（2006—2020 年）》，发布了 16 个科技重大专项，其中之一即为新药创制科技重大专项（以下简称"专项"）。专项实施十多年来取得了全面的进展，2019 年 7 月 31 日，由科技部和国家卫生健康委组织的"重大新药创制"科技重大专项新闻发布会在京召开，发布了一批非常有代表性的、重大创新药物品种。这些成果倾注了广大科研、产业、临床人员的无限心血，实现了重点领域的跨越式发展，提升了我国的自主创新能力，在促进创新药研发与医药产业跨越式发展、填补国家战略空白方面成绩斐然。

一、国家战略部署，专项成果斐然

按照《国家中长期科学和技术发展规划纲要（2006—2020 年）》，经国务院批准，重大新药创制科技重大专项于 2008 年启动，由中国工程院桑国卫院士担任技术总师，实施期限为 2008—2020 年。重大专项是我国科技工作的重中之重，是实施创新驱动发展战略的重要抓手。专项的总体目标是针对恶性肿瘤等 10 类（种）重大疾病，自主研制和技术改造一批药物，完善国家药物创新体系，提升自主创新能力，加快医药产业发展，加速我国医药研发由仿制向创制、医药产业由大国向强国的转变。

专项实施的十余年来，取得了五个标志性成果。一是重大品种研发成果显著。截至 2019 年 7 月，累计 139 个品种获得新药证书。其中 1 类新药 44 个，数量是重大专项实施前的 8 倍。二是初步建成国家药物创新技术体系。布局建设了一系列技术平台，初步建成了以科研院所和高校为主的源头创新，以企业为主的技术创新，上中下游紧密结合，政产学研用深度融合的网格化创新体系，自主创新能力显著提升。三是积极推进中药现代化。截至目前，新药专项支持的 32 个中药品种获得新药证书，48 个品种获得临床批件，有 5 个品种获得加拿大传统药注册批件，17 个品种正在国际注册审批过程中或已开展国际临床，15 个中药材标准进入美国药典，8 个中药饮片标准进入欧盟药典。四是新药研发和产业开始大步走向国际。截至 2018 年底，累计超过 280 个通用名药物通过欧美注册。29 个专项支持品种在欧美发达国家获批上市，23 个制剂品种以及 4 个疫苗产品通过了世界卫生组织预认证，100 多个创新药物正在开展欧美临床实验。五是促进医药创新产业稳步发展。2018 年我国医药工业累计实现主营业务收入 25 840 亿元，同比增长 12.7%；累计实现利润总额 3 364.5 亿元，同比增长 10.9%。

二、加速新药创制，品种井喷式增长

新药创制专项自 2008 年实施以来，针对 10 种重大疾病（恶性肿瘤、心脑血管疾病、神经退行性疾病、糖尿病、精神性疾病、自身免疫性疾病、耐药性病原菌感染、肺结核、病毒感染性疾病以及其他常见病和多发病），中国生物医药产业研发创新能力与产业发展持续增强，取得了阶段性成效，累计 139 个品种获得新药证书。在新药创制专项支持下，2017 年 2 月以后共有 14 个 1 类新药获批，呈现出井喷式增长。

在治疗恶性肿瘤方面，共有 12 个 1 类抗肿瘤创新药获批，其中 2017 年后两年多的时间里获批 1 类新药有 6 个，包括针对晚期或转移性非小细胞肺癌治疗药物安罗替尼、乳腺癌治疗药物吡咯替尼、直肠癌治疗药物呋喹替尼等 3 个化学药，以及黑色素瘤治疗药物特瑞普利单抗、经典型霍奇金淋巴瘤治疗药物信迪利单抗、复发／难治性霍奇金淋巴瘤治疗药物卡瑞利珠单抗等 3 个 PD-1 抑制剂，填补了我国在 PD-1 单抗这个领域的空白。安罗替尼是我国第一个软组织肉瘤靶向药，获得美国食品药品管理局授予的软组织肉瘤孤儿药资格，上市 1 年来销售额已达 26 亿元。

在病毒感染性疾病防治方面，共有 29 个药物获得新药证书，其中 1 类新药 11 个、2017 年以来两年多的时间里获批 4 个新药，包括：艾滋病治疗药物艾博韦泰、重组埃博拉病毒病疫苗、丙型肝炎治疗药物达诺瑞韦钠、慢性乙型肝炎治疗药物重组细胞因子基因衍生蛋白。其中，艾博韦泰是国内首个、全球第二个抗艾滋病长效药物，重组埃博拉病毒病疫苗是由我国独立研发、具有完全自主知识产权的、全球首个 2014 基因型埃博拉病毒疫苗。

在耐药菌感染防治方面，已有 15 个品种获得新药证书、39 个品种处于临床研究阶段。其中，2017 年以来获批 1 个 1 类新药可利霉素。可利霉素为我国首次利用合成生物学技术自主研发成功的、拥有自主知识产权的抗感染新药，用于治疗耐药革兰氏阳性菌、肺炎支原体、衣原体等引起的上呼吸道感染。可利霉素具有口服吸收度高、剂量小、不良反应发生率低的特点。针对其他类疾病，专项支持的慢性肾性贫血治疗药物罗沙司他、Ⅱ型糖尿病治疗药物聚乙二醇洛塞那肽和银屑病治疗药物本维莫德等3个新药也成功获批上市。

新药专项将会认真思考在我国药物创新体系的新定位和新任务，开展后续的战略研究。实现从出新药到出新策略、新概念的转变，加强基础研究，主动对接科技前沿新突破，开拓新药研究和产业发展的新方向。

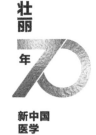

壮丽70年
新中国
医学
力量

三、新药研发成果，背后艰辛历程

回顾新药研发进程，背后有许多不为人知的艰辛历程，也反映出我们国家创新药物难度非常之大。艾博韦泰的研发历经了16年，是我国首个自主研发的抗艾滋病新药。在艾博韦泰长效注射剂上市之前，世界上已有35个已经上市的抗艾滋病药物，全是口服药。在研发初期，研发团队发现口服药物的依从性和耐药性是治疗艾滋病失败的主要原因。针对上述两点，经过长达16年的研发，艾博韦泰长效注射剂于2018年5月23日获批上市，意味着国产抗艾滋病创新实现零的突破。

可利霉素的研发经历了30年的漫长过程，是国内外第一个采用合成生物学技术研制的，有自主知识产权的1类新药，在临床上有实用价值的一个抗生素，2019年6月获得新药证书。84岁的王以光教授作为可利霉素的主要研制者，在7月31日"重大新药创制"科技重大专项新闻发布会上，谈到曾经面对的技术创新难关、研发条件困难、研发遇到瓶颈时的舆论压力时，她反复强调"坚守"二字。立项时王以光教授已经60岁，每天跑车间，有一次在车间因为一个斜坡路滑摔跤骨折，也没有到医院治疗，坚持上班，完成工作。可利霉素正式立项在1996年，2010年申报审批，2013年的审批是药物审核最关键的步骤。为了准备会，王教授从早上八点一直忙到晚上三点，出现心脏不舒服，急诊初步诊断心肌梗死，最终诊断是全世界都很少见的心尖球囊综合征。王教授在研发过程中攻克了重重难关，作出了奉献和牺牲，坚守了科学家的执着创新奉献精神，她谦虚地说，她一辈子就干了一件事，就是搞抗生素研究。

四、保障百姓用药，实现医药强国

药品研发最终要让人民群众有获得感，能让更多的百姓感受到科技进步带来的实惠，享受到新药创制带来的红利。

"专项"对促进医保药品的降价以及降低患者用药负担方面做了很多工作。

一是专项重点加强布局恶性肿瘤、心脑血管疾病、自身免疫性疾病、重大传染性疾病等的治疗急需药物，研制出一批具有自主知识产权的创新药物，这些国产创新药不仅能满足临床需求，也让医药采购谈判有更大的空间，提高了患者的可及性。二是营造良好的政策环境，推动更多更好的救命药纳入医保，让老百姓更多地享受到创新带来的成果。目前新药专项支持的品种包括国产创新药西达本胺、康柏西普、埃克替尼、阿帕替尼等在内，有350余个已经纳入医保目录。三是针对药物一致性评价关键技术与标准进行了重点支持，有利于我国临床用药质量的提升，为带量采购提供更多可选择、可替代的高质量药品，提高了创新药物的可及性。

"专项"高度关注儿童用药、罕见病的治疗短缺药研制。"十三五"以来，在专项申报指南中，专门设立了儿童药品种和关键技术研发的项目，重点鼓励研发符合儿童用药特点，毒副作用更小，更适合儿童使用的一些新型的剂型。在支持罕见病药物研发方面，新药专项启动以来，重点支持了银屑病、地中海贫血、多发性硬化症等罕见病用药的研发课题共20多项。通过我国的自主创新，百姓陆续用上我国自主研发的多种新药，专项成果造福于人民群众，保障了中国百姓用药。

我国"专项"取得了喜人硕果，目前已进入收官冲刺阶段。新药创制专项将继续瞄准国家战略目标，聚焦人民的健康和医疗需求，不断研制出老百姓"用得上、用得起"的好药、新药，进一步提升人民群众的获得感，助力健康中国战略的实施。同时，进一步聚焦标志性成果的产出，加快成果转移转化，为实现重大专项2020年总体目标而作出不懈的努力，真正实现"医药大国"向"医药强国"的转变。

（作者：中国医学论坛报　乔博才）

新医改：我们一直在路上

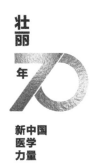

壮丽70年

新中国
医学
力量

新医改方案已实施 10 年，很多人能够体会到，国家更加驾轻就熟地抗击埃博拉等突发疫情和事件，居民看病就医的流程更加顺畅，更多的人认识了"家门口"的全科医生，药品及耗材的价格与供应更加规范……同时，公立医院的管理日益精细化，民营医院的数量越来越多、体系建设越来越完善，急危重症的协同救治流程越来越畅通……

几个月前，浙江省 66 岁的沈大伯因上腹部持续胀痛来到浙江大学附属第一医院就诊，症状缓解后回家休养。最近，沈大伯又感餐后上腹胀痛不适，这回他通过手机挂号在"浙一互联网医院"消化内科门诊视频问诊，预约了胃镜检查，顺利完成检查后回家，在家中通过互联网医院复诊，线上支付药物费用后，在家中收到药品。这次诊疗过程中，沈大伯总共只跑了一次医院，对腿脚不方便的他来说，幸福感油然而生。这不仅是互联网智慧医疗为患者带来的就医便利，更是浙江省为实现"新医改"为群众提供安全、有效、方便、价廉的医疗卫生服务的目标带来的"福利"。2018 年，浙江省的"看病就医'最多跑一次'"荣获"推进医改、服务百姓健康"十大新举措，真正方便了患者就医。

一、新医改，目标是什么

2009 年 4 月，《中共中央国务院关于深化医药卫生体制改革的意见》（新医改）正式向公众发布，这场被多方寄予厚望的改革自此正式拉开帷幕。

新医改的目标是建立基本医疗卫生服务制度，同时提出了"有效减轻居民就医费用负担，切实缓解'看病难、看病贵'"的近期目标，以及"建立健全覆盖城乡居民的基本医疗卫生制度，为群众提供安全、有效、方便、价廉的医疗卫生服务"的长远目标。

二、公共卫生服务体系改革，促进基本公共卫生服务逐步均等化

国家基本公共卫生服务项目是我国政府针对当前城乡居民存在的主要健康问题，以儿童、孕产妇、老年人、慢性疾病患者为重点人群，面向全体居民免费提供的最基本的公共卫生服务。

新医改实施以来，我国人均基本公共卫生服务经费补助从 2009 年的 15 元提高到 2018 年的 55 元。

目前共免费提供 14 类基本公共卫生服务，基本覆盖居民生命的全过程。

三、公立医院改革，重构新体系

作为我国医疗服务的主体，公立医院改革是新医改的"重中之重"。改革主要任务概括来说就是完善和重构医疗服务体系，重构科学的补偿机制、医疗服务价格体系及医生人事薪酬制度体系。2010 年 2 月，卫生部等 5 部门出台了《关于公立医院改革试点的指导意见》，公立医院改革正式推开。

基层是慢病防控的主战场。转变基层医疗卫生服务模式，实行家庭医生签约服务，强化基层医疗卫生服务网络功能，是深化医药卫生体制改革的重要任务。2011 年 7 月，《国务院关于建立全科医生制度的指导意见》正式出台，是我国逐步建立统一规范的全科医生培养制度的开端。其后，《关于推进家庭医生签约服务的指导意见》《关于做好 2018 年家庭医生签约服务工作的通知》等相继发布，进一步明确了合理确定签约服务的工作目标，不要盲目追求签约率，做到签约一人、履约一人，真正发挥全科医生居民健康"守门人"的作用。

医联体建设与推动公立医院改革、促进分级诊疗密不可分。2015 年 8 月，深圳以罗湖为试点，启动以行政区为单元的医疗机构集团化改革，推动医疗卫生服务向"以基层为重点""以健康为中心"转变。罗湖整合了区属 5 家医院和 23 家社康中心组建医院集团，在人员编制一体化、运行管理一体化、医疗服务一体化的原则下，集团内的医生实现了自由流动，更重要的是通过集团内部医保支付制度改革，把医院、医生、患者和政府的利益捆绑在一起，破解了基层"缺医、少药、没检查"的难题。而越来越多的地区也在借鉴罗湖模式，依靠医保的纽带作用，建立人财物一体的紧密型医联体。

在薪酬制度改革探索方面，2018 年，全国 2 800 多家公立医院已经开展薪酬制度改革试点，落实"两个允许"（允许医疗卫生机构突破现行事业单位

工资调控水平，允许医疗服务收入扣除成本并按规定提取各项基金后主要用于人员奖励），探索建立符合医疗行业特点的薪酬制度。

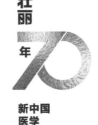

四、医保体系改革，支付方式变革
##　　或将带来新气象

新医改实施以来，我国基本医保参保人数进一步提升，对城镇居民医保和新农合的财政补助标准由 2008 年的人均 80 元提高到 2019 年的人均 520 元。同时提高大病保险保障水平，2019 年报销比例由 50% 提高至 60%。

在全民医保接近实现的情况下，医保支付方式既是直接影响医疗服务和药械价格的因素，也是针对医疗机构及医生的经济激励机制。2017 年 6 月，国务院办公厅《关于进一步深化基本医疗保险支付方式改革的指导意见》印发，要求各地要选择一定数量的病种实施按病种付费，国家选择部分地区开展按疾病诊断相关分组（DRGs）付费试点。DRGs 通过将药品和耗材内化为医疗机构的成本要素，调动医院和医务人员降低成本和提升服务质量的积极性，从而控制医药费用不合理增长。2018 年底，试点城市筛选正式开始。这一支付方式的重大变革，或将为医改带来新气象。

五、药械供应改革，"降"是主旋律

原卫生部等 9 部门于 2009 年 8 月 18 日发布《关于建立国家基本药物制度的实施意见》，正式启动国家基本药物制度建设工作。2017 年 2 月，《关于进一步改革完善药品生产流通使用政策的若干意见》发布，首次明确实施药品生产、流通、使用全流程、全链条政策改革，由单项突破转向综合推进。

在 2017 年全面取消药品加成、同步调整医疗服务价格的基础上，2018 年全国 19 个省份再次调整医疗服务价格，进一步完善公立医院补偿新机制。开展 17 种抗癌药纳入国家医保目录谈判，平均降价 56.7%。在 11 个城市开展国家组织药品集中采购和使用试点工作，25 个入选药品价格平均降幅 52%。

医疗耗材价格方面，2019 年 6 月 15 日零时，北京医耗联动综合改革正式启动。全市近 3 700 家医疗机构全部参与改革，包括降低仪器设备检验项目价格；提升体现医务人员劳动价值的项目价格；取消医疗机构医用耗材 5% 或 10% 的加价政策；实施医用耗材联合采购和药品带量采购；改善医疗服务。

强基层、进行分级诊疗、建设医联体、推进家庭医生签约等多措并举，努力让看病不再难；取消药品加成，改革医疗服务价格，让公立医院回归公益，有效缓解看病贵的难题……这是新医改创造的独具中国特色的"解法"。医改一直在路上，一直在推进，或许，医改只有进行时，没有完成时。

（作者：中国医学论坛报　扈妍）

慢病防治：健康中国的基石

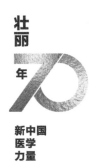

慢性非传染性疾病（NCD），也称为慢病，是指病情持续时间长、发展缓慢的疾病，主要包括心血管疾病、癌症、慢性呼吸系统疾病和糖尿病，是世界上最主要的死亡原因。为减少非传染性疾病导致的过早死亡，2011 年联合国大会就非传染性疾病的全球议程达成一致，这是继艾滋病毒／艾滋病之后，卫生相关内容第二次成为联合国高级别会议的主题。会后发表的政治宣言明确指出，慢病已经成为人类健康的主要威胁，确认预防工作必须是全球防治对策的基石。

一、慢病问题：流行水平持续上升，
　　疾病负担不断加重

目前，以心脑血管疾病、恶性肿瘤、慢性呼吸系统疾病和糖尿病为主的慢性非传染性疾病已成为影响我国居民健康，阻碍社会发展的重大公共卫生问题。据世界卫生组织（WHO）2012 年提出的慢病高危密码"3450"新概念，即"3"种不良生活方式（吸烟、不合理膳食和缺乏体力活动），导致"4"种 NCD（心脑血管病、糖尿病、恶性肿瘤、呼吸系统疾病）死亡率增高，最终可使"50%"的人过早丧命。2012 年全球总死亡人数 5 600 万，其中有 3 800 万死于慢性疾病，占总死亡人数的 68%。数据显示，从 1990 年到 2010 年的 20 年间，我国人群慢病死亡占总死亡的构成从 76.5% 上升到 83.5%。由原国家卫生和计划生育委员会发布的《中国居民营养与慢性病状况报告（2015）》数据显示，我国慢病死亡率为 533/10 万，占总死亡人数的 86.6%，远高于全球水平。慢病负担占到总疾病负担近 70%。如何从国家层面有效地促进慢病管理，降低患者负担，一直以来是我国卫生部门面临的巨大挑战。

二、慢病现状：挑战严峻局势，
确保全民健康

2019 年《柳叶刀》（*The Lancet*）发表的中国疾病负担研究最新结果显示，在 1990—2017 年，脑卒中和缺血性心脏病取代了下呼吸道感染和新生儿疾病，成为疾病负担的主要原因；导致我国居民早死的前五个死亡原因全部是慢病，分别是脑卒中、缺血性心脏病、慢性阻塞性肺疾病（COPD）、肺癌和肝癌。

心血管疾病包括心脑血管相关性疾病，如高血压、冠心病、脑卒中、心肌梗死等，其中心脏病和脑卒中是死亡的主要原因。2018 年由国家心血管病中心组织编撰的《中国心血管病报告 2018》概要中显示：推算心血管病现患病人数 2.9 亿，其中脑卒中 1 300 万，冠心病 1 100 万，肺源性心脏病 500 万，心力衰竭 450 万，风湿性心脏病 250 万，先天性心脏病 200 万，高血压 2.45 亿。针对此问题，中华医学会心血管病学分会及中华心血管病杂志编辑委员会参考国内外最新临床研究证据及相关指南，在 2011 年《中国心血管病预防指南》的基础上更新了内容，于 2018 年发表了《中国心血管病预防指南（2017）》，以便更好地指导我国临床心脑血管病的防治工作。

针对癌症的情况，2002 年成立全国肿瘤登记中心（简称"NCCR"），专门负责收集、评估、发布中国的癌症数据。2016 年 1 月 25 日，全球癌症领域顶级杂志——《CA：临床医师癌症杂志》（*CA Cancer J Clin*）在线发表了国家癌症中心公布的 2015 年癌症统计数据。本次发表的数据中，国家癌症中心根据 72 个肿瘤登记处上报的、覆盖全国 8 550 万人口的、2009—2011 年的数据，预估了 2015 年中国癌症发病及死亡情况。据统计数据估计，2015 年中国癌症总发病 429.16 万例，总死亡 281.42 万例，肺癌和胃癌位居全国癌症发病及死亡的前两位。与发达国家相比，我国的癌症趋势很不乐观，且癌症患者的 5 年生存率还较低。其主要原因在于中国癌症预防、筛查意识不强和诊疗水平有限。针对以上问题，在国家卫生健康委相关司局指导下，国内各医学团体广泛开展肿瘤筛查的相关项目，以提升国内预防及筛查意识。中国临床肿瘤学会（CSCO）作为肿瘤专业的国家级学会在 2018 年更新了肺癌、乳腺癌、胃癌、结直肠癌等 4 个指南，同时还将新发布肾癌、头颈肿瘤、甲状腺癌、骨肉瘤、胰腺癌、肝癌、淋巴瘤、食管癌等 8 个指南，以促进各肿瘤领域治疗水平的提升。

慢性呼吸系统疾病，主要包括哮喘及 COPD。2018 年在线发表于《柳叶刀》（*The Lancet*）杂志的中国慢阻肺大规模流行病学调研表明，通过肺量计证实的中国成人 COPD 的患病率为 8.6%，患病人数高达 9 990 万，吸烟、环境空气污染、低体重、儿童慢性咳嗽、父母有呼吸系统疾病史及教育程度低，均是 COPD 发病的危险因素。由中华医学会全科医学分会和中华医学会呼吸病学分会慢阻肺学组等制定的《慢性阻塞性肺疾病基层诊疗指南（2018）》已于 2018 年发布。将针对 COPD 的病因与发病机制，诊断、评估与转诊，治疗，疾病管理，预后等内容进行系统化整理与更新。

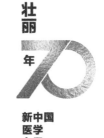

2013 年中国慢性病及其危险因素监测报告显示，全国糖尿病知晓率、治疗率和控制率分别为 38.6%、35.6% 和 33.0%。根据《国家基层糖尿病防治管理指南（2018）》显示，我国约有 1.14 亿糖尿病患者，约占全球糖尿病患者的 27%，已成为世界上糖尿病患者最多的国家。2009 年起，糖尿病基层防治管理工作作为国家基本公共卫生服务项目在全国推广实施；2015 年起，糖尿病作为国家分级诊疗首批试点疾病，依托家庭医生签约制度推动糖尿病患者的基层首诊、基本诊疗和防治管理。国家卫生健康委基层司委托中华医学会成立了国家基层糖尿病防治管理办公室，组织起草了《国家基层糖尿病防治管理指南（2018）》，并将遵循指南内容进行全国范围的规范化治疗培训。

三、慢病防治：以人民健康需求为出发点，政策大力支持

自 1978 年以来，我国通过多次医疗改革的积极尝试、反复总结经验和教训，在 WHO 的号召下，国家卫生部等相关职能部门，始终把慢性病防治作为核心内容之一，为慢病防治提供政策支持。2012 年，我国出台了第一个《中国慢性病防治工作规划（2012—2015 年）》。2017 年，根据国办发〔2017〕12 号文，我国出台了防治慢性病中长期规划（2017—2025 年），以《"健康中国 2030"规划纲要》为依据，为加强慢性病防治工作，降低疾病负担，提高居民健康期望寿命，努力全方位、全周期保障人民健康作出了相关规划。规划提出了相应数据作为规划目标：到 2020 年，慢性病防控环境显著改善，降低因慢性病导致的过早死亡率，力争 30~70 岁人群因心脑血管疾病、癌症、慢性呼吸系统疾病和糖尿病导致的过早死亡率较 2015 年降低 10%。到 2025 年，慢性病危险因素得到有效控制，实现全人群全生命周期健康管理，力争 30~70 岁人群因心脑血管疾病、癌症、慢性呼吸系统疾病和糖尿病导致的过早死亡率较 2015 年降低 20%。逐步提高居民健康期望寿命，有效控制慢性病疾病负担。

按照国务院办公厅《关于进一步深化基本医疗保险支付方式改革的指导意见》（国办发〔2017〕55 号），针对慢性病提出：①对住院医疗服务，主要按病种、按疾病诊断相关分组付费，长期、慢性病住院医疗服务可按床日付费；②对基层医疗服务，可按人头付费，积极探索按人头付费与慢性病管理相结合；

③对不宜打包付费的复杂病例和门诊费用，可按项目付费；④探索符合中医药服务特点的支付方式，鼓励提供和使用适宜的中医药服务。

慢病已成为全民健康的主要威胁，同时给患者带来了巨大的医疗负担。国内目前分别从医疗政策、防治导向、筛查制度、规范化治疗等多种途径逐步实现慢病管理。2018年《国务院办公厅关于改革完善全科医生培养与使用激励机制的意见》也从医生队伍建设的角度，为慢病管理的发展提供了人才支持的机制。根据《柳叶刀》（*The Lancet*）杂志与中国疾控中心梁晓峰副主任就2017年中国疾病负担研究进行的对话显示："在过去二三十年间，中国发生了很大变化，疾病谱从传染性疾病转向慢性非传染性疾病，特别是疾病谱和人口学的一些转变。中国城乡居民的预期寿命在不断增加，死亡率在快速下降"。因此，相信在政府、学会、社会各个层级的共同努力下，慢性病的发展必将得到有效地控制，防治工作也必将取得成效。

（作者：中国医学论坛报　樊莎莎）

尊严死：
对生命的终点温柔相待

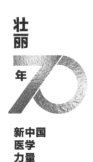

在不可治愈的伤病末期，放弃抢救，不使用生命支持系统，让死亡既不提前，也不拖后，而是自然来临；在这个过程中，最大限度尊重、符合并实现本人意愿，尽量有尊严地告别人生，这就是尊严死的理念。2006 年，罗点点女士等人创办了"选择与尊严"网站，又于 2013 年成立了北京市生前预嘱推广协会，提倡生前预嘱和尊严死。

尽管 2015 年经济学人智库发布的死亡质量指数报告显示，中国大陆地区的死亡质量指数仅为 23.3，排名第 71 位，死亡质量还有很大提升空间，但我们却必须看到，中国公众的尊严死意识正在觉醒。2018 年 3 月，在以"生命教育与死亡辅导"为主题的"北京大学清明论坛"中，场下座无虚席，听众年龄跨度很大，从 20 多岁的年轻大学生，到 80 多岁的耄耋老人。2018 年冬至这一天，一场"HUG 论坛"在北京举办，几位讲者以他们亲身经历或见证的故事，与观众分享他们的生死观，台下观众有一半左右都是年轻人。

可以看到，死亡这个话题似乎已不再像中国传统文化中的那样讳莫如深，人们在思考生命意义的同时，开始关注死亡质量，"尊严死"这一理念逐渐为公众所知晓。

一、死亡是生命过程的一部分

2018 年 4 月 17 日，美国前第一夫人芭芭拉·布什（Barbara Bush）于家中去世，享年 92 岁。她在临终前健康状况恶化的时候，选择不再寻求额外的治疗，而是接受安宁疗护，让自己的死亡尽量成为一个自然过程。她坦然地面对和接受了自己的死亡。

在国人的传统观点中，能够安然无痛苦地离世，大概是生命旅程的一种完美结局，是一种"好死"。然而，当真的走到生命的最后阶段，在已经得到全面发展、抢救手段了得的现代医疗条件下，如何"赴死"，如何做到"好死"，却往往成了被人们忽视的问题，人们对于死亡的话题也常常避而不谈。

在如今国人的讣告模板中，"因病医治无效"成为最普遍的"死因"。人们将死亡视为医治无效的一个后果，其隐含的意味是，如果医治有效，这个人就不会死亡，仿佛"成功的"技术性的抢救可以避免死亡。"然而，死亡并非是一种疾病，更不应该成为一种医疗对象，死亡是生命过程的一部分，但是发达的医疗干预技术使'不死'成为了希望，阻碍了人类的死亡能力。"北京师范大学哲学与社会学学院田松教授说。

对处于死亡过程的患者实施抢救，投入巨大，但研究表明，经过抢救后的患者 1 年生存率和生存质量并不理想，这一反差值得反思。对此，北京大学人民医院重症医学科主任安友仲教授说，"死亡是全身器官功能不可逆衰竭的过程，重症医学的目标应该是保护患者器官的储备功能，给予器官支持治疗来维持日常生活，让患者远离器官衰竭'死亡线'的边缘，而不是让患者反复经历濒死 - 抢救的过程，游走于'死亡线'上。"

也许，对于生命终末期患者，更人性化的做法是顺应生命的进程，让他们更舒适地"去死"。

二、给死亡尊严以制度保障

医生的使命是"救死扶伤"，思考如何让患者"去死"似乎不属于医疗圈的业务范畴。然而医生是与生命打交道的职业，又怎能避开死亡这一必然的生命过程呢？显然，提高终末期患者的生存质量，让患者有尊严地离世，亦是医务人员"总是在帮助"使命的践行。

1976 年，美国加州通过了《自然死亡法案》，允许身患绝症的晚期患者以签署法律文件的形式，要求医生撤离其身上用以维持生命的设备和药物，满足其自然死亡的要求。这部法律首次为缓和医疗的实施确定了合法地位，目前美国大多数州均颁布了类似的法律文件。

我国台湾地区于 2002 年制订了《安宁缓和医疗条例》，允许临终患者依照个人意愿只接受安慰性的安宁照护，拒绝包括各种插管、电除颤、心肺复苏术在内的抢救措施，从而实现有尊严地死去。2004—2012 年，台湾安宁疗护的供应平稳增长，临终关怀项目增加了 50% 以上，达到了 77 个，医院提供的安宁疗护团队从 8 个增加到 69 个，安宁疗护的费用也是患者可以负担的。得益于全面的财务、条例和人力支持，中国台湾地区的死亡质量名列前茅，排在第 6 位。

2017 年 2 月 9 日，国家卫生计生委发布了《安宁疗护实践指南（试行）》和《安宁疗护中心基本标准和管理规范（试行）》，让当时中国大陆地区已经投身于安宁疗护事业的"先驱人员"感到兴奋，这意味着"生命终末期患者照护"这一敏感领域的工作有了官方的正式支持和认可。这部试行的安宁疗护实践指南更关注对临终患者症状的缓解，明确了阿片类药物在疼痛、呼吸困难和咳嗽等症状中的应用，更加关注患者权利和对患者的人文关怀。

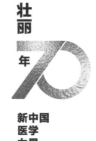

指南发布后，我国安宁疗护的主要推动者之一、北京协和医院老年医学科的宁晓红副教授说："这是所有人的福音——生命终末期患者、普通患者、当下健康但终会走向生命终点的人，全体医务人员甚至全社会都应该认识到生命终末期需要特殊的对待，要将常规的医疗思维调整到安宁疗护这一频道才行。"

这两部试行法规的颁布对于提高国人死亡质量无疑是一个良好开端，但我们也必须承认，除此之外，我国尚无其他明确的法律法规对安宁疗护加以详细规定。

中国政法大学医药法律与伦理研究中心刘鑫教授说："试行指南和规范仅规定了对临终患者一些症状的治疗及护理要点，最核心的关于安宁疗护的资金来源、服务机构的等级、技术支持等问题均未提及，推动安宁疗护工作的发展尚需要政府部门干预，以法律形式对具体问题加以规定，对临终关怀机构和疗养院等进行规范和资金扶助，为安宁疗护的发展提供保证。"

经济学人智库发布的 2015 年度死亡质量指数报告列出了拥有较高死亡质量的国家和地区所具有的共同特点：制订了全面的安宁疗护法规并得以有效实施；为普通和专业医疗工作者提供广泛的安宁疗护培训资源；在医疗保健服务方面保持高水平的公共开支；提供慷慨的补贴，以减轻患者接受安宁疗护的财务负担；阿片类镇痛药广泛供应；公众对安宁疗护具有高度认知。结合这些要素，我国的安宁疗护事业还有很长的路要走。

三、我的死亡我做主

早在我国发布上述两部试行法规之前，2006 年，罗点点女士等人就创办了"选择与尊严"网站，并随后于 2013 年成立了北京生前预嘱推广协会。通过生前预嘱推广协会和"选择与尊严"网站，人们可以在健康或意识清楚时签署一份文件，即生前预嘱，说明当自己处于不可治愈的伤病末期或临终时，要或不要哪种医疗护理，表达自己的重要医疗意见，使自己尽量在最后时刻保持更多的尊严。

北京生前预嘱协会成立后，通过与医疗机构合作、出版专著、组织安宁疗护培训以及学术交流和媒体宣传等多种活动。当然，也随着社会生活水平的提高和全社会对生活质量的进一步追求，尊严死和生前预嘱的理念开始渐渐被国人接受。2018 年，"选择与尊严"网站全年净增注册用户 28 415 人，净增预嘱填写人数 15 491 人；截至 2018 年底，"选择与尊严"网站注册用户为 55 728 人，预嘱填写用户 28 300 人。尽管这一数字与庞大的中国人口数量相比仅是九牛一毛，但在尚无国家层面的生前预嘱制度和"尊严死"法规推动的现实条件之下，每年递增的预嘱人数无疑意味着国人"尊严死"意识的觉醒，意味着对"好死不如赖活"和所谓"孝道"等根深蒂固的传统思想的修正。

2013 年，"选择与尊严"网站与中国医学论坛报社合作出版了《死亡如此多情》一书，报社编辑们采访了百余位临床医生，请他们讲述行医生涯中亲历的、令自己难忘的临终事件。故事中的主人公在面对死亡时有恐慌的，有平静的，有尝试一切可能想要多活一天的，也有放弃治疗转而去弥补人生遗憾的。他们的故事或感人至深，或令人嗟叹，无一不因为事件之真实、情感之真挚而打动人心，引导人们去"参悟生死"。可能也正是因此，这本书在 5 年间加印 18 次，成为国人死亡教育的"必修课本"。

生命有始必有终，我们能够满怀喜悦地迎接新生命的降临，也应该对生命的终点温柔相待。加强生命教育，引导人们树立"生死观"，以最后的尊严为生命送行，这是对生命的尊重。

（作者：中国医学论坛报 刘金，数据支持：北京生前预嘱推广协会）

"互联网 +" 医疗：
改变就在掌指间

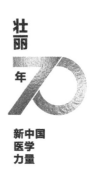

作为第三次工业革命的标志，互联网的地位不言而喻。随着"互联网 +"时代的来临，许多传统行业经历着与互联网结合的转变，"互联网 +"医疗模式也在近几年不断地尝试和探索中逐渐成型，不但影响着人们的就医习惯，也逐渐改变着人们的就医理念。

一、行业发展，政策先行

多年来，医药卫生体制改革是国家改革的重中之重，如何提高医疗服务水平，让更多群众享受优质医疗资源，国家一直为此做着不懈努力。互联网医疗是医疗行业新的发展方向，能够一定程度上优化医疗资源配置，有效缓解就医难的问题，着力解决国内医疗资源不平衡与人们日益增长的医疗健康需求之间的矛盾，是卫生部门积极引导和支持的医疗发展新模式。所以，中国近几年对于"互联网 +"医疗的态度也呈明显的开放态势。

2009 年，国务院出台《中共中央国务院关于深化医药卫生体制改革的意见》，要求医疗机构增强医疗服务能力，降低收费标准，积极推进分级诊疗制度。

在以上背景下，2015 年 2 月，第一批远程医疗试点在宁夏、西藏、贵州开展，与北京大医院合作，开始向当地居民提供远程医疗服务。同年 3 月 5 日，在十二届全国人大三次会议上，李克强总理在政府工作报告中首次提出"互联网 +"计划，正式迎来"互联网 + 传统行业"的潮流。同年 3 月 6 日国务院发布的《全国医疗卫生服务体系规划纲要（2015—2020）》中提到，要积极利用移动互联网、大数据、物联网、云计算、智能健康终端等新技术，推动移动互联网医疗、在线远程医疗的发展，探索智慧医疗的发展，不断完善医疗健康信息服务。

从 2018 年 5 月 1 日起，国家确定"互联网 + 医疗健康"发展措施。2019 年 3 月 18 日，国家卫生健康委员会发布医院智慧服务分级评估标准体系（试行），为进一步建立智慧医院奠定基础。同年 3 月 21 日，国家卫生健康委员会指出，我国医疗服务发展正处在从"信息化"向"智慧化"过度的关键阶段，2019 年将在 100 个城市开展"互联网 +"城市医疗集团建设试点，建立信息化为支撑的远程医疗系统、远程会诊系统、远程教育系统、双向转诊系统。

二、中国"互联网 +"医疗知多少

（一）互联网与医学如何融合

互联网与医疗前端的结合，主要有线上智能分诊、线上挂号、医院相关信息查询以及健康管理、获取健康资讯等功能；互联网与医疗中端的结合，主要体现在就医流程管理、移动端缴费以及查询化验报告单等功能上，医生能够将健康医疗信息及时推送给患者，大大提高了医生与患者之间的沟通效率；互联网与医疗后端结合的产品与医疗服务较多，大多与健康管理有关。医院的智能化建设不仅使患者能够自查身体健康状况，还能让患者随时咨询医生，通过移动终端即可查看之前的预约和诊疗记录，包括个人电子病历、检验报告单、用药处方以及诊疗费用、线上问诊记录等。通过整合智能终端设备实现远程监测患者的生理体征，实现慢病管理智能化。

（二）医疗信息查询和预约挂号使用率最高

根据《北京协和医院为患者提供信息化服务》的问卷调查显示，患者对互联网应用需求迫切性的排名依次为：预约挂号（19.8%）、医生出诊信息查询（19.1%）、医院医生介绍（15.6%）以及就诊信息查询（15.1%）。这一数据与目前互联网医疗发展现状基本吻合。截至 2017 年，我国互联网医疗用户规模已达 2.53 亿人，渗透率为 32.7%，其中医疗信息查询、网上预约挂号用户使用率最高，分别达到 10.8% 和 10.4%。

（三）在线医疗与移动医疗

互联网与医疗融合，在 2016 年前，在线医疗较移动医疗一直保持着优势，但当前移动医疗已经超过在线医疗成为"互联网 +"医疗市场的主流。数据显示，2011 年在线医疗占据着大部分市场，占比为 83%，而移动医疗仅占 7%。2011—2014 年，虽然移动医疗使用率一直在缓慢增加，但还是被在线医疗市场远远甩在后面。但到 2017 年，移动医疗则以超出在线医疗 10% 的市场占比领先互联网医疗市场。

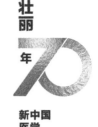

（四）行业规模分析

2009年，我国互联网医疗市场规模仅为2亿，主要停留在个人电脑（PC）互联网阶段，医疗信息化刚刚起步，以医疗广告、线上问诊和医疗信息搜索为主，属于行业的初探期。2012年，我国互联网医疗市场规模升至67.1亿。此后在市场需求增长和国家政策支持下，互联网医疗行业快速增长，2017年市场规模达到325亿，2018年超过490亿，预计2020年有望超过900亿。

（五）互联网医院

2015年12月7日，全国首家互联网医院"乌镇互联网医院"正式启动。截至2018年11月，全国落实运营的互联网医院已经扩充到约119家，分布在全国25个省市，带有"互联网医院"字样的企业正以每周两家的速度快速增长。

（六）成绩与挑战并存

"互联网+"医疗的出现，给患者、医生和医院都带来很大改变。现在，患者通过移动医疗手段可以对自身的健康数据进行监测，从而及时发现自己身体的异常情况，做好防范；在诊疗过程中，患者可以使用移动医疗设备进行网上预约挂号、咨询、询诊、支付等流程，既节省了时间，也避免了排队等候的麻烦，患者体验满意度得到提升。诊疗完成后，医生还可以与患者进行在线交流，随时掌握疾病的治疗状况和效果，以便及时调整用药，提高治疗效果。同时，随着"互联网+"战略和各项医疗改革进一步推进，以电子病历为核心的医院信息化建设加快，医疗行业将会走向数据共享，健康医疗大数据作为核心资源将成为一切应用的基础。

"互联网+"医疗推进过程中也面临着挑战。比如，医院信息化程度是否符合"互联网+"的技术要求？医院的移动互联网基础业务是否能有效开展？医疗信息和数据的安全问题如何保障？"互联网+"医疗模式能否打破"医院"这个传统的医疗机构主阵地，真正触及传统医疗模式的根本？这些，都还需要时间给我们答案。

三、未来已来

在今天，许多医院原本拥挤的门诊大厅已经变得井然有序，熙熙攘攘的排队挂号人群也已逐渐散去。这样的变化正是得益于近几年来"互联网+"医疗的蓬勃发展。就是这掌指之间的小变化，带来了百姓就医体验的大提升。

虽然当前现实发展中仍面临各种问题，但是"互联网＋"医疗的趋势已越来越清晰。我们有理由相信，随着互联网＋医疗的不断推进，互联网可以把需要医学必须面对面工作之外的事情高效地完成，医学只需完成自己的"本职工作"，真正做到术业有专攻。未来互联网与医学的融合将超出我们的想象，未来已来，我们身在其中。

（作者：中国医学论坛报　刘娟）

分级诊疗：
革故鼎新，砥砺前行

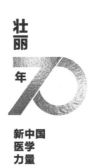

壮丽70年

新中国
医学
力量

分级诊疗是指按照疾病的轻重缓急及治疗的难易程度进行分级，不同级别的医疗机构承担不同疾病的治疗，逐步实现从全科到专业化的医疗过程。建立分级诊疗制度，是合理配置医疗资源、促进基本医疗卫生服务均等化的重要举措，是深化医药卫生体制改革、建立中国特色基本医疗卫生制度的重要内容，对于促进医药卫生事业长远健康发展、提高人民健康水平、保障和改善民生具有重要意义。目前，分级诊疗已成为"健康中国"战略的核心制度体系，并成为重塑我国医疗服务体系的重要内容。

一、计划经济时期诊疗格局

新中国成立初期，传染病流行、人民健康水平低下、卫生机构及医务人员缺乏。为解决这一状况，1951 年 4 月，《中央人民政府卫生部公布令》指示，"中央及各行政区卫生部门应有计划地健全和发展全国现有卫生院所"；医疗卫生机构经济运作"所需之经费，应根据国家财政情况，由中央与各级地方政府设法解决"。

在切实可行的政策制定和资金支持下，通过改造和新建机构等方式逐步建立起覆盖城乡的医疗卫生服务体系，并对卫生服务机构的规模、职能定位、业务活动及服务范围等实施严格的计划管理。

在大中型城市，把各级医疗机构组成医疗预防网，实施划区分级分工医疗服务。面对农村医务人员及财政支持不足的情况，1965 年 6 月 26 日，中央正式下发了"关于把卫生工作的重点放到农村去的报告"。通过政府的大力支持，扶持国营公社卫生院和集体办卫生院逐步建立起来。

在这一时期，医疗保障制度也有了长足发展，逐步建立起覆盖城乡的医疗保障体系，并对就诊转诊进行了严格规定。1978 年 8 月，下发《财政部、卫生部关于整顿和加强公费医疗管理工作的通知》，要求"转诊转院要严格执行国务院批转卫生部、财政部的有关规定，凡未经批准转诊转院的，一切费用由个人自理，不得报销"。通过严格的医疗保障制度对分级诊疗制度进行了进一步调控。

国务院发展研究中心社会发展研究部课题组在《我国分级诊疗演变历程回顾》报告中指出，在计划经济时期，政府对医疗卫生服务机构实行了严格的计划管理，医疗保障制度对于就诊转诊也有明确规定，加之居民收入水平较低，医疗需求受到抑制，事实上形成了较为有序的分级诊疗格局。

二、新时期分级诊疗踵事增华

（一）分级诊疗概念的转变

随着经济水平的发展，居民收入水平不断提高。原有诊疗格局在国民需求释放和保障政策的变化下逐步走向自由就诊，该时期患者在大医院就诊比例大幅提高。2003—2015 年，政策文件中开始强调分级诊疗。

2009 年国务院先后印发《医药卫生体制改革近期重点实施方案（2009—2011 年）》与《关于深化医药卫生体制改革的意见》，提出加强基层医疗卫生机构和公共卫生服务建设，建立覆盖城乡居民的基本医疗卫生制度。

随后，从公立医院改革入手，建立公立医院与城乡基层卫生机构的分工协作机制。2010 年 2 月 21 日，卫生部、中央编办、国家发展改革委、财政部、人力资源社会保障部《关于印发公立医院改革试点指导意见的通知》要求实行分级医疗、双向转诊。

接着，在基层积极探索全科医生制度，2011 年 7 月 1 日国务院《关于建立全科医生制度的指导意见》提出，建立全科医生制度是促进医疗卫生服务模式转变的重要举措。

在这一时期，医疗保障制度不断健全，并逐步建立起城镇职工医疗保障制度、新型农村合作医疗制度以及城镇居民基本医疗保险制度，实现了医疗保障全覆盖，并通过医保制度对分级诊疗进行了进一步调控。2012 年国务院先后印发《"十二五"期间深化医药卫生体制改革规划暨实施方案》和《关于县级公立医院综合改革试点的通知》，将医保支付政策进一步向基层倾斜，鼓励基层医疗卫生机构服务向基本医疗和公共卫生服务转变。

2012 年 9 月 17 日，卫生部、国家中医药管理局、总后勤卫生部印发《关于深化城乡医院对口支援工作进一步提高县级医院医疗服务能力的通知》，指出要按照病种进行分级诊疗及转诊。为便于政策的执行，国家对政策制定进行了进一步细化。

2014 年 3 月 26 日，卫生计生委、财政部、中央编办、发展改革委、人

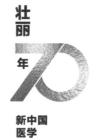

力资源和社会保障部五部门印发《关于推进县级公立医院综合改革的意见》的通知，要求制订分级诊疗的标准和办法，综合运用医疗、医保、价格等手段，逐步建立基层首诊、分级医疗、双向转诊的就医制度，并充分发挥医保的杠杆作用，力争 2015 年底实现县域内就诊率达到 90% 左右的目标。

按照中央要求和部署，地方各级也对分级诊疗进行了相应探索。2014 年 2 月，青海省政府制定出台了《关于进一步完善分级诊疗制度的若干意见》，通过四项转诊机制，九项控费措施，六项监管措施，有力推动分级诊疗制度的实施，遏制了医疗费用过快增长。制度实施以来，也取得了初步成效。与 2012 年同期相比，三级医院和基层医疗卫生机构住院人次、医保基金支出呈现"两升两降"，三级医疗机构的住院人次和医保基金支出比例分别下降了 3.5% 和 2.6%，基层医疗卫生机构分别上升了 10% 和 6.5%。

（二）分级诊疗进入"十三五"规划

2015 年以后，分级诊疗成为深化医改的重要抓手和"十三五"系统战略部署，推进力度逐步加大。2015 年 3 月 6 日，国务院办公厅印发《全国医疗卫生服务体系规划纲要（2015—2020 年）》，针对县级和城市公立医院，制定了分级诊疗制度的政策要求及完成目标。

2015 年 9 月 8 日，国务院办公厅印发《关于推进分级诊疗制度建设的指导意见》，其内涵可以用 16 个字来概括，即"基层首诊""双向转诊""急慢分治""上下联动"。为了该制度的推动，全国已经进行了多个地方的试点，也取得了初步成效。

以首都医科大学附属北京朝阳医院和六里屯卫生服务中心为例，上级医院和社区之间建立了医疗联合体，通过绿色通道的建立以及上级医院对社区医疗服务的业务指导和信息化的联通，将 16 字方针进行了具体体现。江西省丰城县也通过优化资源配置、改革医保支付信息平台建设，形成了县、乡、村之间发展、利益、技术的共同体，并于 2018 年 1 月组建两个县域医疗共同体，更在 2019 年纳入江西省县域综合医改试点县，通过组建医共体健康集团，全面推进了县域综合医改。

分级诊疗制度是一项系统工程，北京大学第三医院党委书记金昌晓是著名医院管理学专家，他认为，分级诊疗制度推进需要一个长期过程，需要做到家庭医生的规范化，医疗资源配置的平衡以及医疗市场的有序引导。大医院应将分级诊疗作为发展机遇，而基层医院要转变观念顺势而为，通过体制机制探索，进行一体化整合，实现各级医院的共同发展。

在十三届全国人大二次会议上，国家卫生健康委员会主任马晓伟在回答记者提问时指出，实现分级诊疗要做到"四个分开"，即区域分开、城乡分开、

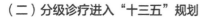

上下分开、急慢分开，其核心就是合理布局医疗资源、合理分流患者。做到这一点，需要从四方面入手，即深化改革，创新体制机制；加快发展，提高基层医疗服务的水平；发展"互联网＋医疗健康"；发挥基层医疗机构网底的作用。

"分级诊疗制度是新医改以来推行的一项重大制度。某种意义上说，分级诊疗制度实现之日，乃是我国医疗体制改革成功之时。"

（作者：中国医学论坛报　郝冉 ）

健康中国：共建共享健康生活

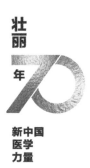

壮丽70年

新中国
医学
力量

人们常把健康比作 1，事业、家庭、名誉、财富等就是 1 后面的 0，人生圆满全系于 1 的稳固。健康是人民幸福和社会发展的基础，是全国人民对美好生活的共同追求。新中国成立以来，特别是改革开放以来，我们共同踏上一段又一段健康中国的征程，党和政府高度关注人民健康，提出了"没有全民健康，就没有全面小康！"一个坚持为人民谋幸福、为民族谋复兴的国家，正在全面推进健康中国战略；一个负责任的大国部署了"健康中国"战略的路线图、施工图，实施健康中国行动，共建共享健康生活！

一、"没有全民健康，就没有全面小康"

2014 年冬，江苏省镇江市丹徒区世业镇，苏南一个普通的小镇一夜之间登上了各大媒体的头条，前来调研的习近平总书记在了解农村医疗卫生事业发展和村民就医情况时，饱含深情地指出："没有全民健康，就没有全面小康。"这是他首次提出这一重大论断，"人民对美好生活的向往，就是我们的奋斗目标"。当解决 13 亿人民的温饱成为历史后，保障健康、促进健康就成为党和国家为人民谋福祉的崭新课题！

回顾"健康中国"路，2007 年，党的十七大报告指出："健康是人全面发展的基础"。2012 年，党的十八大报告指出："健康是促进人的全面发展的必然要求"。2015 年党的十八届五中全会首次提出推进健康中国建设。2016 年 10 月，《"健康中国 2030"规划纲要》出炉，提出健康中国"三步走"的目标，即"2020 年，主要健康指标居于中高收入国家前列"，"2030 年，主要健康指标进入高收入国家行列"的战略目标，并展望 2050 年，提出"建成与社会主义现代化国家相适应的健康国家"的长远目标。2017 年 10 月 18 日，习近平总书记在党的十九大报告中指出，"人民健康是民族昌盛和国家富强的重要标志"，提出实施"健康中国"战略，要坚持预防为主，倡导健康文明生活方式，预防控制重大疾病，健康中国已上升为国家战略。

二、健康中国，你我同行

为贯彻落实《"健康中国 2030"规划纲要》，多个城市先后出台健康规划。2017 年 9 月 7 日，中共北京市委、北京市人民政府印发《"健康北京 2030"规划纲要》，提出：到 2020 年，城市健康基础设施水平全面提升，城乡健康环境条件持续改善，影响健康的主要因素得到积极治理，居民健康生活方式广泛普及，人均期望寿命稳步增长，市民健康水平明显提高，健康城市建设水平位居全国前列。到 2030 年，与国际一流的和谐宜居之都相适应的现代化卫生与健康治理体系基本建立，人人享受健康生活、人人享有基本医疗卫生服务、人人拥有健康环境的局面基本形成，人均期望寿命超过 83.4 岁，婴儿死亡率、5 岁以下儿童死亡率、孕产妇死亡率分别控制在 3.0‰以内、4.0‰以内和 8/10 万以内，健康中国首善之区基本建成。

同年 9 月 27 日，上海市人民政府举行新闻发布会，《"健康上海 2030"规划纲要》出台，明确提出：到 2020 年，城市公共政策充分体现健康理念，建立与上海经济社会发展水平相适应、与城市功能定位相匹配、以市民健康为中心的整合型健康服务体系，健康基本公共服务更加优质均衡，多层次健康服务和健康保障体系进一步完善，绿色安全的健康环境基本形成，健康产业规模和发展质量显著提升。到 2030 年，上海将把健康融入所有政策，形成比较完善的全民健康服务体系、制度体系、治理体系，实现健康治理能力现代化，健康与经济社会协调发展，健康公平持续改善，人人享有高质量的健康服务和高水平的健康保障，市民健康水平和生活质量不断提升，人均健康预期寿命达到全球城市先进水平，健康产业成为城市支柱产业，率先实现可持续健康发展目标。

从中央到地方，目标制定了，如何贯彻落实不仅仅是政府的事，更是全民的事。作为参与者和见证者，中国工程院院士巴德年教授感慨良多，谈及健康中国，巴院士用了 8 个字：珍惜、贯彻、完善、发展，"从'健康中国 2020'，到健康中国'十三五'，再到'健康中国 2030'，我参与了三个版本的工作，来之不易啊，"巴老感慨道。"随着国家经济的发展，老百姓要享受科技进步、国家发展、改革开放的成果，"巴老强调，特别是医药卫生战线，健康中国的主角是医药卫生战线，如何把中央的决定落到实处，实实在在实现国民素质的提高，是医疗卫生战线的广大从业者应思考的重要问题。"更重要的是，中国的安定团结以及和平发展是中国国民健康的保证，中国人有能力解决吃饭问题，也有能力解决民族健康问题，一个强大的国家，一个健康的民族，一定会屹立在世界的东方，这就是我的中国梦"，巴老铿锵有力地说道。

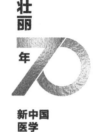

三、"健康中国"路

2007 年 9 月："健康护小康，小康看健康"的三步走战略公布。

2008 年：为积极应对我国主要健康问题和挑战，推动卫生事业全面协调可持续发展，在科学总结新中国成立 60 年来我国卫生改革发展历史经验的基础上，卫生部启动了"健康中国 2020"战略研究。

2015 年 3 月：李克强总理在十二届全国人大三次会议上所做的政府工作报告中首次提出"健康中国"理念，指出："健康是群众的基本需求，我们要不断提高医疗卫生水平，打造健康中国。"

2015 年 10 月：十八届五中全会明确提出了推进健康中国建设的任务。

2016 年 10 月 25 日：国务院印发了"健康中国 2030"规划纲要，规划从普及健康生活、优化健康服务等五大任务出发，对未来 15 年的健康工作进行了部署。这是国内首个且最高规格的健康产业规划，意味着"健康中国"战略的正式落地和实施。

2017 年 10 月：习近平总书记在党的十九大报告中指出，"人民健康是民族昌盛和国家富强的重要标志"，提出实施"健康中国"战略，要坚持预防为主，倡导健康文明生活方式，预防控制重大疾病。

2019 年 7 月：国务院正式发布《关于实施健康中国行动的意见》。依据《关于实施健康中国行动的意见》，健康中国行动推进委员会宣布成立，随之印发《健康中国行动（2019—2030 年）》《健康中国行动组织实施和考核方案》等文件，聚焦当前人民群众面临的主要健康问题和影响因素，从政府、社会、个人（家庭）3 个层面协同推进，力促全民健康目标的实现。

数据是最好的"见证"：2018 年中国人均预期寿命达到 77 岁，孕产妇死亡率从新中国成立前的 1 500/10 万下降到 2018 年的 18.3/10 万，婴儿死亡率从 200‰下降至 6.1‰——这 3 个国际通行的居民健康衡量指标的变化，见证了一个发展中人口大国卫生与健康事业发展的光辉历程。全面小康，全民健康，推进健康中国建设的步伐稳健有力，从先辈的憧憬描绘，到今天的渐入佳境，既是一个民族的矢志追求，也是一个国家的铿锵宣言！

（作者：中国医学论坛报　潘慧敏）

药品价格谈判：国家团购的力量

"对于癌症患者来说，时间就是生命。"2018 年，国产电影《我不是药神》刷爆朋友圈，引发广泛关注。与剧中慢性粒细胞性白血病患者一样，遭遇类似困境的癌症患者还有很多。专利药品和独家生产药品通常在上市之初定价较高，且不在医保报销范围内，给患者带来了巨大经济压力，甚至很多患者受经济承受能力所限，即便在有效的治疗方案面前，亦不得不望而却步。

2016 年以来，国家卫生健康委员会和国家人力资源社会保障部（人社部）多次针对部分临床必需、疗效确切、价格较为昂贵的药品，组织专家与药企进行谈判，共计 56 种药品经由谈判降低价格，并被纳入了医保药品目录，这无疑是我国重症患者新的希望，对于促进高值药品公平可及、减轻患者经济负担具有重要意义。

一、首次国家药品价格谈判——开启"谈判时代"

新医改以来，在构建公立医疗机构药品集中采购新机制过程中，各地普遍反映专利药品和独家生产药品缺乏市场竞争，价格偏高，建议采取统一谈判的方式，把价格降至合理区间，这也是国际通行做法。在这样的背景下，"国家药品价格谈判"一词开始出现在人们视野中。

2015 年 10 月，经国务院批准，国家卫生计生委等 16 个部委（局）建立了药品价格谈判部际联席会议制度，组织专家结合我国重大公共卫生和疾病防治的用药需求，遴选价格高、疾病负担重、患者受益明显的专利药品作为谈判试点药品。11 月下旬，正式启动国家药品价格谈判试点。谈判小组按照"一药一策"的思路，与企业进行了多轮谈判。经历了长达半年的谈判流程，首轮谈判结果于 2016 年 5 月 20 日正式公布。乙肝抗病毒药替诺福韦酯、治疗非小细胞肺癌的分子靶向药物埃克替尼和吉非替尼 3 种谈判药品降价幅度分别为

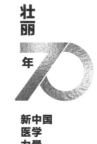

67%、54%、55%，与周边国家和地区趋同。至此，国家药品谈判第一单宣告成功，从此撬开了原研药、专利药坚固的价格坚冰。

此次谈判试点开局良好，取得了重要进展和结果，提高了乙肝、肺癌患者用药可及性和可负担性。对此，首都医科大学附属北京友谊医院肝病中心主任贾继东教授在接受采访时表示，通过公平、公正、透明的价格谈判，以带量采购换取创新药较低的价格，并及时将其纳入医保的可支付范围内，无疑会带来多方共赢的局面。具体体现在以下几方面：①患者可获得创新药带来的临床益处，同时避免高昂价格所导致的"灾难性"家庭支出，也可规避从非正规途径购买仿制品带来的医学、法律风险及相关社会问题；②创新药大幅降价后再及时纳入医保范围，有助于保证基金的可负担性和持续性；③药企因创新药物进入医保药品目录，覆盖更多患者人群、销售量大，从而也能获得相应的利润。

但谈判桌上签下一纸协议，并不意味着患者就能立即以"国家队"谈下来的折扣价拿到药物。国家卫生健康委明确指出，国家谈判的药品价格是基于与现行医保政策相衔接的公立医疗机构采购价格（含配送费用），且只适用于公立医疗机构（包括军队系统）采购使用。"也就是说，患者要想真正买到这些'半价药'，还需要等待各地医保衔接政策的细则落地。"原国家卫计委卫生发展研究中心研究员傅鸿鹏解释道。因此，为避免价格谈判后出现医保对接问题，第二批次的国家药品价格谈判改由医保部门主导。

二、医保药品价格谈判——破冰之旅

2017年2月，人社部印发了《国家基本医疗保险、工伤保险和生育保险药品目录》，这是对医保药品目录的第4次调整。考虑到部分药品具有较高临床价值但价格昂贵，按照现行价格纳入目录可能给医保基金带来较大压力的实际情况，专家同步评审确定了45个拟谈判药品，并规定通过谈判适当降价后再纳入医保药品目录。至此，国家药品谈判工作成为医保药品目录调整制定的有机组成部分。

为保证谈判顺利、高效进行，谈判工作组制定了严谨周密的谈判规则：①谈判主体：医保方谈判主体确定为人社部社保中心，企业方为药品生产企业或由生产企业授权的大陆总经销商，所有资格均由律师确认有效；②政策条件：谈判成功的药品被纳入药品目录乙类范围，全国统一执行谈判确定的医保支付标准；③申报、评估、谈判三分离：规定企业接受谈判邀请后，根据要求自主提交材料，医保部门接收材料后转交给专家组进行评审，评估专家综合各方信息提出评估意见，医保经办机构组织具体谈判，各方各司其职、相对独立；④客观评价与专家评估相结合：为了体现谈判的公平公正，人社部设立了药物经济性评估组和医保基金测算组，两组人员互不交叉、工作互相独立、结果完全保密，工作组综合专家评估结果，按事先既定的规则确定医保预期支付标准；⑤明确具体谈判流程：根据评估结果，医保经办机构组织谈判专家与企业逐一进行谈判，并现场确认谈判结果。企业方有两次报价机会，如果企业最低报价比医保预期支付标准高出15%以上，则谈判终止；反之，双方可进一步磋商，最终确定的支付标准不能超过医保预期支付标准。同时国家谈判不成功的药品，也不再允许进入省级目录。

历经5个月，第二轮国家医保药品价格谈判最终有36个药品谈判成功，包括31个西药和5个中成药，成功率达到81.8%。谈判后的药价与2016年平均零售价相比，平均降幅达到44%，最大降幅达到70%。

2018年，"破冰工作"继续。按照国务院常务会议"督促抗癌药加快降价"的要求，国家医疗保障局会同人力资源和社会保障部、卫生健康委员会、财政部启动了抗癌药医保准入专项谈判工作。谈判工作借鉴了前两次谈判经验，进一步完善工作机制、优化工作流程、缩短工作周期。最终，经过3个多月的谈判，17种抗癌药纳入医保目录。与平均零售价相比，谈判药品的支付标准平均降幅达56.7%，大部分进口药品的支付标准低于周边国家或地区市场价格，极大地减轻了国内肿瘤患者的用药负担。

国家医疗保障局局长胡静林表示，这次纳入目录的抗癌药都是近几年新上市的药品，专利的存续期还比较长，通过医保对这些优质创新药的战略性购买，可以起到促进和推动医药企业加大研发投入，惠及广大患者的目的。

三、多方努力，打通谈判结果落地的最后一公里

在谈判成功的喜悦背后，社会也存在担忧的声音。此前，有患者反映"进了医保的抗癌药却进不了医院"，也有一些医疗界人士表示"在医药费用增长额度、医保支付总控与药占比指标的约束下，医疗机构或许没有足够的正向动力采购谈判药物"，进医院难，药占比控制和医保控费成了利好政策需要翻越的隐形大山。因此，将谈判成果转化为患者的福利，还需要有更明确的政策保障。

对此，国家医疗保障局除了要求"各统筹地区要采取有效措施保证谈判药品的供应和合理使用"外，也明确"因谈判药品纳入目录等政策原因导致医疗机构2018年实际发生费用超出总额控制指标的，年底清算时要给予合理补偿，并在制定2019年总额控制指标时综合考虑谈判药品合理使用的因素，同时要严格执行谈判药品限定支付范围，加强使用管理，对费用高、用量大的药品要进行重点监控和分析，确保医保基金安全。"

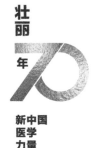

关于医院药品收入问题，2018年11月，国家医保局会同卫健委印发了《关于做好17种国家医保谈判抗癌药执行落实工作的通知》，明确要求各地不得以"费用总控""药占比"和医疗机构基本用药目录为由，影响谈判抗癌药的供应和合理用药需求。据国家医保局医药服务管理司司长熊先军介绍，2019年以来，通过加强调度，督促各省按月上报进展情况，从目前上报情况来看，虽然不排除各个地区存在不平衡的现象，但总的来说，谈判抗癌药物落地工作进展还是比较顺利的。

应当看到，药品谈判在降低药品价格、提高药品可及性方面起到了重要作用，但当前的谈判工作只是迈出了第一步，后续的工作还很长，相关成果转化更是需要各方共同努力。

2019年4月17日，国家医保局发布《2019年国家医保药品目录调整工作方案》，谈判准入正式成为医保药品目录动态调整机制的关键一环。相信在不久的将来，会有更多救命救急的药品通过谈判降价而纳入到医保目录中，保障公众看得起病，也吃得起药。

（作者：中国医学论坛报 徐嘉惠，审阅：贾继东）

口腔数字化：科技改变椅旁

数字技术对口腔医疗有着非常重要的影响，使得口腔医学向微创、精确、高效、自动前进了一大步，成为口腔医学重要的发展方向之一。口腔医学数字技术一般指借助数字化扫描、设计与制造等工程技术手段，辅助实现口腔疾病诊疗的一类技术，具体涉及三维数据采集技术、数学建模技术、计算机辅助设计技术、计算机辅助制造（数控加工和 3D 打印）技术、机器人技术、人工智能技术、手术导航技术以及相关的材料技术。笔者认为，上述技术的核心和关键是软件，而软件的基础则是数学！我国引进国外口腔数字化技术约 30 年的时间，在口腔临床多个学科已有较好应用，虽然各学科普及和应用程度不一，但均已得到医、患、技的广泛认可。为了进一步降低口腔数字化技术的应用成本，实现技术的推广和普及应用，国产化是必然的发展方向。经过我国科研工作者近 20 年的不懈努力，国产口腔数字化设备和软件已经有了长足的进步，特别是近 5 年来，一些国产化技术已逐渐赶超进口产品，形成知名品牌，获得较好的市场认可度。

一、口腔三维数据采集设备

（一）牙颌模型扫描仪

不同扫描原理的三维测量技术在工业上相对成熟，需要针对口腔牙颌模型的形状特点和精度要求进行专用设计与加工，我国目前自主研发的牙颌模型扫描仪已经有多款产品可服务于临床和义齿加工单位，其扫描精度可达到约 10~15 微米、单颌扫描时间约 20~30 秒，数据格式开放（可输出 STL 格式数据），蓝光扫描技术是国产化设备的主要技术原理，总体上和国外产品性能基本相当，并开始在产品外观设计、扫描软件操作友好性以及印模扫描、颌位关系扫描功能等方面进行升级换代。

（二）口内三维扫描仪

由于可以简化临床取印模的环节及减少相关临床材料消耗，近年来口内扫描技术发展非常快。国内在口内扫描仪的研发上，起步与国外相差不多。国产口内扫描仪的扫描精度约为 15~30 微米，扫描速度表现良好，部分产品已可以实现彩色扫描，与国外产品无显著差异，且国产设备数据完全开放，非常适合我国的临床需求。

（三）锥形束 CT（CBCT）

CBCT 技术的基本原理也是基于 X 射线成像，它对口腔临床的作用越来越大，已逐渐成为常规的临床检查手段，特别是大视野 CBCT 对口腔正畸诊断、口腔种植及口腔颌面外科手术方案设计的作用越来越重要。国产 CBCT 已经有近 10 个品牌，硬件性能与国外产品无显著差异，基本可以满足口腔临床常规检查的需要。

（四）下颌运动数据采集设备

个体下颌运动数据，对口腔各临床均有着重要意义，随着技术的成熟，可与各类口腔数字技术集成（如口腔修复体设计、口腔正畸诊断设计、口腔种植修复、口腔正颌外科以及颞下颌关节疾病的诊断和治疗）。

二、口腔数字化制造设备

（一）数控切削设备

数控切削技术是工业上最为成熟的加工技术，常说的计算机辅助制造技术（CAM）狭义上就是指数控切削技术。目前国产品牌的义齿加工用数控切削设备已有近 10 多个，且同质化，由于性价比优和本地化的技术服务优势，国产设备在数字化批量生产的义齿加工企业中有一定的认可度。

（二）3D 打印设备（增材制造或加法加工）

由于口腔临床个性化需求与 3D 打印个性化的特点天然结合，有理由认为 3D 打印技术在口腔临床会有大而快速的发展应用。3D 打印所需的金属（钴铬、纯钛）、医用树脂国产品牌都有多家产品问市，国产品牌的可选择性较多，金属类打印设备以 SLM 技术为主，树脂类打印设备以 DLP 技术为主，其打印精度、打印时间、打印质量等技术指标已经可以满足临床需求。国产牙科陶瓷的 3D 打印技术也在快速发展中，目前尚在临床应用前的测试阶段。针对口腔临床特点的椅旁快速小型化的 3D 打印机设备也在持续升温，已有国产品牌设备在临床使用，可快速制作个别托盘和诊断义齿，技术原理基于 FDM 技术。

三、口腔数字化制造材料

可加工的材料涵盖树脂类、金属类和陶瓷类等口腔诊疗常用材料类别。采用工业技术加工制造临床所需口腔假体（义齿、赝复体、植入体）和口腔辅助治疗装置（模型、导板、矫治器、垫等）取代传统的铸造技术，是口腔医学的一大进步，也为诊疗的质量控制提供了更好的条件。

目前国产的切削陶瓷材料（氧化锆为主、玻璃陶瓷）表现优异，随着数字化技术的临床应用推广，用于导板类和临时修复体的树脂类材料也会有长足的发展。3D 打印牙科陶瓷材料更是值得期待。

四、口腔数字化设计软件

目前，国内已应用并有国产化产品的口腔数字化设计软件包括：口腔修复设计软件、口腔种植设计软件、口腔正畸诊断和治疗设计软件、口腔颌面外科手术设计软件等。

口腔修复设计软件是目前口腔医学领域应用最为广泛的软件技术，也是较早开始临床应用的技术，甚至狭义的口腔 CAD/CAM 技术主要就是指口腔修复体的数字化设计与制作。

针对种植手术导板设计的应用，国产软件在种植领域有不错的临床应用。现阶段主要采用医生端软件完成植体的方案设计，再由国内服务中心提供导板设计和 3D 打印服务，和进口产品技术大致相当，但在相应效率和制作周期方面有明显优势。随着公立口腔医院导板收费许可，种植导板软件技术会有较大的临床应用发展。

无托槽透明矫治技术是口腔正畸的热门技术，符合了部分患者的特殊需求，国内也有多个品牌提供临床应用。

口腔颌面外科手术的数字化设计，可在术前进行充分完整的三维分析，并进行良好的医患沟通，对提高颌面外科手术的安全性有非常重要的意义。国产口腔颌面外科手术设计软件已经初露端倪，并进入临床应用，软件功能与进口同类型软件基本相当，可完成正颌外科技术设计、颌骨修复重建技术设计、创伤修复手术设计等主要口腔颌面外科技术设计。

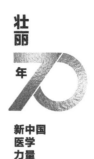
五、手术导航

手术导航系统是实现各类手术数字化设计准确实施的技术手段，主要用于口腔颌面外科、口腔种植手术，可大大提高手术的安全性，减少创伤。该类系统较为复杂，技术要求较高，手术导航系统目前主要在少数口腔专科医院有临床应用。国产化的口腔颌面外科手术导航系统和口腔种植手术导航系统已经初步应用于口腔临床，系统包括光学跟踪定位设备和导航软件系统。

六、口腔数字化教学系统

口腔医学生的培养需要在仿头模上进行大量的实践操作，传统仿头模技术对口腔临床的复杂情况模拟程度有限，数字技术可以在临床前的实践操作培训中发挥重要的作用。国产化基于力反馈技术的口腔虚拟仿真教学系统，可以实现口腔及手术三维场景逼真绘制，模拟口腔组织真实触感，精细区分牙齿、牙龈、舌等口腔组织，可以模拟牙周探诊、龈上洁治 / 龈下刮治、龋齿探查、窝洞预备、根面平整术、牙龈翻瓣术、牙龈切除术等操作。

随着互联网、大数据和人工智能技术逐渐深入到社会生活的各个方面，国产化技术也会在口腔医疗的相关领域有所发展，如远程辅助诊疗系统、基于云的口腔 APP 应用、电子语音病历系统、智能诊断系统等，都会进一步改善医患技的沟通和交流，更好为口腔临床服务。

（作者：北京大学口腔医学院　赵一姣　王勇）

全国流行病学调查：
数据指引规划

流行病学是研究人群中疾病与健康状况分布及其影响因素，并研究防治疾病及促进健康策略和措施的科学。通过全国性的流行病学调查所获得的珍贵数据资料，为国家疾病防控、健康管理策略规划提供了重要支撑。

依据《"健康中国2030"规划纲要》，降低重大慢性病过早死亡率是健康中国建设的主要指标之一，国务院办公厅也印发了《中国防治慢性病中长期规划（2017—2025年）》进行具体指导。规划中所涉及的慢性病主要包括心脑血管疾病、癌症、慢性呼吸系统疾病、糖尿病和口腔疾病，以及内分泌、肾脏、骨骼、神经等疾病。这些慢性病得到国家的重视，与多年来全国流行病学调查的开展息息相关。在此，我们将以糖尿病、高血压、癌症、慢性阻塞性肺疾病（慢阻肺）、慢性肾脏病、口腔疾病为例，一览新中国成立后全国性流行病学调查工作的开展及其重要意义。

一、高血压

早在1958年，对部分省市的调查就产生了新中国成立后第一个高血压患病数据，显示其患病粗率为5.11%。而真正第一次全国高血压普查是1979—1980年由吴英恺教授引领的对29省市15岁及以上401万余人的调查，显示高血压患病率为7.5%。

1991年，陶寿淇教授对30个省市15岁及以上95万余人进行了第二次全国高血压普查，显示患病率升至9.4%。2002年，开展第四次全国营养与健康调查，高血压患病率为12.3%。

2012—2015年，中国高血压调查（CHS）结果于2018年2月发表于《循环》（*Circulation*）杂志。该项由高润霖院士和王增武教授等进行的对31个省市18岁及以上45万余人的调查显示，中国成人高血压患病率为23.2%，估计总患病数达2.45亿。高血压患者的知晓率、治疗率和控制率分别为46.9%、

40.7% 和 15.3%，与既往调查相比均明显提高，这也提示了高血压防控工作的成效。

二、糖尿病

首次全国范围糖尿病调查开始于 1980 年，涉及 14 个省市的 30 万人，显示糖尿病患病率为 0.67%。14 年后，潘孝仁教授领衔的 19 个省市约 21 万人的调查显示，25~64 岁人群糖尿病患病率为 2.51%，该结果 1997 年发表于《糖尿病护理》（*Diabetes Care*）杂志。

随后全国范围糖尿病调查陆续开展。1996 年，对 11 个省市 4.2 万人的调查显示，20~74 岁人群糖尿病患病率为 3.21%。2002 年，全国营养与健康调查显示 18 岁以上城市人口糖尿病患病率为 4.5%，农村为 1.8%。

2007—2008 年，杨文英教授带领中华医学会糖尿病学分会在全国 14 个省市进行调查，其结果于 2010 年 3 月发表于《新英格兰医学杂志》（*N Eng J Med*），显示我国 20 岁以上成人糖尿病患病率高达 9.7%。

2010 年，中国疾病预防控制中心和中华医学会内分泌学分会再次调查了我国 31 个省市 9 万余 18 岁以上成人糖尿病流行情况，应用世界卫生组织（WHO）1999 年诊断标准的糖尿病患病率为 9.65%。2013 年，中国疾病预防控制中心通过慢性非传染性疾病监测系统，对 298 个监测点的 17.9 万人调查发现，我国 18 岁及以上成人糖尿病患病率为 10.9%。由这先后开展的 7 次糖尿病流行病学调查可见，我国糖尿病患病率显著增加。

三、癌症

20 世纪 50 年代，我国专家组针对食管癌高发地区展开大规模普查。1969 年，全国肿瘤防治研究办公室成立。随后"1973—1975 年全国八亿五千万人口死因回顾调查"开展，《中华人民共和国恶性肿瘤地图集》中、英文版发布，首次摸清了我国当时癌症分布情况，得到全球同行关注。90 年代初，第二次全国调查开展。2006 年，全国第三次死因回顾抽样调查显示，我国恶性肿瘤死亡率呈上升趋势。

单纯依靠死因统计不能满足肿瘤防治工作的需要，为加速推广我国肿瘤登记工作，2002 年，全国肿瘤登记中

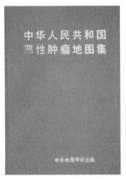
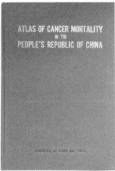

20 世纪 70 年代出版的《中华人民共和国恶性肿瘤地图集》中英文版封面

心（NCCR）诞生。2008 年，NCCR、全国肿瘤防治研究办公室首次利用肿瘤登记资料，发布了对我国城乡人口肿瘤发病与死亡情况按地区类别汇总分析的年度统计结果——《中国肿瘤登记年报（2004 年）》。这是新中国成立以来我国自下而上逐步将肿瘤登记纳入常规工作，反映城乡人口发病与死亡情况的第一部肿瘤年度报告，表明中国肿瘤登记工作步入一个新时期。2011 年 8 月，卫生部下发通知成立国家癌症中心。

2015 年 10 月，陈万青教授团队在《癌症通讯》（*Cancer Lett*）首次发表了我国 2011 年的癌症患病数据。2016 年 1 月，中国癌症统计数据《2015 年中国癌症统计》首次登上影响因子最高的学术期刊《临床医师癌症杂志》（*CA-Cancer J Clin*，2016 年度影响因子为 187.04）。

2019 年 1 月，国家癌症中心发布最新一期全国肿瘤统计数据，即 2015 年 NCCR 登记分析，显示恶性肿瘤死亡占我国居民全部死因的 23.91%，癌症防控形势严峻。

四、慢性阻塞性肺疾病

我国首个慢阻肺流行病学调查结果于 2007 年发表于《美国呼吸与危重症医学》（*Am J Respir Crit Care Med*）杂志。该项目 1995 年起在钟南山院士带领下起步，主要负责人是冉丕鑫教授。对我国 7 个城市 2.5 万名 40 岁以上成人的调查结果显示，我国 40 岁以上人群慢阻肺患病率为 8.2%。基于该数据，卫生部在 2012 年将慢阻肺正式纳入我国重点防控的慢性病。

2018 年 4 月，《柳叶刀》（*The Lancet*）发表"中国成人肺部健康研究"的首项成果，进一步揭示了我国慢阻肺流行状况。该研究始于 2010 年，负责人是王辰院士，其采取多阶段分层整群随机抽样调查方法，对 10 个省市 5 万余名城乡居民进行现场调查及肺功能检查。研究首次对我国 20~40 岁年龄段人群进行调查，显示我国 20 岁及以上成人慢阻肺患病率为 8.6%，40 岁以上达 13.7%，60 岁以上已超过 27%。全国总患病人数为 9 990 万。这显示慢阻肺已成为与高血压、糖尿病"等量齐观"的最常见慢性病，给我国带来了重大疾病负担。

五、慢性肾脏病

慢性肾脏病（CKD）是常见的慢性疾病，前期调查分别在不同地区进行，研究人群及方法也不统一，难以代表全国患病情况，直至 2012 年 3 月，王海燕教授牵头的"中国慢性肾脏病流行病学调查"结果在《柳叶刀》（*The*

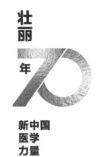

Lancet)上刊出,终于有了全国性数据。这项涉及 13 个省市的全国性横断面研究共计调查 47 204 人。结果显示,我国 18 岁以上成人 CKD 患病率为 10.8%,据此估算我国 CKD 患者约 1.2 亿例。

2014 年我国启动"中国肾脏疾病数据网络"(China Kidney Disease Network, CK-NET),并于 2017 年在《美国肾脏病学杂志》(Am J Kidney Dis)增刊上发布了第一部年度报告,主要描述了 2014 年我国 CKD 住院患者的基本特征。2019 年 2 月,"2015 年中国肾脏疾病年度科学报告"在《国际肾脏》(Kidney Int)和《国际肾脏增刊》(Kidney Int Suppl)发表。结果显示,2015 年 CKD 住院患者数占住院总人数的 4.80%,住院 CKD 患者的最常见病因是糖尿病肾病(26.96%)。研究者建议加快推动建立全国性的肾脏疾病监测体系,并在全国范围内开展糖尿病肾病早期防治工作,提升我国尤其是基层地区透析服务的可及性和可负担性。

六、口腔疾病

为科学制定口腔疾病防治策略,我国从 1983 年起,约每 10 年开展一次全国口腔健康流行病学调查。

1983 年,在卫生部领导下采用 WHO 的方法进行了全国中小学生口腔健康调查,年龄为 7 岁、9 岁、12 岁、15 岁、17 岁,共 13 万余人。1995 年,第二次全国调查年龄为 5 岁、12 岁、15 岁、18 岁、35~44 岁、65~74 岁,共调查 14 万人。2005 年,第三次调查样本来自 30 个省市 1 080 个调查点,分 5 岁、12 岁、35~44 岁、65~74 岁年龄组,共 9.38 万人。

2015 年,第四次全国口腔健康流行病学调查选择 3~5 岁、12~15 岁、35~44 岁、55~64 岁和 65~74 岁 5 个年龄组,共调查 31 个省市 17.2 万人。结果显示,儿童龋病流行处于低水平,12 岁儿童平均龋齿数为 0.86 颗,低于全球平均水平(1.86 颗)。但与 10 年前相比,12 岁儿童恒牙龋患率和 5 岁儿童乳牙龋患率分别上升了 7.8 和 5.8 个百分点。结果还显示老年人口腔健康状况向好,中年人牙周健康状况仍有待提升。

数据指引规划,在各级政府、组织机构、多学科专家及各登记点工作人员的共同参与和努力下,新中国成立以来通过全国性流行病学调查获得的数据越来越丰富、精准,我国的疾病防控规划也越来越全面、具体,向着健康中国目标前进。

(作者:中国医学论坛报 文航)

小药丸，大故事：
从古老传奇走向创新典范

1949 年，2019 年，历史的巨轮澎湃向前，时代的脚步从不停歇。

从毛泽东主席在天安门城楼上向全世界庄严宣告"中华人民共和国中央人民政府成立了！"到习近平主席在 2019 年新年贺词中强调"一个流动的中国，充满了繁荣发展的活力。我们都在努力奔跑，我们都是追梦人。"

70 年，披荆斩棘，70 年，风雨兼程。在历史的漫漫长河中，中医药作为我国古代科学的瑰宝，凝聚着深刻的哲学智慧和中华民族几千年的健康养生理念及实践经验。从传统的"丸散膏丹汤"到中药大品种走出国门、走向世界，中医药在传承创新中不断去芜存菁，为守护中华民族的健康作出了不可磨灭的贡献。作为我国具有原创优势的科技资源，中医药现代化乃至国际化也成为我国具有发展潜力的自主创新领域。

2019 年 1 月 8 日，国家科学技术奖励大会上，上海和黄药业核心产品麝香保心丸的现代研究荣获 2018 年度国家科学技术进步奖，成为国内少数获得国家最高科研成果奖励的中成药典范。自问世以来，麝香保心丸始终坚持科技创新，走出了一条"产、学、研、医"合作的中药现代化之路。

一、完美重生，"小药丸"大放异彩

记载于《太平惠民和剂局方》的苏合香丸在被奉为"圣药"后，于公元 1445 年远传朝鲜、日本，对日韩汉方医学的发展产生了深远影响。20 世纪 70 年代，日本汉方药"救心丹"在中国受到追捧，这引起了我国医学界的关注及反思，如何使中药传统经典名方"焕发新春"呢？

1974 年，在上海市卫生局牵头下，上海中药一厂（现上海和黄药业）和华山医院戴瑞鸿教授为主的团队成立专家组，精心选方，最终确定以宋代《太平惠民和剂局方》中芳香开窍的代表方剂苏合香丸为研究对象，运用现代药理研究方法，在保留原组方中的心血管活性成分、去除药效不明显和有害成分后，最终优化确定了现有麝香保心丸的 7 味药组方和含量。专家组还采用了独特的微粒丸技术，在确保制剂稳定、药物释放迅速、生物利用度高的情况下研发出了标定含量 22.5 毫克，直径仅 2.85 毫米的"小药丸"。1981 年上市之际，戴教授还公布了其与日本"救心丹"的双盲对照试验，结果显示两药临床疗效相近，而麝香保心丸的副作用更小；起效时间麝香保心丸最快为 30 秒，而"救心丹"为 3 分钟。双盲对照的结果让中国中医药界扬眉吐气！

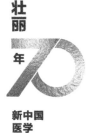

壮丽 70 年

新中国
医学
力量

二、攻克难题，解码疗效机制

在成功研制麝香保心丸后，科学家们并没有停下脚步。上海和黄药业与复旦大学附属华山医院等临床科研单位合作，阐明了麝香保心丸的四个突出药效特点。麝香保心丸可快速扩张冠状动脉，因而可用于胸痛急救。此外，麝香保心丸还具有改善血管内皮功能、抑制血管壁炎症及促进治疗性血管新生的作用，可用于冠心病二级预防、改善患者预后，且长期用药安全有效。相关临床研究表明，长期服用麝香保心丸可明显减少冠心病、心绞痛的发作次数和严重心血管事件的发生率。

麝香保心丸凭借对冠心病、心绞痛患者的明确疗效、最快 30 秒起效、较少不良副作用、药性稳定且不易受环境影响，以及服用方便、便于携带等特点先后获得国家中医药管理局中医药科学技术进步二等奖、世界传统药学大会邀请及上海市科学技术博览会金奖等多项殊荣。

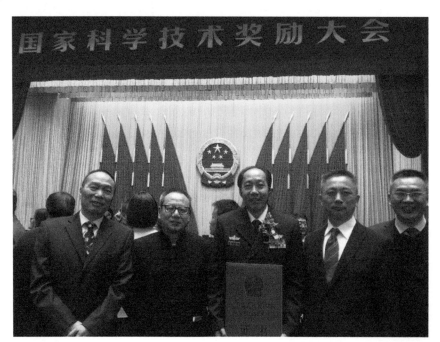

张卫东教授（中）、上海和黄药业周俊杰总裁（右 2）等在国家科学技术奖励大会现场领奖后合影

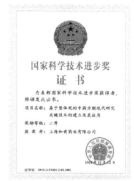

麝香保心丸荣获 2018 年度国家科学技术进步二等奖

三、与时俱进，坚持走中药现代化
发展之路

上海和黄药业与海军军医大学（原第二军医大学）、复旦大学附属华山医院等高校和临床单位构建了基于整体观的复方中药现代研究体系。由海军军医大学（原第二军医大学）张卫东教授领衔，开展了麝香保心丸物质基础研究、基因组学/蛋白组学/代谢组学等系统生物学研究、基础/现代药理研究、临床研究等大量系统性研究。

除此之外，上海和黄药业还与剑桥大学、耶鲁大学等科研机构合作开展了麝香保心丸促进治疗性血管新生的研究，不断探索麝香保心丸治疗冠心病的内在机制。

因中西医哲学理念存在不同，国际社会特别是西方社会对于中医药的物质基础、作用机制和临床疗效仍存在疑虑。自 2009 年起，麝香保心丸开展了多项大型循证医学研究项目及临床注册登记研究项目，其中 6 项创新研究项目获得"国家自然科学基金项目"支持。

2011 年启动的麝香保心丸治疗慢性稳定型冠心病临床转归的随机、双盲、安慰剂平行对照循证医学研究，由复旦大学附属中山医院葛均波院士和复旦大学附属华山医院范维琥教授牵头，全国 100 家三级医疗机构参与，入组了 2 700 例患者。中国临床试验注册中心号为 ChiCTR-TRC-12003513，美国临床试验数据库注册号为 NCT01897805。目前该历时 8 年的临床研究已进入收官阶段，文章即将发表。

三十多年来，麝香保心丸现代研究成果共发表论文 2 600 余篇，SCI 论文 70 余篇，并于 2015 年在《科学》（Science）杂志上发表综述；2017 年出版中英文专著 2 部；2018 年《自然》（Nature）杂志旗下子刊《实验室研究》（Laboratory Investigation）刊登了麝香保心丸关于治疗性血管新生的最新研究成果。其间，麝香保心丸还荣获国家科技项目支持 11 项、上海市科技项目支持 6 项，被列为国家秘密技术、国家基本药物、国家医保甲类品种和国家低价药物目录，并荣获上海市科技进步一等奖。

在坚持走循证之路的过程中，麝香保心丸也获得了我国《急性心肌梗死中西医结合诊疗指南》、《冠心病合理用药指南》（第 2 版）、《慢性心力衰竭中医诊疗专家共识》、《急性心肌梗死中西医结合诊疗专家共识》、《麝香保心丸治疗冠心病中国专家共识》、《动脉粥样硬化中西医结合诊疗专家共识》等多个指南和共识的推荐。

2019 年 1 月 8 日，麝香保心丸的现代创新研究"基于整体观的中药方剂现代研究关键技术的建立及其应用"荣获国家科学技术进步二等奖，为我国中医药行业科技创新发展树立了典范。

中国科学院院士、中国中医科学院首席研究员陈可冀教授表示，麝香保心丸是我国心血管治疗领域的著名中成药，始终坚持走循证发展之路，注重学术研究及基础研究，是继承、发展、创新中国传统医药的典范。

2017年，习近平总书记在中国共产党第十九次全国代表大会上指出，要"坚持中西医并重，传承发展中医药事业"，这充分体现了国家对于中医药发展的高度重视，同时也为新时代推动中医药振兴发展指明了方向。在中医药传承发展迈入快速发展新时期的今天，麝香保心丸作为我国传统中药传承创新的代表之一，期待未来能够再接再厉，坚持走中医药现代化发展之路，推动我国中医事业迎来更高质量、更高水平的发展！

（作者：中国医学论坛报　刘茜）

主要参考文献

1. 金秀英．沙眼衣原体研究历程及进展．眼科，2006，15（3）：145-150.

2. 宋鸿钊．为制服绒癌而奋斗．实用妇科与产科杂志，1986，2（1）：1-2.

3. 黄志强．肝癌治疗的历史和现状．中华消化外科杂志，2010，9（1）：1-3.

4. 曾炳芳．缅怀先驱催人奋进　师承前辈任重道远．中华显微外科杂志，2011，34（1）：3-5.

5. 熊卫民．人工全合成结晶牛胰岛素的历程．生命科学，2015，27（6）：692-708.

6. 周程．屠呦呦与青蒿高抗疟功效的发现．自然辩证法通讯，2016，38（1）：1-18.

7. Shen ZX，Shi ZZ，Fang J，et al. All-trans retinoic acid/As2O3 combination yields a high quality remission and survival innewly diagnosed acute promyelocytic leukemia. Proc Natl Acad Sci U S A，2004，101（15）：5328-35.

8. 蔡景峰，李庆华，张冰浣．中国医学通史：现代卷．北京：人民卫生出版社，2000.

9. 陈可冀．历史责任与时代重托——中西医结合临床医学 60 年回顾与展望．中国中西医结合，2015，35（11）：1286-1287.

10. 董德祥．中国消灭脊髓灰质炎——历史回顾及体会．国外医学（流行病学传染病学分册），2004，31（5）：261-264.

11. 韩雅玲，李洋．中国冠心病介入治疗发展历程．中华心血管病杂志，2017，8（45）：654-661.

12. Maloney D G，Liles T M，Czerwinski D K，et al. Phase I clinical trial using escalating single-dose infusion of chimeric anti-CD20 monoclonal antibody（IDEC-C2B8）in patients with recurrent B-cell lymphoma. Blood，1994，84（8）：2457-2466.

13. Yaolong Chen，Chen Wang，Hongcai Shang，et al. Clinical practice guidelines in China，BMJ，2018，360：j5158

14. 翁心植，洪昭光，陈丹阳 . 全国吸烟情况抽样调查的分析研究 . 医学研究通讯，1987，8：256.

15. Ge XY，Li JL，Yang XL，et al.Isolation and characterization of a bat SARS-like coronavirus that uses the ACE2 receptor. Nature，2013，503（7477）：535-538.

16. 黄洁夫，李焯辉，郭志勇等 . 中国器官捐献的发展历程 . 中华重症医学电子杂志（网络版），2017，3（2）：81-84.

17. 桑国卫 . 2018 年国家重大新药创制专项进展及十三五展望 . 中国生物工程杂志，2019，39（2）：3-12.

18. 余海蓉 . 深圳医改"罗湖模式"向全国推广 . 深圳特区报，2018，4.

19. 经济学人智库报告 . 2015 年度死亡质量指数全球姑息治疗排名 . 2015.

20. 国务院发展研究中心社会部课题组 . 推进分级诊疗 经验 - 问题 - 建议 . 北京：中国发展出版社，2017.

21. 中共中央国务院 .《"健康中国2030"规划纲要》. 2016-10-25.

22. 张苗 . 解密国家药品谈判 . 中国社会保障，2017，8：16-19.

23. 全国肿瘤防治研究办公室，全国肿瘤登记中心，卫生部疾病预防控制局 . 中国肿瘤登记年报 2004. 北京：中国协和医科大学出版社，2008.

24. 芮晓武 . 互联网医疗蓝皮书：中国互联网健康医疗发展报告 2017. 北京：社会科学文献出版社，2017.

25. Zhou Y，Zhong NS，Li X，et al. Tiotropium in Early-Stage Chronic Obstructive Pulmonary Disease. N Engl J Med. 2017 Sep 7；377（10）：923-935.

图书在版编目（CIP）数据

壮丽70年：新中国医学力量 / 中国医学论坛报社组
织编写 . —北京：人民卫生出版社，2019
ISBN 978-7-117-29263-4

Ⅰ.①壮… Ⅱ.①中… Ⅲ.①中国医药学 - 卫生工作
- 概况 - 中国 - 现代 Ⅳ.①R2②R199.2

中国版本图书馆 CIP 数据核字（2019）第 269862 号

人卫智网	www.ipmph.com	医学教育、学术、考试、健康， 购书智慧智能综合服务平台
人卫官网	www.pmph.com	人卫官方资讯发布平台

壮丽 70 年——新中国医学力量

组织编写：中国医学论坛报社
出版发行：人民卫生出版社（中继线 010-59780011）
地　　址：北京市朝阳区潘家园南里 19 号
邮　　编：100021
E - mail：pmph @ pmph.com
购书热线：010-59787592　010-59787584　010-65264830
印　　刷：北京铭成印刷有限公司
经　　销：新华书店
开　　本：787×1092　1/16　印张：18
字　　数：353 千字
版　　次：2019 年 12 月第 1 版　2023 年 9 月第 1 版第 2 次印刷
标准书号：ISBN 978-7-117-29263-4
定　　价：90.00 元
打击盗版举报电话：010-59787491　E-mail：WQ @ pmph.com
质量问题联系电话：010-59787234　E-mail：zhiliang @ pmph.com